精神科臨床を学ぶ

症例集

Aoki Shozo
青木省三
[編著]

日本評論社

はじめに——私たちが学び、伝えようとしたもの

　臨床を学ぶとはどのようなものだろうか。また、その技術はどのように伝えられていくものなのだろうか。
　新人は、先輩の診察に陪席したり、先輩の病棟での姿を見たり、合間に雑談したりしながら、真似るように学んでいく。それだけでなく、詰所や医局などで日常的に交わされる言葉などから、治療の基本的な考え方や行い方を学ぶ。どのように患者さんを診て、どのように治療しようとしているのかという雰囲気・治療文化を、言葉で教わる以前に感覚的に学ぶ。治療文化は、治療者側の思いや考えだけでなく、その土地の文化・風土にも、そして患者さんの思いや考えからも影響を受け、想像以上に多様である。

　私たちが、新人に伝えたいと考えたものは実際はなかなか言葉になりにくいが、あえて言葉にすると次のようなものである。

○患者さんを一人の意見や考えをもっている人として、ていねいに接する。それは、挨拶から始まり、視線の高さをそろえること、患者さんの言葉に真剣に耳を傾けること、できるだけ対等な治療関係を築くことなど、治療や支援に一貫して求められるものである。
○「治す治療」よりも「治るのを支援する治療」を心がける。回復する力や治る力を大切にし、回復が順調に進んでいるか、回復を妨げているものはないかと見守り、折々に助言や環境調整などを行う。
○治療者は「健康」「定型発達」で、患者さんは「病気」「障害」であるというシロ・クロの２分にならず、治療者も患者さんも同じようにグレーであり、程度の差と考える。「健康」「定型発達」の治療者が、「病気」「障害」の患者さんを治療するという、シロがクロを叩く治療にならないように心がける。
○心の中だけを見ず、その人の生活を見る。生活と人生が少しでも平和で安定したものとなることが、精神症状の改善には大切である。また精神症状はあ

ったとしても、生活や人生の質が少しでもよくなることが大切である。
　○治療の転機は、診察室の中だけにあるのではない。外来診療は病院に入ってから出るまでのすべてのものが、入院治療は病棟生活のすべてのものが、治療的になるように、配慮する必要がある。
　○系統だった△△療法以前に、人が関わるということに意味がある。精神症状は、最終的には、孤立と孤独をもたらすことが多い。押しつけがましくない形で自分のことを心配してくれる人がいるという体験が、脅かされない形で人と安全に繋がるという体験が、何よりも治療的となることが少なくない。

　そもそも新人のほうがベテランよりも、患者さんをよく治していることは稀ではない。自分は新人だから一生懸命に聞いて理解したい、という真剣な姿勢や、自分にはまだ精神科医療はよくわからないという謙虚な姿勢、担当している患者さんがまだ少ないので時間的な余裕があることなどが、新人のもつ治療の大きな力であろう。臨床力は経験年数とともに右肩上がりにあがるものではない。もちろん手放しで見ておけるというものではなく、誰かに相談し助言を受けるということがとても大切になる。
　私は、常々、新人の迷いや悩みには意味があると感じてきた。大切なのは、診療で困ったことを、その時々で先輩や同僚と一緒に考えていくことではないか、そして知恵を出し工夫していくことではないか、と思う。それが治療文化を豊かにしていくことであるとも思う。既成の精神科臨床のもつ問題点やおかしさは、新人のほうが気づきやすい。ベテランが教えることももちろんあるが、ベテランが新人から学ぶこともたくさんある。精神科臨床を学ぶことは、基本的に相互学習なのではないかと思う。
　本書は、私がこの 20 年あまり、若い同僚たちと、悩み考えながら行ってきた臨床を、症例を中心にまとめたものである。若い先生たちだけでなく、ベテランの先生たちにもお読みいただければありがたい。読者の皆様に少しでも、こんな視点もあったのかと思っていただけることがあれば幸甚である。

CONTENTS

はじめに——私たちが学び、伝えようとしたもの …………………………………………… i
 青木省三

●思春期・青年期

ひきこもり——一歩足を踏み出すのを援助する ………………………………………… 2
 和迩健太・三浦恭子・青木省三
暴力行為が前景に出たトゥレット症候群の治療を経験して ………………… 12
 松下兼宗
咬舌行為などの激しい自傷を繰り返した1症例 ………………………………………… 23
 ——一般病棟で行ったチーム医療の紹介
 鷲田健二・山田了士・三浦恭子・和迩大樹・松下兼宗・青木省三
思春期・青年期の治療に活かす心理アセスメントの実際 ……………………… 32
 青木省三・三浦恭子・村上伸治
若者の自殺予防 ……………………………………………………………………………………… 41
 澤原光彦・北村直也・末光俊介・野村陽平・中村尚史・吉村優作・蜂谷知彦・青木省三

●摂食障害

現代の摂食障害・総論 …………………………………………………………………………… 54
 青木省三・加藤雅人・北野絵莉子・末光俊介
仲間的に支援した摂食障害の1例 ………………………………………………………… 63
 城戸高志・加藤雅人・村上伸治・青木省三
小児科と協働治療した制限型神経性食思不振症中学生女子の1例 ……… 72
 田中賀大・村上伸治
摂食障害をチームでみる ………………………………………………………………………… 79
 原　正吾・高橋　優・和迩健太・村上伸治・澤原光彦

●統合失調症・うつ病

総合病院に入院した妄想型分裂病患者へのアプローチについて…………90
──研修医として考えたこと
　　原田修一郎・星野　弘

抗うつ薬の減量により軽快したうつ病の1例…………………………105
　　原田修一郎・山下陽子・中川彰子・青木省三

慢性化したうつ病への支持的精神療法の工夫…………………………115
　　石原武士・植田友佳子・北村直也・澤原光彦・村上伸治・青木省三

●発達障害

精神科臨床と「こだわり」………………………………………………124
　　青木省三・北野絵莉子・村上伸治・石原武士

アルコール使用障害（依存）とこだわり………………………………134
　　原　正吾・和迩健太・村上伸治・石原武士

ため込みとそだち…………………………………………………………142
　　和迩健太

自閉スペクトラム症の診断をめぐって…………………………………150
──主として思春期以降の例について
　　青木省三・村上伸治

大人の発達障害における病識・病感・負担感の理解と対応…………161
　　高橋　優・北野絵莉子・植田友佳子・村上伸治・澤原光彦・青木省三

高校から大学における社会的支援の実際………………………………173
　　北野絵莉子・青木省三

●精神療法

コミュニケーションの糸を紡ぎだす……………………………………182
　　井上蓉子・城戸高志・田中賀大・薬師寺　晋・村上伸治・青木省三

精神療法とはなにか──薬物療法以前に考えるべきこと……………………190
　　山下陽子・笹江岳児・齋藤こず恵・村上伸治・青木省三
めまいに対して過度の恐怖心を抱き、3年間寝たきりになった症例に
対する精神療法………………………………………………………………206
　　山下陽子・村上伸治・青木省三
急性期の関わり──そばにたたずむこと……………………………………221
　　村上伸治
場面緘黙を呈した一女児への心理療法の検討………………………………230
　　三浦恭子・村上伸治・山田了士・青木省三
行動療法単独で奏効した妊娠中の強迫性障害の1例………………………241
　　宮﨑哲治・中川彰子・青木省三

●訪問・アウトリーチ

入院が長期化した精神分裂病患者に対するアプローチ……………………256
──自宅への外出が転機となった一症例の治療経過を通して
　　松下兼宗
大学病院におけるアウトリーチ支援の可能性………………………………267
　　和迩健太・原　正吾・北野絵莉子・高橋　優・村上伸治・澤原光彦・青木省三

おわりに　　279
　　青木省三

初出一覧　　280
執筆者一覧　　282

思春期・青年期

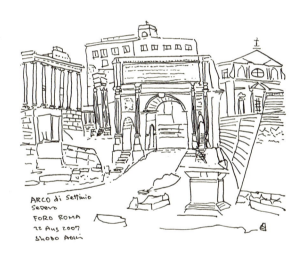

●思春期・青年期

ひきこもり
―― 一歩足を踏み出すのを援助する

和迩健太・三浦恭子・青木省三

はじめに

「ひきこもり」という言葉は1990年代にわが国において広く一般的に知られるようになったが、欧米ではあまり理解されない概念、状態像であった。しかし2010年にはオックスフォード大学出版局の英語辞書 "Oxford Dictionary of English" の改訂版に「hikikomori」が新たに収録されるほどになり、また、近隣アジア諸国でも問題視され始めているように、わが国特有の概念ではなくなりつつある。

わが国の動向と言えば、内閣府の2010年の調査によると、「自分の趣味に関する用事の時だけ外出する」といった準ひきこもりをも含めると、ひきこもりは69万6千人に達すると報告されている。また。厚生労働省は2010年に「ひきこもりの評価・支援に関するガイドライン」を公表した。それによると、ひきこもりの者すべてに支援や治療が必要というわけではないとしつつも、ひきこもりには何らかの精神疾患の診断が可能な事例が多いとしているように、ひきこもりと精神障害の関連は強いとしたうえで支援・治療についての指針を示している。確かに臨床をしていると、統合失調症などの明らかな精神疾患によるひきこもりは別として、軽度の発達障害などが疑われる症例は少なくないように思う。

しかし、そのような症例に対しては、精神障害の治療や就労支援などという、画一的、システム的になりがちなアプローチでは対応が困難な場合が多く、個々の好みや長所などの特徴を把握し、「人」と「人」の関わりの中で世界を広げ

ていくという、個々に即したアプローチを工夫することが、実際にひきこもりから抜け出すことに役立つのではないかと感じている。本稿では以上のようなことを念頭に置き、症例を中心に日々の臨床で感じることを述べたいと思う。

(注) 本稿では、三浦（臨床心理士。以下、心理士）、和迩（精神科医）がそれぞれの担当したケースについて提示しそこから感じ考えたことを共著者で考察した。

生きている毎日を、具体的に思い描く

〔事例1〕20代の男性（三浦担当ケース）

彼は、家にひきこもっている期間が長く、人とのかかわりには非常に拒否的であった。無愛想な表情で口数も少ない。"人に興味がない、人とかかわること自体が嫌"と言い、物事すべてに諦めを感じているようであった。内的な訴えもなく、援助を求めている感じも伝わってこない。面接は、こちらが尋ねたことに彼が答えるといった一問一答のようなやり取りで、話が続かずに沈黙になることも多かった。私は彼にいま困っていることなどを尋ね、少しでも信頼関係を築こうと必死だったが、それもうまくいかず、面接室には重苦しい空気が流れていた。

彼は度々、面接の中で、カウンセリングに来ることのメリットや意義について問題提起をした。それは私が一番聞かれて戸惑う問いであった。もちろん彼には私を困らせようという考えは全くないのだけれど。私は内心とても焦りながら"こういうメリットがあるよとはなかなか言えないけれども、今より少しでも楽に過ごせるように一緒に考えていきたいと思っています"という旨を繰り返し伝えた。しかしその問いかけをされるたびに私は頭が真っ白になって、吊り橋をわたるような気持ちであった。

彼は私との面接を渋っていたが、こちらに気を遣っているようで、次回の予約を拒否することはなかった。いつも彼は予約時間よりも少し前に着き、無断キャンセルも一度もなく、私にはありがたかったけれど不思議であった。

面接を続けている中で。彼はスポーツ観戦が（決して好きとは言わないが）嫌いでないことがわかった。なかなか面接で話が広がらない中で、この情報は私にとってとても大事なもののように思えた。彼の健康的な面が垣間見えた気

がしたのである。サッカーや野球を時々テレビで見ているということを彼から初めて聞いたとき、私は彼との新たな会話の糸口を見つけられたようなうれしい気持ちになった。しかしスポーツの話題にはとても疎い私から咄嗟に出た質問は、「野球って何人でやるんでしたかね、11人だったかな……」などというとんちんかんなものであった。それまでうつむき加減で無表情だった彼は、一瞬顔を上げた。そして、「野球は9人、11人はサッカー……」とややぶっきらぼうに、小さい声で教えてくれた。そのときに彼が初めて見せた、ある種の驚きと笑いを抑えようとした、なんともいえないほんの微かな笑みはとても印象的であった。

　それがきっかけとなり、私は、彼からもいろいろと教えてもらえばいいのだ、といくらか肩の力を抜いて面接にのぞめるようになった。彼は、すぐに言葉を返すことは少ないが、時間がかかっても必ず答えを出してくれることも徐々にわかった。こちらの投げたボールを、受け流すことなく真摯に受け止め、しっかりとボールの感触を確かめてから投げ返すといった感じだろうか。時々、沈黙が続き、「我慢比べ」のようになることもあるが、以前ほどその間が苦しくなくなり、待ってみようと自然に思えるようになった。人と接することを避け、人と会話する機会自体少ない彼にとって、言葉のキャッチボールがテンポよくいかないのも当然のように思う。

（1）生活について、教えてもらう

　「割と見ている」テレビ番組や「時々なら聞く」音楽など、彼の口からそれらが聞けたときには、私も実際に見たり聞いたりしてみた。そして、テレビを見るときは周りに誰かいるのか一人なのか、音量は小さいのか大きいのか、時々声を出して笑ったりするのかなど、自然とその姿を思い浮かべ、想像を巡らせ、時々面接の中で尋ねてみることもあった。返ってくる答えは、想像した通りのこともあるし全く違って意外に思うことも少なくなかった。1回1回の面接で得られる情報は、ほんの些細なものであったり、一見他愛のない内容かもしれないがそこに人を理解するための大きなヒントが隠れているときもあるように思う。相手をじっくり観察したり実際に尋ねて教えてもらったり、そこから見立てが異なっていれば再度修正したりというように、こつこつとした小さな積み重ねが、人を理解していくうえでとても大事なことのように思う。

(2) 治療者にできることは僅かなものである

　彼とのかかわりは、いわゆる"心理面接"と言えるものではないのかもしれない。また、ひきこもりの状態を改善させることを目的とするならば、私のかかわりは問題解決に役立ってはいないのかもしれない。しかし一人の人間を変えていくということは大変なことで簡単にできるわけがないように思うし私自身、心理士として自分のできることは僅かなものであることを受け入れる勇気が必要なのかもしれないと思った。実際、言語的な洞察を促すようなかかわりが薄くても、定期的に会い続ける中で自然にクライアントが変わり始めることは少なくない。

(3) ひきこもった生活をよいものにする

　また、援助者が問題の核心部分に焦点を当てすぎたり、大きな変化を求めたりすることはクライアントにとっては苦痛に感じることも多いように思う。こちらは良かれと、思ってしていたことでも、相手には、傷ついた体験として残ってしまうこともあるかもしれない。治療者側が過剰に変化を期待しないで、今よりも悪くならないこと、まずは現状維持を目標に設定するということも大切ではないだろうか。そして、その人の世界をできるだけ狭めないようにして、今の状況の中でも少しでもゆったりした気持ちで過ごせるためにはどうしていったらいいかを相手のペースに合わせて共に考えていくことが大事なように思う。また。必要なかかわりというのは人によっても時期によっても異なり、絶えず何が必要か何を優先すべきかを頭の中で繰り返し考えながらすすめていくことも大切である。目に見えるメリットや即効性がなくても、会い続ける中で、自分に興味をもとうとしている人、理解しようとする人がいることにクライアントがいつか気づいてくれるのではないか。それがどこかで、小さな支えになるのではないかと思う。

援助する人やシステムと、青年を繋ぐ

〔事例2〕23歳の男性（和迩担当ケース）

　高校進学するまでは大人しくあまり目立たない子であった。高校は電車通学となったが、徐々に不登校が目立ち、1年足らずで退学しひきこもりとなった。

時折バイトをしたようだが続かず、ここ4年ほどはひきこもりが続いている。これではいけないと思い精神科を受診した。電車通学時には微妙な被注察感があったようではあるが、それ以降は特に目立った精神症状は認めていなかった。彼の動機はとにかく人に慣れて社会に出たいことと一貫していた。定期的な受診が始まった。彼にとって来院することは道中がすでに十分治療・リハビリ的であった。受診するたびに勇気をもって出てきたことを労い続けた。しばらくして他の人間と話す場として心理士とのカウンセリングを提案したところ躊躇しながらも承諾した。その場で心理士を呼び挨拶をかわしてもらい、初回のカウンセリングの予約を彼と心理士で相談し決めてもらった。カウンセリングが始まり、それによる効果はよくわからないと言いながらも定期的に続いた。さらに、次のステップとして作業療法に参加してみてはどうかと提案した。やはり同様に躊躇しながらも承諾したため、集合場所、時間を告げた。当日彼は作業療法に来なかった。診察室にはやってきた彼に理由を尋ねると、「うーん。よくわからない……」と本当によくわからない様子であった。次回の作業療法の場所、時間を再度伝えると、「行ってみる」とは言うもののやはり参加できなかった。作業療法士にそのことを相談すると、「次来られたら挨拶に行きますよ」と言ってくれた。次の診察で作業療法士と挨拶を交わしてもらったが、そのときの彼の安堵の表情は印象的であった。そして作業療法に参加できた。

○細やかなコーディネートを心がける

彼は明らかに人を求めていた。しかし同時に人に対して不安が強かった。それは操作的に診断すると社交不安障害などとなるのかもしれない。しかし、人を求めるも、それが不安なのであれば、薬剤によりその不安を下げることよりも、人と丁寧に出会い安心を高めることが重要なのではなかろうか。実際彼は、直接作業療法士と出会うことで安心を高め参加することができた。「ハローワークに行ってみよう」「保健所で相談してみたらいいよ」などの臨床でよくみられる提案は、彼らも十分わかっていることではあるが、そこに行くまで、その場での人との出会いに大きな不安があり動けないのではないかということを考えさせられた。いくら洗練されたシステムが用意されていても、場合によってはその場で本人と関係者が直接出会うような細やかなコーディネートをすることがなされなければより良い支援にはならないように思う。治療者はきめ細

やかに、人と人を繋ぐということを心がける必要がある。

〔事例3〕20代女性（三浦担当ケース）
　彼女は、にこにこ笑顔が多く、服装も今どきの感じでおしゃれな女性であった。面接では好きな歌手の話や時々家の手伝いをしているといったことも聞かれた。彼女は過去の経験から人と会話したり新たに人間関係をつくったりしていくことが苦手となり、徐々に人との接触を避けるようになっていた。
　彼女は働かなければいけないという思いがとても強かった。しかし話が現実的になっていざ動こうとすると調子を崩してしまうことが続き、彼女は自分に強い苛立ちと焦りを感じ苦しさから自傷してしまうこともあった。それでも一進一退しながら少しずつ前に進み、ついに作業所見学の話が出るまでになった。しかし、初めての場所へ一人で見学に行くということに彼女はとても不安を感じていた。私はその不安な気持ちに寄り添いそっと見守ることが自分の役割だと考えていた。しかし一緒に行ってもらえると期待していたスタッフが同行できないことがわかり、彼女の気持ちは揺らいだ。何かいい案がないかと主治医と相談していたとき、「もしよければ一緒に行ってみてくれない？」と主治医の口から予測していなかった言葉が聞かれた。「私ですか……？　は…はい！」と返事はしてみたものの、面接を担当しているクライアントと病院以外の場所を共に過ごしたこともなく、そのうえ、心理士が面接室から出て行っていいものなのだろうか、という戸惑いもあって、どこか落ち着かない気持ちで過ごしていた。なにより、一緒に行くスタッフ（自分）がこんなに頼りない感じでいいのか、と彼女に申し訳ない気持ちにもなった。
　迎えた当日、緊張した表情の彼女と私は、作業所のドアの前で「緊張するけれど、今日まで頑張ってきたんだしせっかくだからいろいろ聞いてみよう」と話した。これから一緒に戦いに向かう戦友のような気分であった。一歩入ってみると、さっきまでの不安げな彼女とは少し違った顔になっていたのが印象的であった。作業所のスタッフとの直接的なやり取りは彼女が自分で行い、これまでの経緯や自分の希望などもしっかりと伝えることができていた。少し後ろでその様子を見ていた私は、素直にすごいなと感心した。面接室で見せる彼女の表情とは違って、現実社会の中での顔になっていた。人にはいろいろな表情や態度があって、面接室で見せる顔は本当にその中の一部なのだろうと改めて

思った。

　その後の面接で、見学の感想を聞くと、「ちょっと違うかなと、思った」「もっと自分で探してみようかなと思う」と少しすっきりした表情で、また、しっかりとした口調で話してくれた。結果的に作業所に通うことにはならなかったが、実際に行って話を聞くことができたという経験はどこか本人の自信につながっていったように思われる。たくさん聞いたり調べたりすることもとても大事だが、実際の場を見たことで、彼女の中のぼんやりとしたイメージをいくらかくっきりとさせられたのではないかと思う。

　数年経ったある日の面接で、彼女は「実は……」と、朝の散歩を2年近く毎日欠かさず続けてきたこと、それをきっかけに自信を得て、自力で仕事を見つけてきたことを笑顔で報告してくれた。

○面接室を出て行くことのプラス・マイナスを考える

　一対一の心理面接を行っている心理士が、面接室以外の場所でクライアントと行動を共にすることにはさまざまな意見があると思う。実際、私自身もとても悩んだ部分であった。しかし、クライアントの今のやる気が削がれないためにも、行ってみるほうがいいのかもしれないと思ったのも事実であった。一緒に動いてみることで、クライアントのなかなか踏み出せなかった一歩が踏み出せるきっかけになることもあるかもしれない。クライアントとの関係性を考慮し、心理士が行動を共にすることの良い点と悪い点も踏まえたうえで、クライアントの大事な時期には柔軟に考える姿勢も必要なのかもしれない。また、クライアントが面接室の中で見せる顔はやはり面接室の中での顔であって、すべてではないということに改めて気づかされた。

青年が足を一歩踏み出すとき

〔事例4〕32歳の男性（和邇担当ケース）

　幼小児期はいわゆる明朗活発で友人も多い子であったという。勉強は好きなほうではないと言いつつも成績優秀で要領はよい子であった。自己主張はあまりせず、「仲のいい友達に誘われたから」といった理由で短期間猛勉強し難関国立大学に入学。大学生時代は「特にこれといってない」と言うように淡々と

した生活を送る。就職も「先輩に誘われた」と、これまた単純な理由で厳しい競争をくぐり抜け有数の大手企業に入社。入社しても特に希望部署を主張せず、配属された営業職では「営業の頑張りが直接結果に反映されるのが楽しかった」と新人ながら好成績を収めていた。ところが入社２年目頃に上司に頼まれていた仕事を忘れており、気付いたのが前日であった。とても徹夜しても間に合うような内容ではなく、「大変なことをしてしまった」「責任をとるしかない」とそのまま辞表を机に置き、姿をくらませてしまった。しばらく周囲は騒然とし続けたが本人はそんな中実家にふらりと戻ってきた。有休などを消化した後に退職、そして、ひきこもりとなった。

　ひきこもって３年ほどして両親の勧めもあり精神科受診をした。27歳のときであった。明らかな幻覚妄想も認めず気分の変動などもなく積極的に精神疾患と診断する症状はみられなかった。彼の希望もあり月１回程度の外来受診が続いた。就学や就労したい意思はみせるものの実際に行動することはなく、また、ハローワークに行くことやデイケア、サークル活動など外出のきっかけなどは幾度となく提案したが「やってみます」とそれなりの意思を見せながら帰っていくものの、実際に行動に移すことはなかった。そのようなやり取りが２年ほど続く中、ある面接の話題で「前はよく自転車に乗っていました。調子に乗ると結構な距離を乗ったものです。気持ちよかったですよ」と自転車の話題を生き生きと語った。初めて見せる生き生きとした表情にやや戸惑いながらも「自転車で外出してみたら……」と言いかけてふと考えた。このパターンはいつものことで、それが達成されることはなかったのではないか。しばらく考えた後に、仕事の合間に待ち合わせをしてみようと思い、待ち合わせ時間、場所などを書いた紙を渡した。約束の場所は彼の自宅から自転車で１時間はかかるところであった。それから数週後の約束の時間。彼は時間通りに自転車でやってきた。軽く息を切らせ、少し照れくさそうに近寄ってきて、開口一番「先生は本当に来ると、思っていましたか？」と一言言った。

　彼はこれを機に自転車で外出するようになり、旅先でさまざまな人に出会うことに喜びを覚え、それが面接の話題の中心となった。今は専門学校に通うようになっている。

○一歩を踏み出すには、人への信頼がいる

　発達障害や精神疾患の可能性も当初は考えたが、少なくとも彼の言動と家族の話からは、疑わしいものは認められなかった。彼の内面に立ち入り話を聞き過ぎると、ひきこもりを強めるように感じたので、診察では彼の内面にあまり立ち入らないように心がけた。ただそれまでの情報を総合すると、彼は幼小児期から失敗することを避けるように生きてきたが、職場での彼にとっては「大きな失敗」から、彼の心に「失敗することへの恐怖」のようなものが強まっていた可能性があると考えた。だから、さまざまな提案に賛成はするものの、直前になると不安が強まり、一歩足が踏み出せなかったのではないかと思うのである。治療者との「待ち合わせ」という提案は少しリスクのあるものであった。治療者が診察室から外に出ることは治療者が一歩彼の現実世界に近づくことであり、また彼からしてみれば彼自身の決心を迫られることであった。おそらく「待ち合わせ」そのものに意味があったのではなく、いくらか治療者との関係が確かなものになっていたからこそ、「主治医との約束を果たそう」と思うようになったのではないかと思う。

おわりに

　ひきこもりの背景に精神疾患や発達障害がある場合、それらへの対応が必要なのは言うまでもない。しかし、たとえ、精神疾患があり薬物療法が必要であったとしても、それだけで解決する例は少ないように感じている。まして軽い発達障害などの場合であると薬はあまり役には立たず青年への働きかけが主体となる。

　青年がひきこもった生活から抜け出すには、2つのことが必要となる。1つは、青年自身の「外に出たい」「何とかしたい」という気持ち、意欲であり、もう1つは、誰かが「大丈夫か」と心配しながら見ていてくれることであり、時には「外に出ておいで」と青年を誘ってくれることである。しかしひきこもった生活の中で、青年は何度も「足を一歩踏み出さなければ」と思いながら、「足が出せない」ということを繰り返していることが少なくない。そんなとき、外の世界の人がやってきて挨拶をしてくれる。一精についていってくれる、というちょっとした手助けが青年の不安を軽減するものとなる。外の世界への道先

案内人のような仕事である。

　外に出ようとする青年の力と外から引っ張る人の力という2つの力が、相反する方向にではなく、同じ外に向かう方向への力となるためには、丁寧な粘り強い関わりを持ちながら、タイミング・時機を待つことが大切になる。そのときはじめて青年は、無理やり外に連れだされるのではなく、自分の意志で、自然な形で、一歩、外の世界に足を踏み出すことができるのではないかと考えてもいるし、願ってもいるのである。

〔文献〕
　青木省三『精神科臨床ノート』日本評論社、2007年
　青木省三『時代が締め出すこころ』岩波書店、2011年（新版、日本評論社、2016年）
　和迩健太、青木省三「思春期面接のすすめかた―思春期の子どもとの対話のしかた、関係性をいかに築くか、家族とのかかわり」『小児科診療』73巻1号、19-25頁、2010年
　和迩健太、青木省三「思春期・青年期のメンタルヘルス」『臨床と研究』88巻3号、19-22頁、2011年

●思春期・青年期

暴力行為が前景に出た
トゥレット症候群の治療を経験して

松下兼宗

はじめに

多彩な運動性チックや音声チックを主症状とするトゥレット症候群は比較的、稀な疾患であり、特に衝動性や攻撃性の高い患者の場合、しばしばその治療に難渋することがある。このたび、私は暴力や暴言が問題となったトゥレット症候群の治療を経験したので、特に、暴力や暴言に対して私のとった対応を中心にその治療経過を報告し、その中で考えたことを報告したい。

症　例

患者：14歳の男子中学生（2年生）
主訴：すぐイライラする、暴力を振るう、唾を吐く、罵倒する言葉、汚言、腕を振る運動性チック
家族歴：特記する家族歴は無い。患者、実母、継父の3人家族。
病前性格：動物好きで優しい性格。電車好きで、ドラムを習っており大人との接触を好む。
生活歴：出生時体重3800g、正常分娩にて特に問題なし。乳児期、幼児期前期の発達で特に問題は認められていない。患者が2歳の時、両親が離婚。その後は、母親の実家で大人に囲まれて育ち、その養育環境は「過保護」であったと母親は言う。母親は、患者が小学2年生の時に再婚し、患者、母親、父親（継父）の3人暮らしとなった。父親は塾講師をしており、自宅に生徒が来たり、

また教えに出かけたりの生活であった。母親は、再婚後父親の仕事の手伝いをしていた。

　現病歴：4歳半ばに保育所の先生に強く叱られ、それ以後大声を出すようになり、市の教育相談でチック症と診断された。小学校1年の頃より首を動かす、身体を捻るなどの行為を繰り返す運動性チック症が出現し、その後は改善と増悪を繰り返していた。小学4年生頃から学校には行くものの授業についていけず、保健室で過ごすことが多くなった。また、登校途中で自宅に戻ってしまうという行動もみられるようになった。小学4年生の9月、某大学病院小児科受診。投薬を受け症状は一時、軽快した。中学入学後、学校の友人関係、教師との関係に大きな問題はなく、家庭では暴力が出ても、同級生に対しては、暴力行為はでなかった。ただ、学校の机、椅子、窓ガラスなどを叩くなどの行動は目立っていた。中学1年生の1月頃より完全に不登校になり、少しのことで、カッとなり、両親に対して暴力を振るうことが激しくなった。同時に、家のガラスを壊したり、周りにあるものを手当り次第に投げつけたりすることが目立つようになった。また、悪夢を見たり、近所の人と視線が合うと何かされると思い込んで、顔色や目つきがきつくなり胸が苦しくなるなどの症状も出現してきた。その他に、爪嚙み、唾吐き、汚言、首を動かすチックなどが認められた。その後も母親への暴力が激しくなったため、中学2年生の6月上旬、大学病院から紹介されて青木病院（筆者が当時勤務していた病院）に医療保護入院となった。

入院前の家庭生活

　朝は8時頃に起床、午前中は時に、近所の1歳年長の盲学校に通う友人と遊ぶことはあったが、大部分は部屋の中で過ごしていた。しかし、テレビを見てもゲームをしても、5分と続かず、横になっていることが多かった。午後もさほど変化はなく、ほとんど家の中で生活していた。もともと生き物が好きな性格であったが、イライラしたときには飼っている動物にまで手をあげていた。父親は当初は厳しく接していたが次第に父親が言っても抑えられなくなり、暴力が激しくなったため、接し方をかえて近くに座って身体を摩りながらコミュニケーションをとるようにしていた。それも、当初はよかったが、次第に暴力や焦燥感が昼夜を問わず、出現するようになっていった。

入院後治療経過

　患者には「まずは入院生活に慣れること。そして充分に休養をとること。また、薬を飲むことの必要性」などを伝えて、入院生活をスタートした。入院時、身長165cm、体重95kgと肥満体型。服薬にはスムーズな同意が得られたが、入院当初は何の前ぶれもなく急にドア、窓、壁（ガラス）、スタッフなどに対して暴力を振るう、非常ベルを鳴らそうとする、などの行動が頻繁に出現した。患者にとって病棟は異様で、かつ恐いものと感じられたようで、特に病棟の鉄格子を見て「閉鎖的でここからもう二度と出ていくことは不可能である」という印象を受けていたようであった。また、私や病棟スタッフ側の患者との物理的距離の取り方が難しく、「患者に接近すると暴力を受ける。そのため、離れたら患者が不安になり求めてくる。そこで、接近すると再び暴力が出る」ということが繰り返され、治療上の心理的距離もなかなかとりにくい状態であった。また暴力はいけないと説明するとすぐに納得するが、その直後に暴力が出るというようなことが繰り返され、言葉での約束がなかなか力を持たない状態であった。暴力について検討してみると、私や病棟スタッフに対する暴力には前兆なく突発的に出現する運動性チックと、イライラが強くなった後に出てくる暴力の2種類があるようであった。

　入院当初は、病棟生活の閉鎖的な印象や成人患者の煙草の臭い等の不快感を少しでも減らし開放的な雰囲気を作るために外出を自由とした。しかし、患者は単独で外出することはほとんどなく、希望してスタッフと一緒に出かけることが多かった。また少しでも安心できる場所として（病棟に個室がなく、患者は成人患者と同室という事情もあった）詰所の横にあるベットの使用を許可した。自室やロビーにいづらくなると、頻回に詰所にやって来た。また病棟レクリエーションに参加して、中庭に出ることもあった。ただしその時も、中庭に着いて5分も経たないうちに「帰ろう」と言うことが多かった。

　患者は病棟内での生活に対してある部分は納得しているようにみえたが、暴力は引き続き起こった。他患の話し声、詰所での話し声、その他の物音などに反応しやすく、病棟スタッフは暴力行為に対して穏やかに注意をし、辛抱強く対応していたが、暴力は次第にエスカレートしていった。患者の暴力は力を込めたものではなかったが、なにしろ100kg近い体重であった。ヘビー級のボクサーが軽くくり出すジャブほどの威力があった。そのためか叩かれたスタッ

フは痛みを感じる前に衝撃を先に感じるようであった。患者の突発的で衝動的な暴力に対して徐々に恐怖心が広がっていった。その結果病棟スタッフは、突発的暴力に備えて2～3メートル離れて事務的に応対せざるをえなくなってしまった。このままでは治療の継続が困難になると考えられた。

　そこで患者自身を護るために又、スタッフが安心して看護できるようにするために、暴力行為を制限することが必要と判断し、行動制限を行うことにした。患者には暴力のもたらす結果と暴力を振るわなくなることの大切さを話し、「今後、衝動的になって自分のコントロールが出来なくなったときは、君とその周りの人を守るために保護室を使用する」旨を話した。同時にそれまでは、私は週に1度、定期的な面接を行っていたが、「これからは何かあれば、また希望があればすぐに患者のもとに駆けつける」ということも伝えた。これは、行動制限のみでは患者を不安にさせると思い、私がいつでも行くことを伝えることで少しでも安心できるのではないかと考えたためであった。患者は、この方針に戸惑いはみせたものの了解した。

　7月の初旬、患者がスタッフを呼んだ時に、患者のもとに病棟スタッフもいくことが出来ないことがあった。ちょうどスタッフの昼休み時間だった。そのとき患者は詰所の奥の方から笑い声を聞いた。そして、「自分が呼んでいるのに来ないで、看護婦は笑っている」と腹を立て、詰所の机をひっくり返す、辺りにあるものを投げるなどの大暴れとなった。自分の思い通りにならないときのいつものパターンであった。この時、患者と約束した通り保護室の使用を決意したが、患者が納得したうえで入室することが今後の治療でとても重要になると考えた。そこで「このままでは、あなた自身も周りの人も危険な状態であるので、保護室に入ってもらう」という主旨のことを丁寧に伝えた。すると、患者は意外にも、素直に保護室に入ることを了承した。その後、保護室で患者は「もういてもたってもいられない状態だ。自分で自分の首を締めているのは分かっているが止められない。今ここにいるほうが安心できるように思う。だけど自分なりに一生懸命頑張っているということは認めてもらいたい」などと話した。3日間、保談室で過ごした後、「特に父親、母親のことを考えることが多かった。ここ（保護室）では一人でさみしかったが、考えることが出来、またここに入ることの必要性も理解出来た」と言った。

　保護室からの退室後、私との面接前に、詰所にこっそりと入って自分の診療

録に、保護室入室の判子を押し、入室理由に『大暴れ』と書いていた。それを知らずに診療録を開いた私にとって（患者がこっそり診療録に書くということは問題かもしれないが）、患者が自らの入室理由に『大暴れ』と書いたことは、うれしい驚きであった。

　面接では、「再び同じ様なことが起こるのであれば、保護室の使用も考える」と話し、患者も納得した。そして今後は、生活を病棟内に限定するという治療万針を伝えた。保護室入室時とその後より、私は患者との約束通り、患者の希望があればできる限り速やかに患者のもとに駆けつけるようにした。患者は私が行くと安心するようで用件は短時間のうちに終わった。

　患者は病棟内での生活が進むに連れて慣れてはきたが、大人たちの中での生活はやはり問題があるようで、煙草や他患が干渉してくるなどの訴えが目立つようになってきた。しかし、約束にない時間帯に詰所の中に入って来たとき、自室へ戻るように促す声かけをすると抵抗なく戻ることができるようになった。ただ、以前患者から受けた暴力に基づくスタッフの患者に対する恐怖心は依然として残っており、知らず知らずのうちに患者と距離をとりがちであった。それを敏感に感じとったかのように、患者の方は、スタッフを自分の方に引き付けようとする行動が目立つようになった。そして、徐々に以前のように詰所を訪れ、そこで過ごす時間が長くなり、自室に戻るように促しても抵抗することが多くなってきた。

　再び、スタッフとの間で約束していたことを伝え、一時的には納得はするものの、時間が経つと、詰所を訪れスタッフに「ここには居たくない。帰りたい。煙草が臭い」などという訴えを繰り返したが、そんな時でも患者やスタッフから希望があると、すぐ駆け付けて話をすることを続けていたところ、次第に1回に話す時間は短く終わることが多く、その回数も減っていった。徐々にではあるが、以前見られた衝動性も軽減していき、時々、スタッフに手を出した後、自分を叩き「痛いよね。やっぱり。ごめんなさい」などと言うようになった。

　暑い日が続く夏のある日、私は患者と2人で病院の近くにある銭湯に行く約束をした。銭湯に行く途中で、病院に住み付いている猫を抱きかかえて「かわいいね。僕、動物好きなんだ。お家で飼っている猫どうしているかな」と、ポツリとつぶやいた。動物を持つ手の柔らかさと優しい目が印象的であった。銭湯に着くと、患者は「僕が背中を流してあげるよ」と一生懸命流してくれた。

私の中にあった患者の暴力に対する恐怖心が自然と薄らいでいく感じであった。
　また私は昼食を患者と一緒に外で食べたときに、「先生には、お世話になっているから、これあげる」と、昼食のおかずをくれることもあった。この頃から「僕は将来、駅の車掌になりたい」などと、将来に向けての話をすることが多くなってきた。また、「8月の終わりに実家の近くで夏祭りがあり、それには必ず参加したい。学校も9月の最初から出席したい」と述べた。私は患者の自発的な退院希望に同意し、患者は8月上旬に退院した。

病棟での性的な行動
　病棟では、患者に性的な行動が見られた。入院してスタッフの名前を憶えた頃からであった。そっと女性スタッフの胸を触るといった行為があり、それに対して、スタッフはユーモアをまじえながら、同じように触りかえすように対応していた。その行動も徐々に少なくなり、しだいに、肩を触れたり、握手したりという行為に変わり、退院前には、触っているのかいないか（実際には、触れてないと、思うが）くらいになった。

外来での治療経過
　外来初日、はにかみながら両親と入室。「運転中に車のギアを触ってきて、とても危ない」と父親が言った後、「病院には、来たくない。いつも悪い話ばかりで、いい話をしたい。せっかく、退院してドラムが出来ると思ったのに先生が体をこわしてドラムが出来ない」と患者が述べ、母親を叩きはじめた。また、「担任の先生と野球をした。楽しかったけど先生の眼鏡を壊してしまった」と述べた。両親は、再び入院を希望したが、「薬の量を調整しながら、できる限り外来治療を続けていく方針」について説明した。また、「お父さんに注意されてイライラしてガラスを割ってしまった。お父さんが僕を拳骨で殴ってくる」などという電話がこの時期に多かった。
　8月の終わり頃、「2日連続でガラスを割ってしまった。なんか、イライラして。その後は、落ち着いている」などと述べたが、一方では、学校はまだ夏休みで、担任の先生が個人的にプールに連れて行ってくれていると述べた。プールの後は昼寝をしたりして、少しくつろいで過ごすことができるようであった。

9月に入り学校が始まった頃「ここ（病院の外来）、涼しいね。家は、狭いから暑くてしょうがないんだ。悪いところもあったけど、いいところもあったんだよ」と述べ、「これからは、失敗したところだけじゃなく、僕の頑張ったところをいっぱい教えてね」と述べた。学校生活では、自転車通学の際に少しふらつきがあり、父親の車で登校していた。学校は、本人の希望もあり毎日登校していた。教室は生徒が2人で、相手の子どもに対し暴力はなかったが、担任の教師に対しては少しイライラをぶつけることがあった。
　9月中旬頃「お父さんを叩いたら、叩きかえされた。お父さんとは、良いことはなかったけれども、お母さんとは、良いことがあった」と述べた。具体的には、患者が学校へ車で送ってほしいと希望したのに対し、父親は「自転車で行けるくらいになっているのだから、自転車で行きなさい」と言い対立した。患者は、「学校には行かない。せっかく行きたいと思っているのにお父さんのせいで行けない」と述べた。お母さんとのことで良かったことは、誕生日においしいご飯をつくってくれたことであると述べた。
　10月頃より、患者の外来受診は少なくなった。ほぼ毎日、学校に通っており、両親が病院へ行くように勧めても「学校は休みたくない、病院より学校の方が楽しいから」と述べた。そのため、「今後は、無理に休んで病院を受診しなくてもいい」という方針にした。その後、本人は1～2ヵ月に一度の外来受診になった。家での生活は、少しはいらいらしたり、首を動かしたりはするものの、犬の散歩にいったり、また、友達とゲームをしたりしているということであった。
　中学校3年の3月、中学卒業後の進路として養護学校を見学して、患者がここでならやれるという自信が持てるようになり、進学の準備をしているとのことであった（後に養護学校に合格したという報告があった）。学校への交通手段は当初は父親の運転する車であったが、次第に自分の自転車で通学するようになっていった。服薬に関しては、患者が薬を飲む必要性を自覚して服薬を続けている。現在でも、時々、病棟スタッフに電話で近況報告をしてくるとのことである。

考　察

（1）すぐに患者のもとに足を運び、側にいることについて

　今回、このトゥレット症候群の患者との出会いを通して痛感したことは、何度も足を運び、また側にいることの大切さであった。病院は患者主治医制であり、その他の患者の場合、普通は1週間に1～2回の定期面接を主体にしていた。しかし、この患者は頻回に主治医を呼ぶことが多く、当初は面接の日まで待ってもらう方針としていたが、指導医に「呼ばれたらすぐ行く方が今の彼にとっては『安心という処方』になるよ」と助言され、また同室の患者（大多数が精神分裂病の患者であるが）の「先に彼を診てあげて下さい」という患者を気遣った言葉に後押しされて、呼ばれたら時間の許す限りで行くようにする方針とした。当初は、何度も患者の所に行くことは患者の依存や退行を強めてしまうのではないかという不安があったが、意外に何度も足を運べば運ぶ程、訴える内容も時間も少なくなり、顔を会わせたり握手するだけで済むことが多くなっていった。終わり頃には、1週間に1度の私の当直の夜以外はほとんど訴えなくなった。徐々に患者の訴えが少なくなるにつれて、患者の話す内容も明日、明後日の話題から将来の話題へと変わっていった。

　患者の求めに応じて、すぐに患者のもとに駆けつけることは、前述したように依存や退行を強めるのではないかという治療側の不安が一般にはある。しかし、患者の求めに応じて、すぐに患者のもとに駆けつけることは、いつも治療者は自分のことを気にかけてくれている、護ってくれているという「安心を処方」することになる場合も少なくないと思う。それによって、患者が安心を得て少しずつ自立へと向かうか、逆に、治療者に対する終わりのなき依存へと向かうかは、個々のケースで慎重に吟味しなければならないであろう。しかし、私たちが漠然と不安に感じているほど、すぐに患者のもとに駆けつけることが治療者に対する終わりのない依存へと向かう場合は多くないのではないか。どちらかというと、頻回に側に駆けつけることが、安心感を育み、より、自立的な方へと向かうことが多いのではないかという印象をこの症例を通して感じた。

　また、すぐに患者のもとに駆けつけるということは、病棟スタッフに「安心を処方」することにもなった。病棟スタッフが安心して看護できるという利点も感じた。また、スタッフが「先生はまだかねー」と言いながら、患者ととも

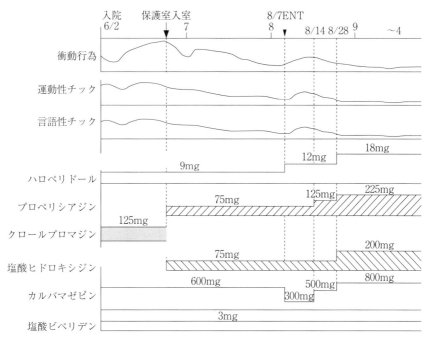

図 治療経過（投薬に関しては本文中に記載せず表に示す）

に主治医の到着を待つことは、スタッフが患者に対しハラハラせずに、リラックスして関わることを可能にしたように思う。

（2）保護室使用を含めた行動制限について

ただでさえ保護室は、閉鎖的な室内であり、同時に患者は退院要求が強かったので、保護室の使用には強い抵抗があると思われた。しかしながら、意外にも患者は納得してスムーズに入室した。その理由の1つとして、患者が自分自身をコントロールできないということに困っており、どこかで私やスタッフにコントロールできない自分を止めて欲しいという希望があったのではないかと考えられる。頭では分かっているが現実に実行できない、ということを繰り返しているうちに、患者は、後悔し、自信を失い、やがて自暴自棄となっていったように思う。前述したように患者の暴力には予兆のない突発的な暴力と、更にこの自暴自棄に基づく暴力が加わっていたものと考えられる。保護室使用を

含めた行動制限は、患者の暴力を制限することにより、患者の自暴自棄にブレーキをかけ、患者の自尊感情を取り戻すことに役立ったのではないかと思う。
　しかし、行動制限はいつもプラスに働くというものではない。入院直後の暴力に対してすぐに保護室を使用していたとすれば、患者は混乱し、一層、自暴自棄を強めたであろう。病棟スタッフがねばり強く患者の暴力に対応するということが充分になされた後、やむをえず保護室を使用するという形、則ちできる限り患者に対する行動制限を少なくするという「柔らかい治療」を試みた後に、ギリギリのところで行動制限を行ったということに意味があったものと考える。それは、患者が行動制限を納得して受け入れることを可能にし、また、納得して治療スタッフに助けを求めることを可能にしたように思う。保護室体験は、一歩誤ると懲罰として感じ取られることがある。それが本来の意味での目的である「保護」するものとして機能するためには、患者の気持ちを理解し、保護する時期（タイミング）を読むことが大切だろうと思う。

（3）家族の変化について

　退院後に患者が家庭の中で再び荒れ始めたとき、当初は、再入院という拒否的な姿勢が家族に現れた。しかし、話し合いを続けている内に、患者の良くなりたいという気持ちを父親（継父）が理解し、実の子どものように受け入れるようになった。この父親の変化とその後の両親の努力には、私も頭が下がる思いがした。このことが患者にも伝わった時、患者は両親からの「安心感の提供」を受け、家の中に安心できる居場所を得ることができた。そして、患者の将来へ向けての展望が明確になり、かつ両親が患者を子ども扱いせず一人前の大人として接するようになったことが、更なる本人の回復に繋がったものと推測される。入院によって「子どもが変わる」ことを実感できたことが、両親に良い意味での影響を与えたのではないかと思う。
　入院前は、親は患者に変わることを求め、患者は親に変わることを求め、その結果として「子どもが変わる」ことも「親が変わる」ことについても、患者も両親もあきらめていた。それが、患者の退院後、親も患者も、「自身が変わる」ことに目が向き、その結果として「相手も変わる」というよい変化がもたらされたように思う。入院時の診療録に、患者が親子3人で手を繋いでいる絵を描いたことがあった。これが患者のこころからの願いだったのだろう。

おわりに

　暴力行為が前景に出たトゥレット症候群の治療過程を報告し、若干の考察を行った。トゥレット症候群に時折、出現する衝動的な暴力や暴言には、トゥレット症候群そのものに伴うものと、その症状が家族、同級生、教師などの周囲の人々に生じさせるさまざまな患者に対する態度の変化に対する患者の心理的な反応としての症状とが、絡まりあっているように思う。治療はこの絡まり合いを少しでもほぐすこと、すなわち、患者とその周囲の人々との間に生じやすい悪循環をいかに少なくするか、それが重要ではないかと考えた。もちろん、それでトゥレット症候群が治るという意味ではない。しかし、少しでも二次的に問題が複雑になることを避けることが、まず最初の治療行為として、大切になるのではないかと考えている。

　（本症例の治療に際していつもご指導とご助言を頂いた星野弘先生、滝川一廣先生、滝川典子先生をはじめとする青木病院の諸先生に心よりお礼申し上げます。また、ねばり強くしかもユーモアをもって対応していただいた青木病院の病棟スタッフの方々に改めてお礼申し上げます。最後に、この執筆に際して御助言いただいた川崎医科大学精神科学教室教授・青木省三先生に心よりお礼申し上げます。）

〔文献〕

　青木省三『思春期こころのいる場所』岩波書店、1996年（新版、日本評論社、2016年）
　星野　弘『分裂病を耕す』星和書店、1996年（新編、日本評論社、2016年）（特に「第5章　精神病院の夜回診のこと」）
　金生由紀子「チック、トゥーレット症候群」『こころの臨床アラカルト』17巻増刊、281-283頁、1998年
　中井久夫「ジル・ドゥ・ラ・トゥレット症候群の少年の長期治療について」『臨床心理事例研究』12巻、74-81頁、1985年

●思春期・青年期

咬舌行為などの激しい自傷を繰り返した1症例
—— 一般病棟で行ったチーム医療の紹介

鷲田健二・山田了士・三浦恭子
和迩大樹・松下兼宗・青木省三

はじめに

　昨今の総合病院は混乱の中にあり、医師不足や業務の煩雑化に追われる一方で、身体科患者の精神科的なケアの必要性はさらに増してきている。このような状況において、コンサルテーション・リエゾン精神医学（Consultation-Liaison Psychiatry；以下 CLP）は非常に重要な役割を担い、次第に総合病院の中に定着しつつある。[7] 近年、リエゾン精神専門看護師、リエゾン心理士、ソーシャルワーカーなどの CLP スタッフの存在も重要視されてきているが、未だそのようなマンパワーが得難い状況では、身体科主治医や看護師を含む、さまざまな非専門家スタッフを取り込んでのひとつの臨時の治療チームを形成する必要が生じる。このようなとき精神科医はときにそのチームのリーダー的な役割を担わざるを得ない場面が多々生じる。[6] 総合病院で、精神科臨床を行っていくにはもはや CLP の知識と経験は必要不可欠となってきているだけではなく、このようなリーダーシップを発揮する必要さえあるといえる。

　今回われわれは、遺伝疾患などによらない咬舌行為を含む激しい自傷行為を繰り返した症例を経験した。咬舌は比較的まれな自傷行為であるが、その創傷の重篤性から身体科スタッフとの密な連携が非常に重要であった。本稿ではこの症例を紹介することを通して総合病院でのチーム医療における精神科医の役割について考えたい。ただし、症例の記載にあたっては匿名性に配慮し省略を施したことを付言しておく。

症　例

〔症例〕24 歳、女性

主訴：口腔内潰瘍が治らない。

家族歴：同胞 2 名の第 2 子。両親、祖母との 4 人暮らしで、父は技能系自営業、母はパート勤務。長女は結婚し、関東在住。精神科的負因は特になし。

生活歴：性格は明るく、友人は多い。神経質な面もあり、小さな間違いでも修正しないと気が済まない。地元の女子高（普通科）に進学し、成績は中程度でその後歯科衛生短期大学を卒業した。

現病歴：X-9 年（高校入学時）、口腔内潰瘍ができ始め、A 病院口腔外科で治療開始。難治性のために入院治療し、ステロイド治療なども施行されたが改善せず。最終的に 2 週間顎間固定され、その間は経口摂取できないために経鼻栄養をしていた。改善し、退院後しばらくは軽快していたが、X-8 年（高校 3 年生時）に再び増悪。また、この頃から体幹に原因不明の環状紅斑が出現。A 病院口腔外科・皮膚科で外来治療を受けながらも X-7 年 4 月に歯科衛生短期大学に入学。同年 5 月に教科書で精神科の項を勉強中に「自分は精神疾患ではないか」と不安になり、意識消失発作や上半身の不随意運動が出現。学校や風呂場で意識消失発作が繰り返し出現し、後頭部を強く打って B 病院に搬送されることもあった。このとき、脳波異常（詳細不明）を指摘され、A 病院精神科を受診。てんかんを含む精査の目的で、入院・精査をすすめられたが「A 病院には多くの知人が歯科助手として働いているから」という理由で同年 7 月に当院精神科を受診した。そのときは心因性疾患を指摘され、休息を進められて 1 度きりの受診であった。

X-3 年の 3 月に当院口腔外科からコンサルトがあり、再び当科受診。この時は同年 1 月から口腔外科病棟に入院中で、「外泊の度に口腔内潰瘍が悪くなるので精神的なものではないか」と当科に紹介された。当時患者はすでに歯科衛生士として働いていたが、休職を勧められ同年 4 月に退院となった。

X-1 年 4 月に自宅で意識消失発作を起こして転倒し、そのとき右の腰部を打撲し血尿が出たため、当院泌尿器科に入院。精査され、保存的治療・退院となった。同年 9 月 C クリニックからの紹介で再び 3 度目の当科受診。同年 5 月から歯科医師である婚約相手と同棲していたがうまくいっておらず、顔面の右

半分が気になって、掻きむしり、右の鼻翼と右の口角に潰瘍を作っていた。下顎を自ら叩き、上半身の不随意運動も認めた。「しばらく実家で療養する」ということでその間の通院治療を依頼された。当時の主治医は器質性疾患の除外のための各種精査（MRI、脳波）や口腔外科、皮膚科との連携、少量の第二世代抗精神病薬（perospirone 4mg）を中心とした薬物療法、支持的精神療法を行い、それらの症状は軽快。X-1年10月には婚約者と別れてしまったが特に病状が悪化することはなかった。

　X年1月から帰郷して実家近くに職場を変えた。同年2月21日に主治医交代となった。入院するまで2回の診察だったが、上半身の不随意運動が診察場面でときに出現する程度で、精神的には落ち着いていて、内服も自己中断していた。しかし、X年4月3日に舌潰瘍の悪化で口腔外科に再入院となった。

　入院後経過：入院初日に口腔外科主治医から精神科医に「興奮している」と連絡があり、往診した。診察時には口腔内・下顎の痛みを訴え、下顎に紫斑ができており、自ら顎を机に打ちつけて舌を噛んだようで、顔の右半分を掻きむしり右の鼻翼と右の口角に潰瘍を形成していた。精神運動興奮が強く、diazepamの筋注などを行った。翌日からperospirone 4mgとethl loflazepate 1mgを内服再開した。「なぜまたこのようなことになってしまったのかわからない、とにかく口の中が気になる……」と上半身のチック様の不随意運動がみられ、ときにマスクを剥ぎ取り右の鼻翼を掻きむしり、会話中にも舌を少し咬んで「痛い……」と泣きながら話した。両親との面談時、ともに娘の度重なる入院に心配しているというよりも、うんざりしている様子で母親は「いつものことなのです、結婚が駄目になったのもあの子が彼を束縛するから……」と批判的で、父親は「あの変なチックみたいなものはみっともないからいつも止めるように注意している、今までどこに行っても原因不明といわれ続けた、私も本気で、信じているわけではないけども……」といって入院翌日の夕方に3人で知り合いの祈禱師の所に行き、奇妙な勾玉のような物をベットサイドに置いていった。本人は勾玉については「こんなんじゃない……」と苦笑いをしていた。

　病棟で精神科や口腔外科主治医、口腔外科担当ナースさらには皮膚科や泌尿器科主治医も交えて彼女とのかかわり方について頻回に話し合いの機会を作った。口腔外科・皮膚科・泌尿器科主治医や病棟スタッフと患者との関係は精神

科主治医よりも長く、今までの患者の職場でのがんばりや凡帳面な性格を十分に理解していた。しかし激しい自傷行為のために口腔外科主治医は舌潰瘍の改善が見られなければ強制的な顎間固定を考慮し、皮膚科主治医は自傷行為が治まるまでは治療の中断を考慮していた。泌尿器科主治医も今後どのように患者に接していったらよいか途方に暮れていた。そこで精神科主治医が「自傷行為が持続しようとも各科の治療は継続し、それらは可能な限り侵襲的・強制的でない治療を選択し、見守り、支えること」を提案した。その甲斐もあってスタッフが彼女に陰性感情を向けることなく支持的で訴えに対し傾聴し、少しずつではあったが「痛み」の訴えだけではなく、職場での疲労や結婚が破棄になった経緯を話せるようになっていった。「そのような話を相談する人が身近にいないのか」と聞いたが「両親には強くなりなさいといわれる、同僚の人たちもいい人たちだけど年配の人たちばかりでそこまで話さない……」と寂しそうに答えた。スタッフは彼女には陰性感情を向けることはなかったが、逆に両親に対し陰性感情を向けた。そこで精神科主治医は病棟スタッフに対し、「長い病歴の中で両親もどうしていいかわからず、途方に暮れ、結果このような心配の仕方、支え方になってしまっているのではないだろうか」と伝えて理解を得るようにした。

　こうする間に舌潰瘍は次第に小さくなり、不随意運動も減少していった。入院18日目に見舞いに来た友人（彼女に好意を抱いていた男性で、高校の元担任教師）のことで母親と口論となり再び舌の潰瘍部を何度も噛みしめる行為があったが、このときも口腔外科病棟スタッフが訴えを傾聴し、症状の増悪には至らなかった。また、「歯磨きをしていて鏡を見ていると右側が気になり、ぐるりと一回転してしまう」といった奇妙な行動や「鍵を閉めたかどうか何度も確認してしまう」といった強迫と思われる症状も以前から存在しているとの訴えがあった。さらに不正性器出血もあったため perospirone 4mg を中止して fluvoxamine 50mg に置換した。

　不正性器出血は消失したが、この頃から夜間に転倒することが多くなった。これに対しては、口腔外科担当ナースが夜間トイレに付き添い、帰りに詰所に立ち寄って退院や復職への不安、両親への不満などを話して帰るという支援を始めたところ、次第に夜間の転倒はなくなっていった。やがて入院中に職場の同僚が面会に来たことや、そのときにもらったメッセージカードをうれしそう

に主治医に見せてくれることもあった。彼女の同僚に職場での彼女の様子を聞いたり、両親や本人に復帰したときの居場所の確保（具体的には復帰は週に1度の歯科検診の手伝いから開始すること）を提案した。次第に口腔内の潰瘍も改善していった。入院30日目に外泊をしたが、潰瘍の悪化は見られず、入院32日目に口腔外科主治医から近日の退院が告知されたその夜に舌を一度咬んだが、大事には至らず、口腔外科主治医から「あなたは何をするかわからないから、すぐに復職はせず1週間に1度は外来に顔を見せなさい！」と厳しく注意されながらX年5月10日（入院37日目）に退院となった。

検査及び診断

WAIS-Ⅲ所見

所要時間：約2時間40分。言語性IQ＝83、動作性IQ＝84、全検査IQ＝82であり、全体的な能力は正常範囲ではあるが。平均の下のレベルであった。言語性能力、動作性能力もともに平均の下の範囲にあると思われる。IQ値間の有意な差は認められないものの、下位検査問における能力のアンバランスさがあった。

下位検査において、言語性では「語音整列」以外は全て平均の下であった。中でも「算数（4点）」「知識（6点）」が特に低い。「算数」「知識」の低さから、学校での学習や年齢的に知っていると思われる知識が十分に身についていないことがうかがわれた。「算数」では、簡単な問題文でも数字を間違えたりしてやや混乱しており、文章を整理して聞くことが難しいようであった。「語音整列」や「数唱」のような、制限時間のない短期記憶の課題では、一問一問時間をかけてゆっくり答えを出していた。

動作性では、「行列推理」が13点と高く、「積木模様」が4点と低い。「行列推理」では、制限時間がないため時間を要したが、得点の高さから物事の規則性などを見つけたり推測したりすることは得意な方であると思われる。一方で、「積木模様」や「組合せ」など、なかなか時間内に完成させることができなかった（制限時間を超えて続けていると正答が出せる）。また、「記号（7点）」「符号（7点）」では、間違いは1問もないものの、作業量はあまり多くなかった。よって、作業をするときは間違えないよう丁寧に行うが、短時間で多くのこと

を処理することは得意でないことがうかがわれる。

　診断は ICD-10 で解離性／転換性障害（Dissociative/Conversion disorders）と強迫性障害―強迫思考および強迫行為が混合するもの（Obsessive-compulsive disorder, Mixed obsessional thoughts and acts）としたが、IQ 値間の有意な差は認められないものの 82 と境界知能であり、下位検査間における能力のアンバランスさや、対人関係やコミュニケーションの苦手さ、口腔内や顔半分のこだわりなどを考えると広汎性発達障害がベースにある可能性もある（成育歴などの詳細な聴取はできていない）。

退院後経過

　退院後、週に1度、精神科と口腔外科に外来通院をしている。それに加えて皮膚科、腎・泌尿器科にも定期的に通院している。他科の主治医の診察時のときの話など楽しそうに話し、仕事へは X 年 8 月から歯科検診の手伝いから始め、現在は週に 2 回の出勤ができている。一度職場に新人の歯科衛生士が入ったときに舌や鼻翼の潰瘍が増悪したが、職場の同僚たちが彼女も新人の歓迎会に誘い、楽しかった様子で大きく揺れることはなかった。

考　察

　今回われわれは咬舌行為を含む激しい自傷を繰り返し一般病棟で治療をし得た症例を経験したのでここに紹介した。

　咬舌行為が合併する疾患としては Lesch-Nyhan 症候群や choreoacanthocytosis があげられる。Lesch-Nyhan 症候群は hypoxanthine-guanine phosphoribosyl transferase の欠損によりプリン体代謝異常をきたす伴性劣性遺伝の疾患であり、小児期に発症し不随意運動・精神発達遅滞・自傷行為（特に口唇や舌、鼻への自傷が多い）などの特徴的な臨床像を呈する稀な疾患である[2]。Choreoacanthocytosis は舞踏病様不随意運動や有棘赤血球の存在が特徴的な家族性疾患である[1]が、これらは家族歴、遺伝形式、症状などから本例には該当しない。また咬舌は広汎性発達障害や統合失調症[4][5]、チック障害[3]などにも併発し、ときに身体拘束もやむを得ない場合があるといわれる。本症例の診断は上述したとおり解離性／転換性障害および強迫性障害の comorbidity と考えられ、背景に境界知能を認め、

さらに広汎性発達障害の可能性も否定できないというものであった。治療的には身体科での治療をベースとしながら環境因の調整や、症状に関連する心的内容の受容といった精神療法的対応が必要なケースであった。

　本症例では、現実の対人関係などで、不安や怒りの感情などが高まったときに、それをことばで訴えることなく、咬舌という自傷行為で表現し、発散されている可能性があった。自傷という自覚の乏しさから、咬舌行為は解離され、忘れられていた可能性が高い。入院18日目の母親との口論の後の経過はこの入院の最大の山場であった。口論の後、咬舌行為が増悪し、転倒も起こすようになったとき、口腔外科病棟スタッフが患者の不満やつらさを十分に聞き支えたことは、極めて治療的になったのではないかと考える。患者にとっては不満をことばで話し、それを受け入れられ、支えられるという、これまでにない体験になったのではないかと考える。今回の症例では、精神科主治医だけでは到底その自傷行為は止められず、口腔外科主治医をはじめとする他科の主治医の関わりや口腔外科病棟スタッフとの関わり、患者の職場スタッフの理解と見守りなどが必要であった。

　特に患者の咬舌行為などを、①精神症状とは理解しながらも、身体疾患に準じて治療し、看護することが大切であること、②患者の症状は意図的なものでも、わがままなどでもなく、患者が自分の苦しみをととばで表現できず、症状として表れていると考えられること、③患者の悩みや苦しみを聞き、支えることが大切であること、という共通理解を持てるように精神科主治医が調整したことが、患者を支えるネットワークを作るという意味で治療的に働いたと考えられる。

　ときにこのような激しい精神症状を呈する患者（今回のような激しい自傷行為であったり、せん妄であったりときとして統合失調症という病名だけで）は他科の病棟では敬遠されがちで、患者や家族の意向は無視され強制的に治療を中断させられたり、精神科病棟あるいは単科精神科病院に転科・転棟されてしまうケースが少なくない。本症例では仮に精神科病棟に転科・転棟して治療を行った場合、十分な身体面でのケアもできずに精神症状はより激しいものとなり、問題も複雑化していった可能性がある。ときとして丁寧な身体面での治療が精神症状を改善させ、丁寧な精神面でのケアが身体症状を改善させることがある。今回、他科の主治医・病棟スタッフと頻回にカンファレンスを行ったこ

とでスタッフ間の共通理解が得られ、精神症状・身体症状の両者の治療がスムーズに行えた。特に、反復する自傷にもかかわらず、身体科各科での治療を継続することが治療的であることを病棟スタッフに理解してもらえたことが重要であった。えてして病棟スタッフからの陰性感情を引き起こしかねないこのような症例では、スタッフの行為が治療に役立っていることを強調することが有用であると考えられた。また、スタッフが精神科医に自由に相談できる雰囲気を作ったり、理解しやすいことばで精神症状を伝えたりすることも精神科医の役割として重要であり、患者や家族の行動の意味を精神科医がスタッフに伝えていくことはスタッフの患者をみる眼を育て、余裕を持って患者をみることができるようになる利点もある。[6]さらにカンファレンスによってスタッフの感情や不安をケアすることも精神科医の重要な役割であり、結果として患者への陰性感情などを最小限にとどめることが可能であろう。本症例では、とくに口腔外科スタッフの関わりが精神療法的に働き、また退院時に口腔外科主治医から毎週の受診を言い渡されたことは、患者にとっていわゆる見捨てられ感を持たずに自分の状況を受け容れさせていく働きを持った。このようにリエゾン精神医学の本来的な意味での在り方に近い治療経過をとれたことは、今後の同様の症例においても有用であろうと考えられた。

　当院は大学附属病院であるが、比較的精神科と他科との関係が密であり、精神科コンサルテーションにおいては症状が安定するまで連日往診することを常としている。精神科医にとっては負担が大きいが。身体合併症を持つ精神障害者の治療などが各科病棟で行いやすい状況が作られているともいえる。一方で、今回のような状況において精神科医はあくまで一人で参加していたが、精神科の中にもリエゾンチームのような組織づくりができれば、精神科医の負担軽減にもつながると考えられ、今後の課題とするところである。

おわりに

　現在、チーム医療における精神科医の役割は多様化し、患者の精神疾患やその症状のみを「診る」だけではなく、ときとしてそのチーム全体のまとめ役を受けたり、スタッフの心理教育、スタッフの精神状態の把握など全体を「視る」能力を必要とされている。今後精神科医はあらゆる領域の新しい知識や観点を

身につけるとともに、常に「そこで今何が起こっているか」を把握することが重要である。そうすることで病棟、全体が安心して仕事ができる空間となり患者の回復にも役立つと考える。

〔文献〕

1）荒木淑郎ほか「2 大脳基底核を主として侵す疾患」『最新神経病学改訂 4 版』299-300 頁、2008 年

2）Cauwels RGEC, Martens LC: Self-mutilation behavior in Lesch-Nyhan syndrome. J Oral Pathol Med 34: 573-575, 2005.

3）星野　都、重松久夫ほか「舌および頬粘膜に咬傷を認めた Gill de la Tourette 症候群の 1 例」『小児口腔外科』12 巻、96-100 頁、2008 年

4）今村千代「自傷行為による舌潰瘍形成を認めた 2 例」『日歯心身』17 巻、89-95 頁、2002 年

5）北原秀治、金子裕之、阿部廣幸「自傷行為による舌切断により医療保護入院となった精神分裂病の 1 例」『日口診誌』16 巻、311-314 頁、2003 年

6）高宮静男、松原康策、針谷秀和ほか「チーム医療によるコンサルテーション・リエゾン精神医療―精神科医の役割」『臨床精神医学』36 巻、709-714 頁、2007 年

7）山脇成人、佐伯俊成、和田　健「コンサルテーション精神医療のさらなる推進にむけて」『臨床精神医学』36 巻、703-707 頁、2007 年

●思春期・青年期

思春期・青年期の治療に活かす
心理アセスメントの実際

青木省三・三浦恭子・村上伸治

はじめに——情報を総合してアセスメントする

　臨床においては、治療者が、診察室・面接室以外の種々の情報をもとに、診療を進めていくことが大切である。外来診療であれば、受付スタッフとのやりとり、待合室の様子、診察を終えて帰っていく様子など、いずれも重要な情報である。もちろん診察室の中で、家や学校や職場の様子を親や家族から聞く情報も大切であるが、それらの情報はそれを伝える人の注意や関心が向けられているものに限られており、あくまでもクライエントの一面であることが少なくない。そういう意味で、診察室・面接室以外の情報には親や家族などの情報とは異なった価値があるし、クライエントを理解し支援するためのヒントとなるものが少なくない。

　その一つとして、心理アセスメントは価値あるものである。心理アセスメントそのものにも価値はあるが、心理アセスメントやその際のクライエントの振る舞いややりとりについて主治医と心理士とが話し合うことにより、双方のクライエントについての理解が深まると、私たちは考えている。本稿では、WAIS（ウェクスラー成人知能検査）とWISC（ウェクスラー児童知能検査）という二つの知能検査をめぐっての主治医と心理士のやりとりを紹介したいと思う。本文中に出てくるWAISとWISCの下位項目は表1で簡単に解説した。

　それでは、事例を通して、考えてみよう。

表1　本文中に出てくるWAISとWISCの下位項目の簡単な説明

数唱	不規則に読まれた数字を聞いて、同じ順番（順唱）や逆の順番（逆唱）で答える課題。
語音整列	検査者が読み上げた数字と仮名の組合せを聞いて、数字は昇順に、仮名はあいうえお順に並べ替えて答える課題。
配列	物語になっている絵カードを話の順に並び替える課題。
完成	絵カードを見て、絵の中で欠けている部分を答える課題。
算数	文章題を口頭で聞いて、紙や鉛筆を使わず暗算で制限時間内に答える課題。
理解	日常的な問題の解決と社会的なルール等についての質問を聞いて、口頭で答える課題。

事例1・Aさん

　高校は一時期ひきこもっていたが、通信制で単位を取得した。その後、短期間のアルバイトをしたが、いずれも長続きせず、「自分に合った仕事が見つからない」と悩んでいた。

「こびりつく」と「そそっかしい」

　心理士：「数唱」では、前の情報が残ったように、同じ数字を繰り返すことがあり、「数字が頭に残ってしまうのかな」と思ったんです。切り替えるのが苦手というか、今提示されているものに目が向けられないというか……。

　主治医：たしかに、一つの考えが頭に「こびりついてしまう」らしい。次々と言われると処理できなくなるのだろうね。日常生活でも、悩みごとや心配ごとが頭にこびりついて切り替えられず、苦しんでいるみたい。高校の時にひきこもった原因は、同級生の言葉に傷つき、それが頭から離れなくなったのが原因ということだったらしい。

　心理士：そうなんですね。でも「配列」では、すぐにパッパッパと並べて、自分で説明できなくなって、あとで困って並べ直すということもありました。思いつくと、手を出すのが抑えられないという感じでした。

　主治医：たしかに診察でも、自分の思っていることを一方的に話し、「どうしたらいいんですか？」と答えを求め、話が終わったかなと思うと、「それで、

先生……」と次の話が出てくる。話が次々と移り、自分でも話をまとめられないという感じだった。だから、「今日はどのようなことを話し合いましょうか。相談はいくつありますか」と尋ねるようにしているんだけど……。刺激に反応しやすいというか、衝動的というか、つまり「そそっかしい」ところもあるってことだね。でも「こびりつく」のと「そそっかしい」のは、一見、逆のように見えるけどね。どう考えたらいいのかな……。行動に移るのが早く、考える前に動いてしまいやすい。でも、一度考えはじめると頭から離れなくなりやすい、という感じかな。

　心理士：それだけでなく、Aさんは、検査の一番はじめの問題で、ほとんど皆が間違えないところで、間違えていることがありました。でも、同じ検査でも後半になると正解が増えていました。身構えると不安・緊張が強くなるのかもしれません。

　主治医：「やりはじめには注意が必要」ということだね。今もハローワークに行って仕事を探しているんだけど、その都度、聞いてくる仕事が違っている。「こんな仕事はどうでしょうか？」と興味をもって話した仕事は、次の回には消えて、他の仕事の話が出てくるんだ。「すぐに仕事を決めてしまわず、ちょっと待とう。慌てると間違いやすい」、次回はそう助言してみようかな。

　◎心理士の検査場面の様子と、診察場面や現実場面の様子を総合し、考えているうちに、クライエントのなかに、刺激に反応しやすく注意が転導しやすいところと、逆に一度注意が固定してしまうと切り替えられないところの両面があることがわかった。クライエントには、「そそっかしさ」と「こびりつきやすさ」があり、不安・緊張がそれらを強め、それがクライエントを生きづらくさせているものと考えた。慌てずに取り組むことや、切り替え手段を見つけることなどが課題と考えた。

人と興味や注意のポイントがズレる
　さらにAさんには、次のようなことも認められた。
　心理士：「完成」は点が低くなっていますが、どうも人と注目するポイントが違うようです。たしかにAさんの答えのように見えないこともないけど、もっと大事な部分があるのに、そこには気づかないみたいです。それから、自

分が間違っているということにも気づけないようです。

　主治医：Aさんは、独自のポイントに注目してしまう。注目するポイントが異なっているとも言えるけど、Aさん独自のユニークな視点として活きてくることもあるね。でも日常生活では、注目しているポイントが違うと、友だちとの会話が難しくなる……。

　心理士：不思議なんですけど、「山に木を植えるのはなぜでしょうか？」と言ったら、「森に木を……」と、「山」から「森」に変わっていました。聞き間違いではなく、「なぜだろう？」と考えている間に変わったような感じでした。それに長い文章になると、話がよくわからなくなるみたいです。

　主治医：たしかに、僕との話でも、「僕はこう話した」と思っているのに、次回の診察で「先生はこう言われましたよね」と違っていることが多いんだ。「僕、そんなこと言ったかしら？」と尋ねると、「おっしゃいました」と確信をもって返事があるので、なぜだろうと思っていたけど、ポイントがズレるだけでなく、ある種の勘違いが起こりやすいということなんだね。診察は、言葉を確かめながら、誤解がないようにやりとりをしていかないといけないね。

　心理士：友だちから「話がズレる。話が嚙み合っていない。ちょっと落ち着いて」とよく言われるそうです。でも、今はうまくいっているようです。

　主治医：僕が「変わっていると、人から言われることはありませんか」と尋ねたら、「私の友だちはもっと変わっているから大丈夫です」と笑ってた。働く場所や勉強する場所によって、違うんだね。僕はこれを勝手に「相対性原理」と呼んでいるけど……。ある場面では、常識人で「繋ぎ手」となり、ある場面では、非常識で、言葉がよくないけれど「変わり者」として孤立する、みたいなことが起こるんだ。

　心理士：場面によって、Aさんが異なった姿を現すってことですね。

　主治医：心理検査では、刺激を最低限にしぼり条件を揃えているから、その人の特徴のように見えるけど、世間のいろいろな場に行くと、その特徴は違った輝きを見せる。逆に言えば、その人が輝く場を見つけることが大切になるんだね。

　心理士：中学・高校の時はしんどかったけど、大学に入って、変わった人が周りに増えて、ずいぶん楽になったと言ってました。Aさんに合った人と場所が大切なんですね。でもAさんは不思議です。検査を通して、ふと距離が

遠くなったり、ふと近くなったり、距離が動くんです。合わせようとしたけど、難しかったです。

　主治医：なるほど。そう言われてみて、はじめて僕も気づいたよ。たしかに振り返ってみると、一回の診察の中でも距離が動いて、近くなったり遠くなったりする感じがある。それと似たことかな……、「人懐っこい感じ」と「よそよそしい感じ」の両方があって戸惑ってたんだ。きっと、Ａさんとの距離が動いていたんだね。

　◎興味や関心のポイントがズレるだけでなく、聞き間違いや勘違いが起こりやすく、コミュニケーションを誤解のないものにしていくのが重要なことや、人との距離や気分が短時間のうちにも変動しやすいことがわかった。

事例２・Ｂさん

　高校生の頃から、集団の中に入るのがしんどくなり、仕事やアルバイトを探し働いたが、なかなか長続きしなかった。ある職場で、電話が聞き取れないということに苦しみ、一度、検査を受けてみたいということで、ＷＡＩＳを受けることになった。

　心理士：「数唱」でも、数字が増えてくると、「ゆっくりでもいいですか」と尋ね、目を閉じて思い出すようにしながら答えていました。尋ねてみると、「数字をピアノの鍵盤に当てはめて、覚えている」ということでした。本人は覚えるのが苦手と話していましたが、「数唱」の順唱も逆唱も、「語音整列」でも、同じ年齢群の平均を大きく超えていて、順唱は九桁、逆唱は八桁まで覚えられていました（ものすごくよくできていた）。

　主治医：聞いた数字を鍵盤に変換して映像として記憶しているんだね。そう言えば、自分の苦手なことを描いたイラストは、とても見やすくかわいく描けていて、わかりやすかった。視覚化すると、理解したり説明したりがしやすいんだね。

　心理士：「算数」の問題の聞き返しもなく、「理解」のような長い教示文の内容も理解できているので、長い文章の理解も問題ないように思います。休憩時

の雑談の様子を見ても、会話に困っている感じはありませんでした。でも、電話になると難しいということは、対面しているかどうかの違いが関係あるのでしょうか。電話だと耳から入る情報だけになってしまい、相手の表情や周囲の様子が見えないので、記憶するための手がかりが少ないことが影響しているかもしれません。

　主治医：Bさんは、聴覚情報を絶えず視覚情報に変換したり、これまでの知識や手がかりを利用したりしながら、聞き取っていたのだろうか。それって大変だよね。

　心理士：それだけでなく、耳からの情報しかないので、より正確に聞こうとして構えて緊張が強まったり、突然予期していないことを尋ねられるなどしたときに、パニックとなり聞き取れなくなるかもしれませんね。

　主治医：Bさんは、電話を聞き取る場合でも、自分の苦手なものや知識のないものがまったく聞き取れないと言っていた。仕事や勉強にとりかかる際に、「うまくできないのではないか」という不安が強まり、過度の緊張のため、求人に応募したりすることができない。聞くことそのものが苦手だけど、さらに不安・緊張がそれを強めているようだね。話す相手がどんな人か見えれば、それだけで違うものね。

　心理士：それだけでなくて、同時に複数のことを言われると処理できずに混乱するようです。とくにいろいろと指示が出される忙しい職場は苦手ではないかと思います。接客でも、基本的に一対一でやるものはよいのではないでしょうか。Bさんはとても優しいし、誠実だし……。

　主治医：そうだね。これまで勤めたところは、どこも評判がよかった。やめさせられたというよりは、本人のほうから自信をなくしてやめたようなんだね。

◎Bさんの場合は、聞き取ることそのものも苦手であるが、それを彼女なりに補うことはできていた。彼女を苦しめていたのは、「知らないことを尋ねられて、答えられないのではないか」という不安が強いことではないかと考えた。

事例3・Cさん

　知的障害を疑われて受診した小学6年生の女児。学校側は特別支援学級も考慮に入れ、知能検査を受けるように母に勧めたという。検査当日、本人は口数が少なく、とてもおとなしかった。母親は小さい子に話しかけるように接しており、献身的であった。

　心理士：WISCの結果では中等度の知的障害のレベルを示し、ばらつきも認めません。しかし、言語性課題では、あまり考えることなくすぐにわからないと答えてしまうため、本当に答えがわからないのかどうか、よくわかりませんでした。そこで、標準的ではないかもしれませんが、話しかけるような口語調に変えてみたり、物語を話すように抑揚をつけて話したり、しばらく待ったりしてみました。すると、答えられるものもあったのです。
　主治医：お母さんは、「この子は普通です。家では年相応に話していて大きな問題はないんです」とよく話されるんだけど、二、三人の子どもを除いて友人はおらず、クラスメイトにからかわれたりするので、学校は特別支援学級を勧めているようなんだ。そのために、どこかで知能検査を受けてほしいと何度も母親に話したらしい。だけど、母親がこの子は知的障害ではないと言って知能検査も特別支援学級も拒否し、学校とうまくいっていないようだった。僕のところにやってきたのも、知的な問題はないということを証明するためだったようなんだね。
　心理士：そうなんですね。たしかにWISCでは低い結果が出ています。でもたとえば、「タオルはどういうものですか？」という質問には答えが返ってこないのですが、少し言い方を変えて「タオルはどんな時に使うものですか？」と尋ねると、「頭を拭いたり、顔を拭く時に使うもの」という答えが返ってくるのです。
　主治医：日常生活に繋がるような質問に変えるとわかるということかな？
　心理士：そうかもしれません。だから、少し質問を変えたり、話し方を変えたりするとわかることが増えます。「裸足」という言葉も、「先生が『裸足になりなさい』と言ったらどうするかな？」と尋ねると「靴下を脱ぐ！」と答え、「裸足になるためにはどう行動するか」ということの理解はできていたんですね。

このような聞き方は標準的なやり方ではないと思うのですが、できるだけ内容をしぼって尋ねたり、Cさんの馴染みのある事柄や生活に関連づけたりすることで正答が出せることがあるとわかったんです。「理解」でも、たとえば、「ボールをなくした時はあなたはどうしたらいいですか？」には黙ってしまうのですが、「では、Cさんがボールをなくしたらどうしたらいいかな？」と主語を本人に置き換え、話しかけるように尋ねると答えが返ってきました。

　主治医：尋ね方でずいぶん変わる。本人が理解しやすい具体的な場面を設定して尋ねると答えられるということだね。学校の先生は、親がCさんの知的障害を認めようとしないと感じているようだけど、話し方一つで答えが変わるということには気づいていないみたい。これは、学校の先生にぜひとも伝えたいね。それだけでなく、算数は苦手だが、国語の漢字のテストでは80点をとることもあるなど、得意不得意のバラツキがあった。テストで100点近い点をとることがあるというけど、それは偶然ではないのかもしれないね。

　心理士：わかる問題には、それまでの無言の本人とはまったく違い、明るく元気に答えたのも印象的だったんです。でも、わからない時はわからないと言えばいいことを前もって伝えていたのですが、その意志表示をうまくできず、問題のたびに指示がないと言えなくなることがあって、周囲の人の働きかけやフォローが不可欠のように感じました。

　主治医：Cさんは今のクラスに行きたいと言っているし、学校生活のさまざまな場面でのサポートをお願いしてみよう。お母さんには、Cさんには得意なものと不得意なものがあるが、全体としてはわからない授業が多いようなので、Cさんに負担をかけない環境について考えていくように提案してみよう。

◎Cさんの場合は、親と学校が、知的な問題をどのように理解するかということをめぐって対立していた。親は、Cさんは恥ずかしがり屋だから、そのせいで自分の力を充分に発揮できていないのに、そのことを学校はわかってくれないと考えていた。学校は、Cさんが知的な問題を抱えているが、それを親は認めようとしていないと考えていた。だが、検査を通して、Cさんには理解のバラツキがあることがわかった。苦手なところをもっと細やかにサポートし、得意なところで自信がもてるように、周囲が配慮する必要があると考えられた。

おわりに

　Aさん、Bさん、Cさんのいずれの場合も、主治医は心理士の話を聞きながら、個々のクライエントの日常生活の困難とそれらの結果を結びつけて考え、心理士は主治医の話を聞きながら、検査結果が日常生活とどのように結びつくのかを考えていた。言葉を換えると、主治医は刺激の多い日常生活や診察室でのクライエントの様子から、クライエントを理解しようとし、心理士は不要な刺激の少ない検査室内のクライエントの反応から、クライエントを理解しようとする。検査室、診察室、日常生活の3つの場の情報を交換することにより、クライエントが立体的に浮き上がって理解できる。もちろん心理検査の結果自体も大切だが、検査室での様子も大切である。だが何よりも大切なのは、それらをめぐって、話し合うことではないだろうか。話し合うことの中で、クライエントがより深く理解できるのではないかと考えているのである。

〔文献〕
　青木省三、村上伸治編『大人の発達障害を診るということ―診断や対応に迷う症例から考える』医学書院、2015年
　青木省三『精神科治療の進め方』日本評論社、2014年
　村上伸治『実戦 心理療法』日本評論社、2007年

●思春期・青年期

若者の自殺予防

澤原光彦・北村直也・末光俊介・野村陽平
中村尚史・吉村優作・蜂谷知彦・青木省三

はじめに

　わが国の自殺死亡者数は1998年に急増し、警察庁統計上の年間自殺死亡者総数が3万人を越える事態が2011年まで14年間続いた。その後、2012年以降の自殺死亡者数は3万人以下となり2016年には2万1,897人に減少した[1]。ここで重要なのは、1998年の自殺者急増は40〜50代の「働き盛りの男性」の自殺が増加した事が大きく影響していたが、平成26年版自殺対策白書によれば、2003年以降40歳代以上の自殺死亡率は低下傾向にある一方で、若年層では自殺死亡者数の減少は僅かなものにとどまっている。15歳から39歳の各年代の死因の第1位は自殺である。同白書は「15〜34歳の若い世代で死因の第1位が自殺となっているのは先進7ヵ国では日本のみで、その死亡率も他の国に比べて高いものとなっている」と述べている。

　自殺死亡者が急増した8年後の2006年6月「自殺対策基本法」が成立し、2007年6月「自殺総合対策大綱」が閣議決定され、さらに2012年8月には同大綱の全面的な見直しが行われ「自殺総合対策大綱〜誰も自殺に追い込まれることのない社会の実現を目指して〜」[3]が改めて閣議決定された。この新たな大綱においては「特に若年層への取組の必要性・重要性について大きく記述した」事が「見直しのポイント」として強調されている。さらにこの大綱を踏まえ自殺予防総合対策センターを中心に「科学的根拠に基づく自殺予防総合対策推進コンソーシアム準備会」が「若年者の自殺対策のあり方に関する報告書」[4]を公刊した。

今回、ここに「若者の自殺防止」を述べるにあたり若者とは思春期青年期を含むやや広い範囲で捉え、まず公刊されている資料を基に全体的な概観を示し、次いで臨床的具体例に触れる。

若者の自殺の特徴

（1）警察庁統計から

本邦において自殺の既遂者の特徴を知る手がかりとして警察庁統計がある[5]。

それによると2016年の30歳未満の自殺既遂者2,803人の自殺の原因では、「健康問題」が最も多く857人（30.6％）、次いで「勤務問題」418人（14.9％）、「経済・生活問題」356人（12.7％）、「家庭問題」353人（12.6％）、「学校問題」315人（11.2％）、であった。なお、2015年の30歳未満の自殺既遂者2,980人においては、「健康問題」882人（29.6％）、「勤務問題」462人（15.5％）、「家庭問題」381人（12.8％）であった。

2016年の「健康問題」857人の内訳は「病気の悩み・影響〈うつ病〉」が最多で358人、以下「病気の悩み・影響〈その他の精神疾患〉」208人、「病気の悩み・影響〈統合失調症〉」154人、「病気の悩み・影響〈身体の病気〉」64人と続いている。

ただし、この警察庁統計は「遺書等の自殺を裏付ける資料により明らかに推定できる原因・動機を自殺者1人につき3つまで計上可能とした」ものであって、精神医学的評価を得たものではなく、また全自殺者の約4分の1（2016年25.6％）は原因動機不特定であり、信頼性には大きな限界がある。

（2）文献レビューから

齊藤の海外文献のレビュー[6]によれば、児童青年期の自殺においては15歳前後を境に自殺に関わる要因に差異が見られ、低年齢群では精神科疾患の比率が少なく自殺前のストレス要因や自殺の意図が明確ではないことが特徴であるとされる。

精神障害との関連では、渡辺らは海外文献のレビュー[7]を行ない、思春期の自殺既遂者の90％近くが精神障害を有しており、気分障害、物質乱用、行為障害、などが多く論じられているが、中でも気分障害、思春期の自殺者におけるうつ

病は49〜64％と最も高率とされる、との見解を紹介している。

ここで、若年者への抗うつ薬投与の是非が論じられるが、成重によるレビューでは、抗うつ薬により若年者の自殺関連事象の危険性が高まることは実証的データがあるが、若年者の自殺既遂の危険性が高まるという実証的データはなく、パロキセチンに関する警告が発せられた2003年以前と以後について、米国では2003年以前においてSSRIの処方が増加していた時期に若年者の自殺死亡率は減少しており、スウェーデンにおいて1992-2002年と2003-2009年では10-19歳の自殺死亡率が33.7％増加していることから、抗うつ薬使用が控えられたことが自殺率の増加に結びついた可能性が指摘されている。

また、統合失調症も思春期・青年期に発症し、自殺の原因となりうる重要な疾患である。前述の警察庁統計でも健康問題1,009人の内、「病気の悩み・影響〈統合失調症〉」173人、「同〈うつ病〉」、「同〈その他の精神疾患〉」に次ぎ、「同〈身体の病気〉」を凌駕している。成重はレビューにおいて、統合失調症圏の患者は、精神的な問題そのもので自殺企図に及んでいるものが多く、過去の自傷歴が少なく、前回の自殺企図から1年以上経っている者も多く自殺企図の予測がしにくく、かつ重篤な自殺企図手段を取りやすい、としている。

自殺防止の工夫

（1）学校での自殺防止

文部科学省は2009年3月に「教師が知っておきたい子どもの自殺予防」、2010年3月に「子どもの自殺が起きたときの緊急対応の手引」、2014年7月に「子供に伝えたい自殺予防—学校における自殺予防教育導入の手引」の3冊の手引きを発行した。

「子供に伝えたい自殺予防」では、子どもを直接の対象とする自殺予防教育を実施する上での前提条件として、①関係者間の合意形成、②適切な教育内容：早期の問題認識・援助希求的態度育成・社会資源の知識、③適切なフォローアップを挙げ、この3点につきそれぞれ1章をあてて説明をしている。

また、川野らは中学校で実施することを想定した自殺予防プログラム「GRIP」を開発し、学校での自殺予防のための援助の成立を目指している。

大学での自殺防止システムの構築の試みも一部では実践されている。

（2）地域での自殺防止

現在、地域における自殺防止活動は各地の精神保健福祉センター、保健所、市町村などの地域自治体がそれぞれ模索的に活動を行っている。当院の所在する倉敷市が2009年6月から倉敷市自殺対策連絡会議を設置し、また救命救急センターを有する病院と連携して自殺企図患者に市保健所がケースワークを行う事業を開始し、近隣の総社市においても同様の事業が行われ始めた。[13] 岡山市精神保健福祉センターの活動については太田[14]が報告している。

教育機関や職場・企業と関わりを持たない若年者には地域での関わりしか支援の方法はなく、そのような若者への現在の支援は自殺対策という観点から行われているわけではない。鈴木[15]は、アウトリーチから就労支援、さらにはその後の定着までを見据えた包括的な地域支援が自殺のリスクを低減せしめる自殺予防啓発活動ととらえて各地の取り組みを紹介している。

（3）救命救急センターでの自殺防止

平成20年度（2008年）の診療報酬改定で、救命救急センターへ入院した自殺企図患者に対して、精神保健指定医が診断治療を行った場合には診療報酬の加算が認められることとなった。また前述のごとく救命救急センターを受診した自殺企図者を地域の支援ネットワークに繋げようとする地域の取り組みも行われつつある。

救命救急センターでの自殺企図者への対処は身体救急と精神科救急の接点と言えるが、ここで有効な活動を行うに当たって幾つかの障壁が存在することも指摘[16]されており、地域において身体救急医療システムと精神科救急医療システムが有機的な連携のネットワークを築くことは今後の課題と言える。

臨床現場での精神科医の自殺防止

救命救急センターを受診した自殺企図患者の診察に当っては、以下のことに注意する必要がある。

（1）身体的重症度を含む事態の確認・情報収集

外来診察の場合、例えば身体救急医が診察した後に精神科医が呼ばれることが

多いが、その間に薬物の影響などで意識状態・バイタルの状態が変動することもありうる。その都度の身体状況の把握、自殺企図の手段内容（大量服薬なら推定服薬量と推定の根拠）などの基本情報は極めて重要である。家族・救急隊・警察官から客観情報を確認する必要もある。

(2) 自殺の危険性の評価

自殺企図の危険性の評価はしばしば困難である。企図の危険性と結果としての身体的重症度が必ずしも並行関係にはないからである[17]。「その行為が完遂された場合致命的となったと思われる行為」は危険性が高い事は言うまでもないが、本人が「これで死ねる」と思っていた場合にも「危険性は高い」と評価しなければならない。

(3) 再企図防止の工夫

再企図の危険性が高い場合、行動管理が可能な精神科病棟（閉鎖病棟）への入院も検討する。本人の入院同意が得られれば任意入院であるが、この場合には閉鎖処遇の了承を本人から得る必要がある。入院の同意が得られない場合、通常は家族等の同意による医療保護入院となるが、患者が未成年者の場合、親権を有する親の同意によることとなり、この場合原則として両親双方の同意が必要とされる。

本来、自傷・自殺企図の可能性が高い場合は精神保健福祉法の措置入院の要件に該当するので、都道府県政令市の保健所を通して、行政の担当部局に措置申請を行ない、措置診察を行うべき場合もある。

再企図の危険性が必ずしも高くないと判断できた事例でも、精神科受診を含め、専門家による継続した関与とケースワークが望ましい場合が多い。

患者および家族が精神科医療機関の関与を拒否する場合もあるが、その場合でも「我々は医療者として心配している」とのメッセージは伝え、各種相談窓口などの情報を提供しアクセスを保証しておくことが必要である。

症例提示

以下に、筆者が代表的事例と考える3症例を提示する（症例は、匿名性に配

慮して複数の事例を融合し、本質を損なわないよう改変を加えている）。

〔症例A〕
　当院初診時15歳。女性。診断：統合失調症解体型。
　経過：中学校入学後、徐々に孤立的となり思考内容も貧困化した。中学3年時に幻聴が出現し、高校進学後に登校不能となり、同年5月に当科を初診し「統合失調症の疑い」との診断を受けたが、以後受診は中断していた。翌年、定時制高校に入学したがやはり登校不能・自宅閉居の状態となった。同年秋には家族との会話も減り、独言が増えた。同年末「腕を切らないと世界が滅びる」との幻聴により前腕に深い切創を生じ救急搬送を経て筆者が診察した。初診時から1年半以上が経過していた。救急部及び当科に合計約2ヵ月半入院し薬物調整・家族への疾患教育などを中心に治療を行った。退院後も、ほとんど明確な誘因なく大量服薬・殺虫剤飲用・漂泊剤飲用などを繰り返し、身体的処置のために救命救急センターに入院し、引き続き精神科専門病院閉鎖病棟への入院も必要であった。界面活性剤飲用時に誤嚥性肺炎を生じ、さらに菌交代現象から肺炎は難治・慢性化し1年近い呼吸器内科入院を余儀なくされ、内科入院中も筆者がリエゾン診療を行なった。表明される希死念慮の軽減を確認し「自殺をしない約束」を確認し、作業所通所の再開を準備して内科を退院となった。退院後の最初の精神科外来受診の3日後に患者は高速道路橋脚から投身して自殺を完遂した。20歳であった。

〔症例B〕
　当院初診時24歳。女性。診断：適応障害、主として情緒および行為の混合性の障害をともなうもの。
　経過：大量服薬後に自ら救急車を要請、救命救急センターに搬送され、受診後に昏睡状態となって救急ICUに一晩、入院した。翌日、覚醒した時点で精神科に診察依頼あり、筆者が診察した。
　患者は「同棲している彼氏がなかなか帰ってこないので、寂しくて腹が立って薬を飲んだ」と述べ、連絡を受けて迎えに来た同棲相手は「もう何回もあったことなので」と淡々と述べ、さらに「保健所からの勧めで通院している精神科診療所では話は聞いてくれず薬が増えるばかりなのでこれを機会にこちらに

通院したい」と希望した。患者には2人の子ども（当時4歳と2歳）がおり、子どもの父親とは離別し、近所に住む実母の助けを得ながらアパートで子育てをしていた。いったんは、今回の受診の経緯を診療情報提供書に記載し、元の精神科診療所に受診を指示したが「患者がそちらに通院を希望しているので」との診療情報提供書と共に再来受診した。患者は子育てのストレスから余裕を失っており、患者の母親も同棲相手も十分な援助を提供できてはいなかった。

その後も、患者は些細な事を契機にリストカットや大量服薬を繰り返した。治療者は保健所、児童相談所とも協議し、子どもたちを一時保護してもらい患者の負担軽減を図った。結果的に子どもの保護は3年余に及び、その間に同棲相手とは別れ、生活保護を受給することとなったが、子どもの保護や同棲相手と別れた直後には自傷行為が頻発したために精神科専門病院への医療保護入院も複数回必要であった。患者の行動に振り回されるのに疲れた母親は、選任を受けている保護者の立場から降りると言明し、やむなく市長同意による医療保護入院としたこともあった（註）。生活保護受給後、保健師やケースワーカーの支えでデイケアに通い始め、自傷行為は影を潜め、初診から5年半後、子どもを引き取ることも可能なレベルで安定を維持できるようになった。

〔症例C〕
初診時16歳。男性。診断：軽度発達障害の傾向以外当該診断なし。
経過：幼少期から友達と遊ぶことは少なく、小学校高学年からはキットのパソコンを組み立て機能向上させることに熱中していた。自宅からやや離れた工業専門高校に進学し寮生活となった。寮では上級生から「気の利かない奴」としてからかわれる事があった。一方、所属したパソコン部では、組み立てたパソコン機能を争うコンテストの地区優勝に貢献し周囲の賞賛を浴びた。そのパソコン地区大会直後の週末に、寮の談話室でカーテンの紐を首に絡めて立ち尽くして居る患者を上級生が発見し、翌日に両親・教頭・舎監に連れられて筆者の外来を受診した。患者は「首を吊る時ってこんな風にするのかな、と思って試しに巻いてみていたらちょっとふらっとしたのかも知れない、よく覚えてない」と述べた。頸部には絞扼痕などは全く認められなかった。親、教師から客観的情況を確認した後、本人から時間を掛けて話を聞いた。寮では上級生にからかわれたり用事を命じられたりして不快であり、パソコンコンテストの後に

は学年に少数しか居ない女子生徒たちからも「凄いね」と言われ大層嬉しかったという。「人生の頂点かもしれないってくらい？」と訊くと「ちょっと、そうかも」と言葉少なに答えた。肝心の縊首めいた行動に関しては前述の説明を繰り返し、事が大仰な事になって戸惑っていることも述べた。筆者は患者の説明を受け入れ、「試しであっても、はずみでとんでもない事故になることもあるから危険な行為には慎重であるべきだね」とややありきたりの訓戒を述べ、「今回の件で親も先生も凄く心配しているから、２週間後、その１ヵ月後、３ヵ月後に様子の報告に来てよ」ということにした。親・教師にも患者の言明をなぞった説明を行ない、上記の再来受診を設定した。再来時の患者からは、寮生活・学校生活について話を聞くことに主眼を置いた。今回の件以降、寮では「患者に対し遠慮する気配」が生じ、患者は「パシリでなくなっていいんだけど、ちょっとどうなのかなという気も……」と述べた。一方で、パソコンコンテスト全国大会に関するマニアックな話も熱意を込めて語られた。最後の外来受診の終わりに「大人の安心のために何回も来てもらって済まなかったね」とねぎらうと、「いえ……」と答えて苦笑した。治療はこの時点でいったん終結とした。

症例の解説

症例Ａは、統合失調症解体型の患者である。精神病性障害の患者の場合、基礎疾患の治療に主眼を置く必要があることは言うまでもないが、難治な症例も存在する。Ａは思考の解体が緩やかに進行し自我は脆弱化し、ほとんど明確な動機なく実に容易に自殺企図を繰り返した。「帰宅して、（漂泊剤飲用により）口の周りを真っ白にして、呆然と台所の椅子に掛けて居る患者を見た時にぞっとして力が抜けた」とは救命救急センターに患者を連れてきた際の母親の言であった。抗精神病薬の調整、デイケア通所などの工夫も重ねたが、結局長期間の呼吸器内科入院後、退院まもなく患者は自殺を完遂した。内科を退院する時点で行動制限可能な閉鎖病棟への転院も検討はされたが、「自殺のリスクは確かにあるが、今の状態で入院にしたらいつ退院可能となるのか」との見解が説得力を持っていた。

症例Ｂは最もよく遭遇する事例の一つである。本人の現実処理・適応力の

容量の乏しさから、安易に他人に依存し、危険で短絡的な行動化を繰り返した。この場合、まず児童虐待などを防ぎ、患者の負担を軽減するためにも子どもの保護が優先される。現実的な生活支援、日常生活の中で患者を支えることが最も肝要になる。児童相談所・保健所・行政の生活保護担当課、警察、救急隊、民生委員などとの連携が必要であり重要である。地域でのケア会議などを継続して行ない関係者が情報と認識をできるだけ共有しておくことが望ましい。

　症例Cのような自殺企図として取り扱われるべきか判断に迷う事例も、実際にはしばしばあり、思春期症例では特にありうるものと考える。ここで筆者は、自らの対人関係の不器用さをどこかで自覚しつつある患者がパソコンコンテスト地区優勝を「人生の頂点」と感じて一種の漠然とした希死念慮を抱いた可能性、寮での鬱陶しい上級生への演技性の混入した牽制行為、軽い解離症状の出現の可能性などを想定はしたが、患者が自己の内面に過度に関心を抱くことは好ましくないと考え、詳細な心理検査の類は行わず、診断確定的な介入は控えることにした。患者を「学校という健康な場に置く」ことを優先し、そのために患者自身が提示した説明仮説を採用し支持した。発達障害的問題が背景にある場合の患者の症状表現は多様である[18]。肝心なことは、患者の特性と周囲の情況とにどのように配慮し折り合いをつけたら当人が最も健康的かつ生産的に過ごしていけるか、という視点であり、特に思春期事例ではこの視点は決定的に重要である。

おわりに

　自殺予防は困難な課題であり、若者におけるそれは更に困難な課題と言える。その背景には、ここに述べたように若者の心性の特性があり、一方には現代社会の中での若者の置かれた困難な情況（正規労働者として雇用されることが「勝ち組」とみなされるような労働環境に象徴される）がある。自殺予防は精神医療だけの課題ではないが、精神医療の果たすべき役割も小さくはない。

　笠原[19]は、「年若い自殺志願者へ。30歳までなんとか世をしのべないか。30歳というのは、それなりの臨床的根拠があっての提言である。何かが変わる。平均の人たちよりずっと早く心的苦痛に直面しなければならなかった人たちにとって、30歳はひとつのふしだと私は思うのである」と述べている。

笠原がこう書いてからほぼ40年が経過した現在、「30歳」は多少の延長を要するかも知れないが若者が世をしのぶのを手助けする存在は必要だと思われる。

　註
　2014年4月1日から施行されている精神保健福祉法の改正後は、市長同意について「家族等が存在しているが、反対している場合や、反対はしていないが同意をすることを拒否している場合等は、市町村長同意を行うことはできない」(2014年1月24日精神・障害保健課長通知) こととなったので、本文中のような運用はできなくなった。

〔文献〕
　1) 一般社団法人厚生労働協会「国民衛生の動向」『厚生の指標』増刊第64巻9号、71頁、2017年
　2) 厚生労働省自殺対策推進室・警察庁生活安全局生活安全企画課「平成28年中における自殺の状況」平成29年3月23日
　3) 内閣府「自殺総合対策大綱―誰も自殺に追い込まれることのない社会の実現を目指して」2017年
　4) 科学的根拠に基づく自殺予防総合対策推進コンソーシアム準備会・若年者の自殺対策のあり方に関するワーキンググループ「若年者の自殺対策のあり方に関する報告書」(独) 国立精神・神経医療研究センター精神保健研究所自殺予防総合対策センター、2015年 (以下、WG報告書)
　5) 内閣府自殺対策推進室・警察庁生活安全局生活安全企画課「平成26年中における自殺の状況」平成27年3月12日
　6) 齊藤卓弥「児童期青年期の自殺の心理学的剖検の系統的なレビュー」(WG報告書) 17-26頁、2015年
　7) 渡辺由香、尾崎仁「未遂者の横断調査による知見」(WG報告書) 27-36頁、2015年
　8) 成重竜一郎「気分障害」(WG報告書) 47-51頁、2015年
　9) 成重竜一郎「統合失調症」(WG報告書) 61-66頁、2015年
　10) 文部科学省児童生徒の自殺予防に関する調査研究協力者会議「子供に伝えたい自殺予防―学校における自殺予防教育導入の手引き」平成26年7月
　11) 川野健治、白神敬介「学校における自殺予防の試みとその課題」『精神科治療学』30巻、511-516頁、2015年
　12) 斎藤清二「大学生支援システムと自殺防止」『精神科治療学』30巻、491-496頁、2015年
　13) 総社市自死対策本部「総社市自殺ゼロ作戦―生きにくさからの脱却を目指して」総社

市自死対策本部決定、平成 26 年 1 月 28 日

14）太田順一郎「自殺未遂者支援のための地域連携—精神保健福祉センターにおける未遂者ケア事業」『精神科治療学』30 巻、471-477 頁、2015 年

15）鈴木晶子「地域での自殺の予防啓発の展開」（WG 報告書）137-149 頁、2015 年

16）三宅康史「救命救急医による自殺未遂者支援」『精神科治療学』30 巻、479-484 頁、2015 年

17）澤原光彦「自殺企図症例の手段の危険性と身体的重症度の検討—自験例からの検討」『川崎医会誌』28 巻、143-155 頁、2002 年

18）青木省三、村上伸治編『大人の発達障害を診るということ—診断や対応に迷う症例から考える』医学書院、2015 年

19）笠原　嘉「精神科医にとっての自殺」『精神科医のノート』50-66 頁、みすず書房、1976 年

摂食障害

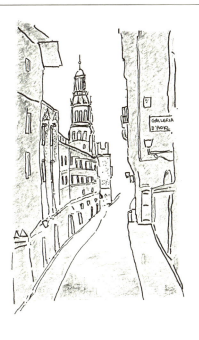

●摂食障害

現代の摂食障害・総論

青木省三・加藤雅人・北野絵莉子・末光俊介

はじめに

　摂食障害には、いくらかその傾向をもっている人から、はっきりとした摂食障害と診断できる人まで、その程度はさまざまなものがある。また、その経過も、比較的短期間の経過で治っている人から、10年以上の長い経過をもつ人まで多様である。摂食障害は、身体、精神（心理）、（家族から社会文化までの広い範囲の）社会に関わるものであり、理解と治療・支援も、いずれの面にも目を向け、働きかけを要するものである。また、しばしば一つの専門領域で対応できるものではなく他領域の専門家と協働し連携すること、たとえば、本人・家族・学校・医療の連携や、身体医療と精神医療の連携などが不可欠となる。
　本稿では、主として思春期・青年期の経過の短いもの（仮に急性期と呼ぶ）と、また成人期以降の長い経過をもつもの（仮に慢性期と呼ぶ）とに分け、それぞれの時期について事例をあげながら、問題点、留意点などについて考えてみたい。

急性期

☆患者さんとの出会い

　患者さんは何かの契機にダイエットをはじめ、体重は減っていくのに充実感や達成感を感じるようになり、ある程度やせてくると食べて体重が増えるのが恐くなってしまう。やせればやせるほど、興味や関心が狭まり食べることや体

重・体型に関心が集中し、周囲の人の助言が耳に入らなくなる。やせている、食べなければならない、という自覚の程度は人によってさまざまである。

親や配偶者などの家族は、ある時、食事が減りやせていることに気づき、身体を心配し食べるように強く促すが、いくら促してもほとんど食べる量が増えず、時には患者さんが怒りだしてしまうことにどう対応したらいいのか困ってしまう。それまで親に反抗したこともない素直な子どもが少なくないが、子どもが頑なに食事を摂らず拒絶することに、親はしばしば困惑する。

小児科医・内科医は、（多くの場合、無理やりに連れてこられた）患者さんに「栄養を摂らないと体を壊すよ」「水分も不足しているので、点滴をしましょう」などと助言をしても同意がえられず、それどころか強く拒否されることに困惑する。このような治療拒否には、精神面への治療が必要と考え、精神科・心療内科のほうが適切ではないかと考えてしまう。

精神科医・心療内科医を受診した時点でも、心理的には「私は大丈夫です」とやせを認めなかったり、「食事や栄養を摂るのがとても恐い」などと食べることへの恐怖が強かったりすることが多い。食べたくないとはっきり話す人もいるし、食べるのが恐いという人もいるし、食べられないという人もいる。食べることに対する患者の気持ちはさまざまであるが、いずれにしても結果として食事摂取が限られている。患者さんと少しずつ食事などについて話し合い、患者さんが、現在の身体の状態を理解し、少しずつ食べていく気持ちになる（「動機づけ」と呼ばれることが多い）ことが大切だが、患者さんが話し合いを拒否することもあり、また、身体が生命的に危険な状態の場合もあり、身体治療にどのように繋げたらよいのかと戸惑うことが少なくない。

本人も、家族も、小児科医・内科医も、精神科医・心療内科医も、皆、不安や戸惑いを抱きやすく、どのようにしたらよいかと悩む。

☆事例

高校1年生の女性Aさんは、中学3年生の秋頃に祖母から「太ったね」と言われたことをきっかけにダイエットを開始した（註①）。ダイエット開始時は身長150cm、体重44kgであり、半年後には目標体重の40kgにまで減量したが、その後も食事制限を続け体重は減少し続けた。カロリーのある食べ物を口にしようとしない本人を前に、両親は「食べなさい」と強く叱っていたが、

食事量を過剰に制限するという食行動の変化は改善されなかった（註②）。

　初診の2ヵ月前に高校に進学したものの、全身倦怠感が強いためクラスで授業を受けることができず、早退や保健室で過ごす時間が増えた。1日中食べ物や体重のことを考え、勉強はまったく手につかず（註③）、体重も5月には31kgにまで減少。摂食障害を心配した両親が、精神科受診を勧め、近くの精神科クリニックを受診した。著しいやせや無月経、低血圧がみられ、5月から休学し紹介入院となった。

　Aさんはもともと真面目で几帳面なタイプであり、成績は決して上位ではないが、周囲からは良い子と誉められる子であった。しかし、数年前から反抗期を迎え、両親と言葉を交わすことは少なくなっていた。また、3つ年の離れた優秀な姉とはきょうだい仲が悪く、普段からまったく口を利かなかった。小中学校時代は友人には恵まれていたものの、親友はおらず、思ったことを友人や家族に相談することはなかった。また、入学したばかりの高校では早退や保健室で過ごす時間が多かったため、高校生活に馴染めておらず友だちはほとんどできていないという（註④）。

　Aさんは自らの体型について「みんながそう言うんだから、痩せているんだと思う。でも、体重が増えたり、肉がついて見た目が変わったりするのはイヤ」と話し、ボディイメージの障害とやせ願望、肥満恐怖を認めた。一方で体調を問うと、4月からはふらつきや倦怠感が強く、学校の硬い椅子はお尻の骨があたって長時間座っていられないなど、生活する上で本人が困っていることが分かった（註⑤）。

　入院時、27kgと著しいやせを呈していたが、幸いにも重篤な身体合併症は有していなかったため、3食決められた量を摂取する食事療法を開始した。やがて、「病気の治療のために食事を摂ることが必要」と考える気持ちと、「それでも太りたくない」という気持ちとの間で葛藤を抱くようになった。これに関しては、治療開始とともに徐々に栄養状態が改善し、これまで自覚していた身体的な不調が改善したことを確認し、生活に支障をきたさない食習慣を身につけることが重要だと説明して動機づけを行った（註⑥）。

　また、面談を重ねるなかで、Aさんには将来看護師になるという夢があることがわかった（註⑦）。その目標を叶えるために、日常生活で体力作りを行いながら学校で勉強を続けることが必要だと話し合った。葛藤を抱きつつも治

療意欲を持ち続けてくれていたため、その後も体重は徐々に増加し、院内や院外への外出の機会を増やして体力作りを行った。そして、自宅外泊時には担任と相談のうえ夏休みの補習授業にも参加し、2学期からの復学を目標として退院した。入院当初から3食決められた量を食べる行動療法に導入し、心理的葛藤に向き合いつつ徐々に現実の日常生活に目を向けていったのである。

　少し解説を加えておきたい。
　註① 発症のきっかけは、明らかないじめなどの過酷な体験が契機となる場合もあるし、些細なことの場合もある。深い意味はなく言われた一言を、本人が非常に気にするという場合もしばしばある。
　註② 多くの場合、周囲の人の対応として、叱るのは無効であり、それだけでなく症状を増悪させやすい。親は患者さんを見ていて、「子どもがやせて病気になるか、死んでしまうのでないか」という不安にかられやすく、そのため、注意や叱責が増えてしまう。親が専門家に相談し、少しでも冷静に子どもに対応できるようになることが大切となる。
　註③ このように、食べ物と体重に没頭し、他のことに目が向かなくなる、心理的視野狭窄が起こる。周囲の人の言葉は聞こえているが、心に届かない。
　註④ ダイエットを始める前に、「友人関係が築けない、孤立する」などの時期があることは稀ではない。やせる前から友人関係を築くのが苦手な人もいるが、やせてから友人関係が乏しくなる人もいる。摂食障害の治療や支援においては、友人関係を少しでも増やし孤立を防ぐというのが、とても大切な課題となる。
　註⑤ 瘦せているという自覚の程度は人によってさまざまであるが、しばしば「身体は大丈夫です」という返事が返ってくることが多い。日常生活の困りごとに目を向け、たとえば「寒さがこたえるでしょう？」と尋ねると「何枚も服を着ても身体が暖まらず、寒さがこたえる」と答えることが多い。寒さや脱毛などは同意されることが多く、そこから身体の危機を自覚できる場合もある。
　註⑥「食べないとないといけないと思う。だけれど、食べようと思うと恐い」などという、2つの矛盾する気持ちの間で揺れ動くことが多い。これはとてもつらいものである。そのつらさに共感しながら、少しずつでも食べることを応援していくことが大切となる。

註⑦特に、回復した後に描く夢や目標がとても大切であり、しばしばそれ自体が回復の原動力ともなる。

☆治療と支援は1つひとつをていねいに

　摂食障害の患者さんは、特にやせ状態では、周囲からの助言を受け入れず拒否しているように見える。その姿勢に反応するように、治療者や支援者は、思わず説得や説教をするようになりやすい。逆に、話しても無駄と諦めてしまうこともある。だが、患者さんは、どこまで自覚しているかは別にして、どこかで「困った」と感じているものである。

　治療において求められているのは、説明や助言などの1つひとつを丁寧に行い、（簡単なことではないが）納得を得ながら、治療や支援を行っていくことであると思う。説明や助言が心に届き、納得するまでに時間はかかるが、実はこれが一番の道なのである。

　私たちは以下のような常識的なことを、簡潔に、粘り強く話すようにしている。

　○現在の身体の状態や生命の危険もあることを説明する。
　○危険を避けるためには、やせた身体から回復していくことが大切である。
　○食べるのが恐いという恐怖心がわきやすく、食べようと思っても、思ったように食べられない。
　○しかし、それでも少しずつ食べていくことが一番の薬となる。
　○だから、頑張って食べてみよう。
　○食べていると、次第に食べるのが楽になり、最後は普通に食べられるようになる。

　ただし、生命の危険があると判断した場合には、それを説明し、期を逸さずに身体的な処置を行う。前もって、体重や採血結果などでの目安を示しておき、「○○kgより体重が下がったら……」などと明確にしておくようにしている。

☆「急性期」をどのように考えるか

　人生や生活の危機を乗り越える手段として、摂食障害は始まることが多いように思う。だが、目の前にある「極度のやせ状態」などへの治療に、医療スタ

ッフが追われていると、症状の背後にある人生や生活に目を向ける余裕がなくなる。身体や心理に目を向けているうちに、患者さんの興味や関心、楽しみや喜びなどをはじめとする、患者さんの人生や生活が貧しくなることがあるのである。治っても楽しいことややりたいことがない。そうなると回復する意欲が湧かず、それが長期化・慢性化する一因となることがある。そのため、治療においては、目の前の「やせ状態」などの症状に対応しつつも、治療の焦点を症状から人生や生活へと転じていくという姿勢が大切となる。

　摂食障害の治療の難しい点は、極度のやせなどの身体症状を呈すると、身体治療に追われやすいところにある。身体治療では制限、約束、説得などが増えやすく、それらが治療者と患者との関係を損ないやすい。身体治療をしながら、その背景にある患者さんの人生や生活が少しでもよいものになるように支援していくということは、言うことは簡単だが、実際にはなかなか難しいことである。

慢性期

　最近、長期間、摂食障害をもちながら生きてきた30代、40代、50代の患者さんに出会うことが増えてきた。思春期、青年期に発症し、比較的短期間のうちに回復している人の方が大半（7、8割が回復と言われている）であるが、残念ながら長期化・慢性化する方もある。その人たちをいかに支援するかが、最近の大きな課題となっている。

☆事例
　40代後半の女性、Bさん。対人関係のトラブルから、食欲低下や抑うつ気分が始まり、体重が20kg台後半となって、著しい低カリウム血症（註①）を認めたため、身体の治療も含めて入院となった。
　これまでに短期間、不眠などで精神科通院歴はあったが、食行動異常に対しての治療歴がなかった。体重減少を指摘したが、「もともと30kg台前半で元気にしていた」と、驚いた様子はない。生活を共にしている夫は、「太らないといけない」と食事量の増やすように話したが、危機的な体重には無関心であった。入院後は適正体重に向けて動機づけを行いながら、行動制限をし、摂食

行動の改善を試みた。

　20代前半は働いていたが、ある時「太っている」と言われたことをきっかけに、ダイエットを始めた。運動を過剰に行い、25歳頃にはすでに30kg台前半の体重になっていた。摂食量が少なく、(Bさんは、特に問題とは思ってはいない)低体重の期間が長期間に及んでいた(註②)。話を聞いていると、低体重を維持していることで、本人の自尊心を保っているように感じられた(註③)。摂食障害の患者さんは人生上での悩みや苦しみに直面することを避けるかのように症状を呈している場合がある。その時間が長ければ、急性期の変化が慢性化し、思考の柔軟性が弱まり、変化に対しての抵抗が強くなって、治療に難渋するようになる(註④)。治療は焦らずに、まずは患者医師間の信頼関係を築くことが大事である。ただし、生命的危機にある際は、身体的治療を優先に考えることは言うまでもない。

　Bさんには体重増加に対する強い抵抗と恐怖心があったため、活動できる最低限での目標体重を設定した。30kgの目標体重を達成し、カリウム異常など血液検査でも大きな問題がなかったため、長期的な入院によって家庭に戻るのが難しくなってはいけないと判断し、その時点で外来通院へと切り替えた(註⑤)。

　外来ではBさんの人生の悩みや苦しみについて話し合い、一緒に解決していく方針としたが、Bさんは悩みや苦しみを表出することが苦手なため、食事や身体的な訴えが多かった。だが、しだいに、家族に対しての不満、日中の生活で孤独であることなどを少しずつ言語にすることができるようになった。Bさんは料理が好きなので、現在は、お菓子を作り販売をする作業所を勧めている(註⑥)。

　少し解説を加えておきたい。
　註① 過食・嘔吐などがあるとしばしば低カリウム血症などの電解質の異常が表れる。
　註② 低体重の状態が長期間続いていると、周囲の人から「食べなさい」と言われることがしだいに減り、低体重が当たり前となってその人なりの生活が形づくられる。低体重のまま元気に活動的に社会参加している人もいるが、人や社会との関わりがなくなり、ひきこもった生活をしている人のほうが多いよ

うに思う。

　註③　やせているということが、その人の自信となり、その人を支えている場合は少なくない。そのため、やせが改善するには、やせ以外にその人を支えてくれるものを見つけることが大切となる。

　註④　急性期の変化は体重の回復とともにもとに戻るが、長期にやせ状態が続くと、急性期の変化が持続したり、時には性格が変化したように周囲の人には感じられることがある。

　註⑤　慢性期のやせ状態の治療目標は、まずは「その人なりに社会的な活動ができていた身体の状態」に回復することである。Bさんの場合、30kg台前半は決して適正な体重ではないが、その時点ではある程度の社会的な活動ができていたので、それをまずは治療目標とした。

　註⑥　興味や関心のもてるものを探し、広げ、楽しむ。生活が少しでも楽しみや喜びのあるものとしていくことが、何よりも支援となることが少なくない（詳細は本書所収、原正吾ら「摂食障害をチームでみる」を参照のこと）。

☆症状の背景にある生活を見る

　症状は、それ自体がそもそも苦痛なものであり、症状を和らげる・取り除くことが、治療の目標となることが多い。だが、最終的な治療の目標は、症状の背景にある生活の質を少しでも良いものにしていくことである。治療により症状を和らげる・取り除くことが困難な場合はあるが、生活を少しでも良いものにしていくことは可能であることが多い。

　切池信夫は、「『とにかく生きているだけでもたいしたものだ、死なない努力をしよう』『そして病気をもちながらでも小さな幸せを見つけよう』と述べた。これには慢性の患者で、摂食障害そのものが生き方になっている場合、症状を撲滅すれば幸せになるという考えに対して、そうでない場合もあることを患者さんやその家族に伝えたいという思いを込めてのものである」という。

　中井久夫の「Cureできない患者はいても、Careできない患者はいない」や村瀬嘉代子の「生活に目を向けることの大切さ」の指摘も同様である。「症状よりも生活を見る」は、実は治療や支援の基盤でもある。臨床家が、直接に環境を整えることは現実的には困難なことが多いが、生きている環境や生活を少しでも良いものとなるように、患者とともに考えていくことはできる。

☆慢性期の治療と支援をどのように考えるか

慢性期では、人生や生活の大部分を症状が占め、摂食障害が生きる大きな支え、アイデンティティになりやすい。症状がなくなると、社会との繋がりも持てず、生きていく術も持てない、無力で無防備な人が残ることが少なくない。だからこそ、回復することへの抵抗が強くなるし、体重だけを治療目標としたのでは不十分である。慢性期こそ、前景に出ているやせ状態への治療だけでは功を奏さず、背景の人生や生活への対応が重要となる。患者さんの人生や生活が少しでも豊かになることにより、相対的に症状が弱まることを目指す。人と共に何かする、好きなこと見つける、人の役に立つ、など、日常生活を広げていくことが重要になると考えている。

おわりに

摂食障害、特にやせ状態の治療や支援には、身体面、心理面、家庭生活、社会生活などを、幅広く視野に入れる必要がある。まさに、一人の人を、生物―精神―社会という多面から理解し、それぞれに働きかける必要がある。頑なな言動には、何らかの心理的な要因が関係しているかもしれない。だが、その背景には低栄養・低体重による脳の働きの変化が関係しているかもしれないし、やせ状態が長期化したために、毎日の生活に楽しみや喜び、仕事や趣味の充実感がないことが関係しているかもしれない。摂食障害をもつ人を診る際には、いくつかの要因が絡み合っていると考えたほうがよい。1つの要因に目を奪われていると、他の要因を見落とすだけでなく、治療や支援の全体が悪い方向に向かいかねない。いつも複数の要因に目を向ける必要がある。このような多要因に対しては、一人の人、一つの職種では充分に対応できず、多職種の連携によるアプローチが求められる。まさに総合的な理解と支援が求められるものだと思う。

〔文献〕
切池信夫『クリニックで診る摂食障害』医学書院、2015 年
青木省三『精神科治療の進め方』日本評論社、2014 年
村上伸治『実戦 心理療法』日本評論社、2007 年

●摂食障害

仲間的に支援した摂食障害の1例

城戸高志・加藤雅人・村上伸治・青木省三

症例──17歳女性、Aさん

生活歴・現病歴

父方祖父母、両親、兄と姉、Aさんの7人で暮らしている。幼少期は活発な普通の子どもだったという。明るいが負けん気が強く、人に相談するよりは自分1人でがんばってしまう性格で、勉強は苦手だったが中学では陸上部のキャプテンをし、趣味で姉とダンスをするなど活発に過ごしていた。中学3年の6月に部活を引退してから瘦せはじめ、9月頃から無月経となった。その後も体重減少が続いたため、翌年3月養護教諭と母親に説得されて内科受診し、摂食障害（身長155cm、体重33.8kg）を疑われて当科紹介受診となった。

初診時

「親が心配するのも無理ないと思う。自分としても一応心配。この状態はまずいと思う」「40kgくらいにはなりたい」「一時期、食べなくても生きていけるような感じにもなっていた」「いくら食べても元気なままで太らないようにしてほしい」「将来は販売や接客などの仕事をして家族を持って幸せに暮らす」などと話し、食べられるようになりたいが太る怖さはあるとのことであった。外来通院を続けたが体重減少は続き、高校1年の6月に学校で低血糖となったため救急外来を受診し当科任意入院となった。

1回目の入院

　後期研修医の主治医、ベテランの指導医、初期研修医の3人がチームとなって診療を行い、食事摂取量、体重、外泊・退院などの決定は、主治医と患者との話し合いで決定され、主治医を、指導医と初期研修医がサポートする体制とした。

　入院時の体重は25.7kgでBMIは15.7であった。極度の低栄養状態で生命の危険もあったためHCU管理で、点滴と1200kcalの食事を食べられるだけ食べてもらうこととした。摂取量は5割程度であった。主治医は初めからから厳しい制限をすることよりも本人との関係づくりを重視していく方針で関わっていった。水分摂取と950kcal程度の食事摂取ができるようになり、10日ほどで点滴は終了し大部屋に移動した。改めてAさんの希望を聴いたところ、「高校に戻って元気な頃のように生活したい」とのことであったため、今後の目標は①体重35kg、②肝機能の正常化とし、食事は1600kcalに増量した。食事摂取量は8割程度であった。日中はデイルームで立ってテレビを見て過ごすことが多かった。

　1ヵ月ほどして外泊を認めた。外泊中は楽しめたようであったが食事に関して抵抗が出てきたようであった。2回目の外泊後、摂取量が6割程度に低下した。そのため1400kcalの食事を完食することを目標とした。完食を目標としたことで食事時間は2時間程度かかるようになっており、食事内容についての交渉も始まり、食事に関する葛藤が認められた。

　8月に入り体重29.6kgと増加したため、退院についてAさんと話し合い、「完食を1週間継続できれば退院」とした。食事を隠す行為が認められるようになったが、看護師の指摘により何とか食べることはできた。きちんと1週間完食できたわけではないが、入院期間は2ヵ月になろうとしておりAさんのがんばりも限界に近いと考え、入院継続でルールを厳しくしていくよりは一旦退院とし、仕切り直しをすることとした。退院時に話し合いをし、29kgより体重が減るか血液検査の結果が悪化するようであれば再度入院が必要であり、次回入院時には、①食事量を上げて完食すること、②食事時間は1時間、③食後はベッド上で過ごすなど、ルールが厳しくなることを伝え退院とした。退院時の体重は29.9kgであった。

退院後

 退院時は夏休みの時期だったので、その後は自宅で過ごしていた。食事は母親がAさんの分を取り分けることとしていたがAさんが取り分けていた。30kgに満たない体重でありながら家族でプールや海に出かけるなどしていた。また外来受診する際に店に立ち寄り、ダンベルを購入して、体重測定時に隠し持っていたが、父親はそれら一連の行為を気にしないようであった。退院2週間後、母親がAさんの意識レベル低下に気づき、外来受診した。体重は25.3kg、血糖値20の低血糖を認め、即日任意入院となった。

2回目の入院

 前回入院時よりも低体重であり経鼻栄養の方針としたがAさんの拒否が強かったため、指導医が初めて食事について厳しいやり取りをした。話し合いの中で、Aさんがいつも通り「ちゃんと食べるから鼻からはやめて」と訴えた時、母親は「じゃあ何で今まで食べなかったの？ 怖いんでしょ？ 鼻から入れるのは仕方ない。そんなに自分を追い詰めないでいいから。お願いだから」と話し、母親の気持ちを初めて言葉にすることができた。それでもAさんの意見を尊重して経鼻栄養は一旦保留とし、食事を1時間で完食できないようであれば経鼻栄養に切り替える約束をした。

 初期研修医であった筆者は、Aさんを応援するために何ができるか考えた。Aさんは「留年だけは絶対にしたくない」と言っていたので、目標を長期、中期、短期（長期目標：35kgになって退院し元気に高校生活を送る、中期目標：1ヵ月後の体育祭に外出して参加する、短期目標：ご飯を1時間で完食する、など）に分けて紙に書いて壁に貼った。がんばった成果を確認できるように食事毎にカレンダーにコメントを書くようにした。また1時間以内の完食が条件となったが、前回の入院で食事の不正が出てきたこと、朝は引き継ぎの都合で看護が食事の見守りをすることが難しかったことから、筆者が朝食につくこととなった。テレビを見ながら、なるべく食事以外の話題を選んで話しかけ、食事については1時間の間に1，2回「がんばれ」などと声をかける程度にした。食べ方はご飯を数粒ずつ口に入れ、ほんの少しずつ食べ、最後の20分程度で残りをまとめて食べていた。2週間ほど続けると声かけした時に「ほんまにおめえは（岡山弁：本当にお前は）人をイラつかせるな」などと思っていること

を少しずつ表現できるようになってきた。そして「1人では食べられないと思う。みんなに応援してもらってなんとかなっている」などと話すようになってきた。また、体重が増えてくるにつれ1時間以内に完食できなくなってきたが、徐々に前回の入院について振り返ることや食事が増えることに対する恐怖を訴えることができるようにもなってきた。10月には体育祭の見学に行くこともできた。

　学校に通うことを考えると食事時間は1時間でも長すぎるため、最初から口に入れる量を増やすよう話したが、Aさんとしては少しずつしか食べていないという認識はなかったとのことだった。ティッシュを丸めて一口大の量を示し、「一口大で食べられるよう声かけをしようか？」と尋ねると「（先生に）暴言吐くよ、先生に悪い」と話したが、それでもいいと伝え、食事中に声かけしやすいようにした。食べる怖さについて話した時には、自分で抱え込まずに人に話すことの大切さを強調し、それができていることを賞賛した。だんだん支えられることに対する感謝の念も伝えることができるようになってきた。

　前回退院時、両親はどういうふうに関わっていいかわからずAさんに言われるがままとなっていたため、入院中の食事に筆者と共に母親にもついてもらい、具体的にどれくらいの量を食べているのか、どういった声かけがAさんの支えになるのかを見てもらうこととした。

　食事に対する恐怖が強く時間内に食べることができなくなっていたが、Aさんが退院を強く希望したため、1時間以内に完食することを1週間続けることができれば、退院と決めた。達成できたため、退院が決まった。退院の際に摂食障害について改めて説明したところ、自分が摂食障害であることが腑に落ちたようであった。退院後の食事については家族が食事量を決めて完食することとした。面談中にAさんは涙ぐみながら、食事のこと、学校のこと、家での生活についての不安も話すことができた。食べることが怖いこと、体重が気になってしまうこと、体重を減らすことは簡単に達成感を得やすいことなど、自分の気持ちを素直に表現できるようになり、「病気」との認識をしつつあるように思われた。10月末に30.5kgで退院した。30kgを切れば再入院することとした。入院主治医が引き続き外来を担当することになった。

外来、引き継ぎ前

　退院後、外来にはAさんと母親とで通院した。学校側からは、通学には母

の付き添いを求められたり、体育、課外活動を禁止されるなどの制限が多かった。2回目の外来で29.6kgとなり、入院について説得するも「食べるくらいなら死んだほうがまし」と終始泣いていた。1時間ほど経つと「体重増やしたら、これからいいことある？ 好きなことできる？」などの発言が見られ、落ち着いてきたため外来通院を継続することとした。そういったやりとりが何度も外来で繰り返された。その後、体重は29kg台で推移したが、毎日お風呂に30分入って脱水となったり、Aさんがご飯の量を決めるようになっていた。1ヵ月ほどして母親がご飯をつぐようになると、体重は横ばいとなった。しかし母親がついだご飯を隠れて減らすようにもなった。父親は28.7kgのAさんをスキーに連れて行こうとしていた。さらに母親が風邪を引いたことから、Aさんが自分でご飯の量を決めるようになり、体重は27.9kgと低下した。父親に来院を促し、身体的危機について再度説明し、食事を隠したりしないか見ておくことと、Aさんが病気に負けないようにサポートすることをお願いした。この面談以降は父親も食事のことを気にかけてくれるようになり、無理のかかりそうな外出には連れて行かなくなった。Aさんとしては「毎週0.2kgずつ増やす」と自分なりの目標を立てていた。体重は漸増し、余った食事を食べることも見られるようになった。徐々に学校の友達と話したりすることも増えているようであった。

主治医交代

主治医の異動に伴って、初期研修医から精神科後期研修医となった筆者に主治医が交代した。

4月、Aさんは留年することなく高校2年生となった。少しずつ体重は増加傾向であったので、まずは外来での関係を作ることを意識した。これまでの経緯で母子共に食事・体重に意識が集中していたため、数字や食事内容よりもAさんが少しでも楽になるにはどうしたらいいかを考えながら診察に臨んだ。初回面接時30.3kg。「体育、課外活動、自転車通学の禁止、昼食時にはお母さんの付き添い。学校は厳しい」と不満を述べた（学校が通学を止めたにもかかわらず低血糖を起こすまで通学を止めなかった経緯もあり、学校側の対応が厳しくなってしまうことは仕方のないところではあった）。学校の対応に筆者も

Aさんと一緒に怒る一方で、学校に制限を緩めてもらうには実績を残すことも大切なことだと伝えた。また母親はAさんへの関わり方に苦労しているところがあったため、「私はあなたが健康になって、伴侶を見つけて楽しい人生を送ってほしい。だから食べてほしい」と母親からAさんに言ってもらうのはどうかと提案すると、Aさんとしても「それは嬉しい。そう言ってほしい」と言い、「食べてもいいよって言ってもらえるのはすごい支えになる」と話した。その後、体重は横ばいであったがゴールデンウィークには中学の友人と会ったり、父親といちご狩りに行ったりと楽しめたようだった。

　体重については「どんどん増やして元気になりたい」と言うものの、母親と毎日体重を量り、食事内容をメモすることが負担となっているようであった。家で体重を量ることを止めることにした。がんばっていることを労い、体重を量って苦しむよりは楽しむことを増やすこと、今までは1人でがんばってきたけどしんどい時は誰かに頼ってもいいことなどを伝えると涙を流した。Aさんを応援するために入院時やっていたように目標とメッセージを紙に書いて渡した（長期目標：体育祭に参加するために9月末までに体重を35kgにする、中期目標：そのために1週間で225g増やす、短期目標：母にご飯をついでもらう、体重を量らない、メッセージ：あなたは大丈夫、幸せになる）。次回外来では体重を量るのを止めて「気分的にすごく楽」「今回は体重が少し減ってしまったけど、早く治したい」などと話した。しんどい時は人に相談すること、楽しいことが増えることが治るためには必要であると重ねて伝えた。母親も管理する意識から応援する意識に変わって、Aさんが栄養補助食品（1日1本が目標だった）で苦しんでいるのを母親が栄養補助食品の代わりにおやつを食べるよう伝えたところ、過食が始まった。Aさんは「食べ始めたら止まらない。食べた後で後悔する」と話した。食べることが止まらないことも、後悔する気持ちも自然なことであるため、それに巻き込まれないよう伝えた。過食になって1ヵ月ほどで体重は35kgを超えた。学校側は以前から「35kgまで体育や自転車通学は禁止」と言っていたが35kg超えてもすぐには許可してくれず、「まずは病院でリハビリプログラムを考えてもらいたい」とのことであった。Aさんはすぐ許可されないことに憤慨したが、7月から当院リハビリテーション科を受診し、現状の評価と週1回リハビリ、家庭での運動・筋力トレーニングについて指導してもらった。夏休みに入ってから朝食後、罪悪感から4時間ほ

ど外を歩き、夜に過食する生活となっていた。8月末には42.8kgになっていた。真っ黒に日焼けしたとても良い笑顔で「家族に支えられている」「お母さんが私のしんどさに気づいてやり方を変えてくれたこともあった。気づいたお母さんはすごい」などと話した。

リハビリを続けたこと、体重も順調に増えていたことから2学期に入り、体育も修学旅行も自転車通学も許可された。しかし、「1人前のご飯を見ることは怖い、比べてしまうので家族と一緒には食べられない」と1人で食べるようになっていた。学校では仲の良い友達が2人でき、12月より顧問の勧めで陸上部に入った。身体を動かしている間は食事のことを考えなくてすむと楽しめているようであった。「看護師や介護士をやりたいけど、勉強は嫌い」と言い、卒業後は就職を希望した。

現在、高校3年生で過食はまだ続いているが体重は50kg後半となり、卒業後の就職も小売業の正社員に内定が決まった。

症例を通して考えたこと

①1回目の入院:精神科志望で初期研修2年目だった筆者は、1回目の入院の8月からAさんの担当となった。初めて会った頃のAさんはデイルームや病室で常に立って小刻みに動いており(運動を禁止されていたため)、話しかけても「大丈夫です。困ってないです」と言うだけで拒絶されているような印象を受けた。

②2回目の入院:2回目の入院では入院時の面談から同席させてもらうことができたため、食事の量や行動制限の苦痛についてAさんと話すことができるようになり、少し関われるようになってきた。初期研修医という主治医ではなく、看護師でもない曖昧な存在であったため、管理する側というよりはAさんに寄り添った関わりをすることができた。時には制限をかける役割の主治医や指導医のことを「時間内に食べて、あいつらを見返してやろう」などと話し、Aさんのやる気を引き出すようにした。毎朝の食事で1時間一緒に過ごしたことでAさんとの関係の土台ができたように思う。

③外来、引き継ぎ前:退院後は入院主治医が外来を担当することになっていたが主治医は翌年4月に異動することが決まっており、4月から精神科後期研修医となる私が担当することになっていたため、外来診察時にはバックヤード

で診察の様子を見たり、カルテを見たりと引き継ぎを意識していた。その頃は、再入院して当然の体重になっていたため、外来では毎週、入院や食事量増加を説得する主治医と、泣き叫んで抵抗するAさんとのやり取りが続いていた。これをバックヤードから窺っていて、外来でこんなふうに厳しいやりとりをしながらAさんを支えることは今の私には到底できないことだと感じた。

　④主治医交代：Aさんが高校2年生となった4月に私が主治医として担当するようになった。幸いにもその時期には体重も少しずつ増加していた。そのため、厳しい管理よりも楽しみを増やすこと、Aさんのがんばりを応援することを主眼において関わった。入院時には主治医や指導医が、そして退院してからは学校がAさんに厳しい制限をしていたため、「あいつらを見返してやろう。」とAさんと私の共通の敵として一緒にがんばっていく姿勢を示すことができた。お母さんにも食事を監視する役割としてではなく、一緒にがんばっていく仲間になってもらえるようにするにはどうしたらいいか考えながら関わった。お母さんがAさんのがんばりを応援するようになって過食が始まった。過食になってからもお母さんが管理する側に戻ってしまわないようにお母さんの心配を汲むよう努めた。学校の話題はなかなか膨らまなかったが、2人の友達ができたこと、陸上をするようになったことから学校での楽しみも増えてきたようであった。

　摂食障害の治療でチームとして連携して関わることは大事なことではあるが、管理する側とされる側に分かれてしまい敵対関係のようになってしまうと応援することが難しくなり、患者さんは孤立してしまう。初期研修医という曖昧な立場であったことで結果的にAさんに寄り添うことができた。外来の引き継ぎ後でも学校側の対応の厳しさを利用して寄り添い続けることができた。経過を追っていくうちに病院（私）、家庭（母）、学校（クラスや陸上部の友人）で一緒に楽しむ仲間ができたことでAさんが元気を取り戻すことができたのではないかと思う。

若干のコメント（青木）

　摂食障害の患者さんとの治療合意は難しい。当初、治療を勧めても、患者さんは「私は、大丈夫です」「困っていません」などと話し、治療に拒否的である。低栄養などの身体の危機を伝えるとともに、患者さんのなかに「食べないと、

大変になるかもしれない」という危機意識が生まれ、治療を受け入れる気持ちと、拒否する気持ちの間で揺れ動くようになる。その揺れ動く気持ちを少しずつ、治療を受け入れ、更には元気になろうという方向に応援していくのが、摂食障害の治療というものであろう。

　摂食障害の治療合意は、治療をめぐる合意という大きな合意もあるが、食事の摂取カロリーめぐっての合意、摂取時間の合意、行動の制限をめぐる合意、体重測定をめぐっての合意など、具体的な小さな合意もある。小さな合意をめぐって話し合うこと、即ち「交渉」が積み重なって、大きな合意となる。例えば、摂取カロリーをめぐって、治療者は1300kcalを提案し、患者は1200kcalと主張するなどの綱引きが起こりやすいが、この「交渉」を粘り強く続けていくことは、患者さんと治療者との信頼関係を築くためにも大切である。

　ただ、このような合意と治療は、実際にはなかなか難しく、特に身体が危機的な時は、治療者のほうも経口摂取などを厳しく求め、患者さんは頑なに拒否するということが起こりやすい。治療者の身体管理が厳しくなると患者さんは心を閉ざしてしまうし、心だけ診ていると身体管理がおろそかになることがある。

　このケースで、当初は初期研修医として、途中から主治医として関わった治療者は、一貫して、患者さんの側に立とうとした。前主治医や教師が厳しく、管理的に接する（正確にいうと、接さざるをえなくなる）のに対して、「あいつらを見返してやろう」と共通の敵のように話す。まさに、仲間のポジションから、食べることを励ます。これは、身体管理をする前主治医や教師のように、厳しく管理的に関わる人がいたからこそ、それを利用して仲間となることができた訳だが、前主治医の行っていることを理解し信頼していたからこそ、このようなポジションに立つことができた。そういう意味で、見事なチーム医療なのである。

●摂食障害

小児科と協働治療した
制限型神経性食思不振症中学生女子の1例

田中賀大・村上伸治

症　例

現病歴

　生育歴に特記すべきことなく生来健康。中学1年の6月頃からダイエットを始め、体重39kgから35kgに減少した。7月からさらに食べる量が減り、家の周りをウォーキングをしたり普段より運動量が多くなった。8月には妹に無理矢理ご飯やお菓子を食べさせていることに両親が気付いた。体重29kgに減少していたため、近医総合病院を受診したところ栄養指導を受け、白米100gを食べるように言われたが、太りたくない思いが強く食事量は増えなかった。顔色も悪くなり、走れなくなったことを両親が心配して9月に当科を受診した。

　予診ののちの採血時に顔面蒼白となり立っていられなくなり車いすで当科外来に戻り、処置室で点滴を受けながらの外来医の診察となった。しんどくないかと尋ねても「大丈夫」とだけ答え、外来医が家族に病歴を尋ね、医師と両親との会話が始まるとおもむろにベッド上で座位となり学校の勉強を始めたのが異様だった。身長150cm、体重25kg、BMI = 11で脱水や肝酵素の著明な上昇や30台の徐脈を認めたため、精神科入院で対応できる範囲でないと考え、救命のため小児科に入院をお願いした。幸い、本人の状態を診察した小児科は入院を受け入れてくれた。

　入院科は小児科だが当科も併診し、家族が付き添うこととなった。予診をとった筆者（後期研修医）が精神科主治医となり、外来診察医が精神科指導医となった。経鼻栄養は本人が嫌がり「食べる」というため末梢点滴と1200kcal

の病院食で治療が始まった。

生活歴
両親は共働き、3人同胞の長子で5歳下の妹、さらに幼少の弟がいる。1学年20人以下の小学校に入学。まじめで大人しい性格で学校生活は楽しく過ごせていた。体育で走ることは苦手だったが、成績は良かった。活発に動き回るよりも同性の友達との雑談を楽しんでいた。1学年100人以上の中学に入学した。クラスの雰囲気は良く、得意科目は数学。友だちに誘われてソフトテニス部に入部した。趣味は料理。テレビドラマが好きとのことだった。

入院後経過
入院時検査でかなりの心機能低下がみられたため、心臓がかなり弱っているという説明がなされ、そのための入院は本人が納得してくれた。そのためか1200kcalの食事は概ね食べてくれたのでスタッフ一同胸を撫でおろした。1週間もすると1～2口程度の量の食事を隠す行動が見られ始めた。お椀の下に隠すなどすぐにわかる方法で隠すのが不思議であった。胸につけていた心電図モニターのスイッチがいつの間にか切れていることがしばしば起こり、本人が行っていると思われた。ただこれもスイッチが切れるとすぐに詰所に伝わり、すぐに看護師が来て電源を入れるので行動の目的は不明であった。小児科看護師も対応に戸惑うため、医師間だけでなく看護師なども含めたカンファレンスを毎週行うことにした。

当科の面接では、本人に気持ちを話してもらおうと様々な質問をしてみたが、「よくわからん」という返答が多く、「内面を話す」には程遠い面接が続いた。そこで指導医が本人に「やせてよかったこと」を尋ねたところ、返答はなかったが「やせて自分が強くなったと感じる人もいる」と例を挙げると首肯した。小さいころから母親に甘えることはあまりなく、母子関係はあっさりとしている印象であった。母自身は若いころに自身の母親を亡くした話をする際には涙を見せた。

母が付き添いのときは他の家族のときに比べて食事量が少なく、捨てるなどの行為も多い印象があった。そのため小児科スタッフの一部から母の態度が問題であり、母親への教育や指導が必要だとの意見が出た。当科としては母親は

本人に寄り添おうとしており、この時点での母親へのダメ出しは非治療的と考え、母親を支えることにした。そして付き添いは当面必要な状況であったので、入院中は母子のスキンシップを推奨し、「親子でベタベタしてください」と母親にお願いした。

　食事中の小さな不正は続き、経口摂取のみでは体重が25kg台から増えなかった。当科主治医が食事量増加を説得し続けたが、本人は拒否し続けた。身体的な危機は続いていたため、業を煮やした小児科主治医が胃管挿入を決断し挿入した。胃管への拒否反応は意外にもほとんどなかった。

　10月上旬から1600kcal、10月中旬から2000kcalの注入を続けたところ、順調に経過し1ヵ月後には29kgとなった。そのため、徐々に経口摂取を併用し11月中旬に経口摂取のみに切り替えた。1ヵ月で4kg程度増加したことに「すごくショック」というが、経口摂取を開始後は食事を隠れて廃棄するなどの行動はほとんど見られなかった。

　体重増加に伴い院内学級を開始したところ、同性同級生の入院患者との交流をするようになった。また本人と医療スタッフとの会話量も次第に増え始め、食事以外の話も以前と比べて積極的に話すようになった。

外泊開始後

　11月末に入院後はじめての外泊に出た。外泊中は野菜しか食べたがらない、とんかつの衣を隠すなどの行動がみられたが、29kg台を保つことができた。

　以後、年末まで29kg台で体重増加はみられなかった。そのため食事中の不正を疑う声が病棟スタッフから出始めた。母親が付き添う日に食事の不正が疑われる行動があると指摘するスタッフもおり、再び母親への指導が必要ではないかという提案もなされた。だが、当科としては母子関係の構築を重視していたため、「体重が減ってないのだからこのままでお願いします。一見、膠着状態の時期に良い変化が水面下で進むことは少なくない」と説明し、待ってもらった。

　この状態での正月外泊を危ぶむ声もあったが、正月外泊をしてもらった。自宅では病院と比べると食事への抵抗が強く出たが、体重は落とすことなくむしろ増加し30kgを達成した。

　当初より病棟所属でない退院支援の看護師がカンファに出ていたが、退院に

向けて本人との面接を行ったところ、小児科・精神科主治医に話さないようなことも話したため、定期面接をお願いした。小児科医師には身体の話、精神科医師には雑談程度しかしないのに、退院支援看護師にはより内面的な話をするという不思議な治療の形が続いた。例えば、カンファにおいて「拒食には反抗期の側面があったりする」ことを聞いた退院支援看護師が本人に尋ねたところ、本人が「そういう面がある」と肯定し、しばらくの後に「反抗期の方は？」と尋ねると「私の反抗期は順調」と答えるなどがあった。

退院に向けて

本人からの退院希望も強くなり、また長期間の入院のデメリットも考慮し退院となる具体的な体重として32kgが設定された。定期的に外泊を行ったが、自宅での食事はなかなか抵抗が強く両親は苦労する状況が続いた。

それでも精神科主治医にも内面的な話を少しはするようになり、やせようと思ったのは、やせて身軽になればテニスが上手くなると思ったことや、テニス部に戻る気はあまりなく、（練習試合ではポツンと1人で居たのを母親は見ており、部ではあまり適応できていなかった様子だった）、美術部なら替わってもいいなと話したりしてくれた。

外泊の際に中学校へも顔を出すようになった。学校に行きたいという思いが強まり退院への意欲となると予想したが、体重は減少した。本人は退院したい気持ちと体重増加への恐怖が半々であるという。体重も30kg止まりで、父親は強制的にでも食べさせようとするのに対して、母親は強く食べさせようとしないので、病棟スタッフから母親に対する不満が再燃したりした。「母親は当初家で無理にでも食べさせようとしたが結局食べなかったと言っており、無理に食べさせるだけではダメだと感じている。両親ともに叱って食べさせようとすると本人の逃げ場がない」などを説明して、様子を見てもらった。毎週末に外泊するから体重が増えないとの指摘もあったが、外泊は重要であるので、外泊も続けてもらった。

何ヵ月にも及ぶ入院生活に連日家族が交代で付き添っていたこともあり、家族の疲労が蓄積してきていた。本人、父との面接中に父親がやや興奮した口調で担当医に現状を訴える場面もあった。面接中は本人は無表情で話さなくなった。家族の負担も考慮し毎日の家族付き添いは終了とした。食事中の付き添い

がなくなり、不正の増加・体重減少なども危惧されたが大きなトラブルなく、体重は改善傾向となった。そして、ついに目標体重の32kgになり、本人が即日退院を希望したため即日退院となった。

退院後

退院後は、当科外来を定期通院中である。体重は微増傾向。食事は野菜を大量に摂取し、それ以外のものの摂取は拒否的であるが、魚や肉も食べるとおいしいと感じると言う。また入院前から見られた、妹の食事への干渉は続いており現在の一番の問題点である。復学に際して大きな問題は生じなかった。学校では新しく友達もでき楽しく通えている。

外来では、家族（主に父と妹）への漠然とした不満を「なんかわからんけど、むかつく」と言う。詳細を尋ねても、それ以上は「わからない」と答える。それ以外の学校生活や食事以外の家族のことは笑顔を交えて教えてくれる。診察の回数を重ねるごとに、話す内容は充実している印象である。

考　察

本例から学ぶべきことの1つめは、科を超えた協働による治療の意義である。身体的に精神科で診られる状態でなかったため、小児科入院での身体管理をお願いしたが、早速、食事にまつわる問題行動が見られるようになったため、小児科病棟スタッフでは対応に困り、毎週のカンファレンスが行われるようになった。カンファは医師と看護師、ソーシャルワーカーに加え、栄養士や院内学級教師も加わったものになっていった。小児科主治医や担当看護師は、ともすれば病棟の他の医師や看護師から「どうなっているのか？」「どうしたらよいのか？」などと批判を浴びることもあったようだが、患者の行動の理解や、少しずつだが良い方向への変化も見えることをカンファにおいて共有できていたので、入院治療を続けることができたと考えられる。

本例に関わったすべてのスタッフにお礼を申し上げたいが、特に小児科主治医をはじめとした小児科スタッフには、身体管理の担いつつ、治療全体については、精神科の意向を最大限尊重してくださり、この場を借りてお礼申し上げたい。

2つめは、母親とべったり過ごしてもらう入院の精神療法的意義である。当初、本人は言葉で自分を表現することがほとんどできなかった。また、妹、弟には姉として振る舞い、母親にしっかり甘えたことがない様子だった。そのため、個人精神療法で言葉を引き出していけそうな感触がなかった。それよりも、言葉を育む素地として、しばらく母親とべったり過ごしてもらう方が治療的だと考えた。言いたいことをなかなか言わない本人に比べ、妹は何でも言いたい放題な面があった。だが、入院治療の中で本人が母親に怒ったり文句を言ったりすることが徐々に見られるようになった。母親も本人に似て感情表出を我慢してきた面があることを退院支援看護師に話すようにもなった。本人の治療であるが、並行して母親の治療になっており、それが全体として治療を促進した面があると考えられる。

3つめは、本例での退院支援看護師の存在である。まず、病棟の所属でないため、本人としては無理に食べさせようとする人たちとは違う存在だと認識されたようである。本人に主に関わる者とは別の他の立場の人が、本人には話しやすい人となることは少なくない。ここにも多職種、異なる立場の者が関わる利点がある。また、「退院支援の看護師」と自己紹介するので、「早く退院したい」本人としては、希望の星と映っていた可能性がある。さらに、本人は元々、将来の仕事して看護師に憧れていた。本人にとって、未来のなりたい姿のお手本が現れ、話をするようになったことが、回復を支えたのではないかと考える。希望や未来の重要性を彼女から我々は学ばせてもらった。ちなみに、本人の言動から察するに、若い病棟看護師は優しいが頼りない、ベテランの病棟看護師は頼れるがきびしく怖い、そして退院支援看護師がやさしくて頼れもする看護師と映ったようであった。

4つめは、上記と関連するが、治療における内面と外的状況のバランスである。生命の危機の状況では、身体的治療が優先されるのは当然である。また、本人の食事時の不正を母親があまり叱らないことなどは問題とすべきかも知れない。だが、母親への指導を行う治療が、母親の自信や元気を失わせたり、母親からの反発を招いて治療が暗礁に乗り上げることはよく経験する。また、表面的に強制栄養をするだけの治療では、退院後の体重減少による入院を繰り返し、硬直化した慢性経過に陥る例が少なくないことも周知のことである。体重など、表面的なことが停滞しているときに、「今何が起きているのか、一見見

えない良い変化が進みつつあるのではないか」などを考えることは、摂食障害治療の本質を考えさせてくれる。内面重視だけでは命が危険になりかねないし、外的状況ばかりを重視しても本当に「良くなる」道を失ってしまう。我々治療者は、各方面からのプレッシャーを感じながら、板挟みになりながらも、この両者のバランスを常に考えることが求められる。

●摂食障害

摂食障害をチームでみる

原　正吾・高橋　優・和迩健太
村上伸治・澤原光彦

はじめに

　摂食障害の治療は、精神疾患の中でもとりわけ多くの人々の関わりが必要とされ、また、これらの連携がうまくいくことが、治療上大切なことの1つである。両親をはじめとした家族との関わりについては、ほとんどすべての摂食障害で問題となってくる。学童期・思春期の発症が多くを占めるため、小児科医や学校教諭、養護教諭やスクールカウンセラーなど教育機関との連携も重要である。また、摂食障害は精神疾患の中でも命を落とす可能性が非常に高い疾患の一つであり、著しい低栄養による様々な身体機能の障害により、救急科、麻酔科、内科（循環器内科、消化器内科、腎臓内科、内分泌代謝内科など）をはじめ、婦人科、リハビリテーション科など身体科との連携も必須となる。さらには、半数近くが五年以上と慢性の経過をたどるという報告もあるように、罹病期間が長期化しやすく、社会・地域で生活していくために在宅医療や訪問看護、デイケアなどの検討が必要になる場合や、職場との連携や地域支援サービスなど福祉との連携も必要になってくる。もちろん、急性期から慢性期に渡り、中心となって治療を行う精神科医や心療内科医を中心とした看護師、作業療法士、心理士、栄養士などのチーム内での連携が大きな影響を与えることは言うまでもない。

　ところが、患者の病状からくる病識の希薄さや問題行動、コミュニケーションの困難さのために、医療連携を困難にさせることは少なくない。そのために治療の枠組みをきちんと設定し、連携者同士の情報の共有を徹底するのだが、

それでも治療に難渋し、治療者同士、あるいは治療者と患者の関係性がうまくいかなくなることもある。

本稿では、治療に難渋し、何度も入退院を繰り返した摂食障害の患者に対してわれわれが取り組んだことを示しながら、摂食障害をチームでみるということについて考えてみたい。

症例──20代後半の女性Aさん

受診までの経緯

両親は晩婚で、一人娘ということもあり大切に育てられたAさんは、海岸部の人家もまばらなところで育った。近所に子どもも少なく、あまり同年代の子と遊ぶことはなかった。小学校六年生のときに、「太っている」と同級生にからかわれ、ダイエットを始め中学入学までに15kgの減量に成功した。しかしその後も痩せは進み、中学卒業の時には40kgを切り精神科病院を受診。摂食障害と診断され加療開始となったが続かず、その後も徐々に体重は減っていった。高校を卒業し、リハビリ専門学校へ入学するが、実習についていけずに中退。介護福祉士の資格を取り、特別養護老人施設へ就職するがやはり体力が続かず半年で退職した。退職後はガソリンスタンドなどアルバイトを転々としたが、どれも一ヵ月程度しか続かなかった。その後、職につかず家で過ごすようになり体重も30kgを切るくらいまで減少。ある日、自力で布団から起き上がることができなくなり、近くの総合病院の内科へ救急入院したが、点滴や食事を捨てるなどの行為があり治療困難ということで、当院当科を紹介され入院となった（初診時26kg）。

経過①：行動療法的枠組みを利用した治療の時期

肥満恐怖や過活動が強く、点滴の自己抜去やごはんを捨てるといった行動化もあったため、しっかりとした治療枠が必要と考え、「働きたい」というAさんの希望をもとに、『40kgになったら退院して働く』という目標を設定し、行動療法的枠組みのもとで治療を行った。

ベッド上安静が守れず、休みなくストレッチをしたり、点滴が運動の邪魔になるからと、自ら点滴速度を速めたりした。また、食事摂取を開始した時も、

ごはんを手でつかみ窓から投げ捨てる、ドレッシングなどの調味料を隠すなどの行為もあり、食事中は終始、看護師の見守りが必要であった。約9ヵ月間の入院治療で徐々に体重は増加し、目標の40kgに達したところで退院し、再び老健施設で働いたが、仕事も2ヵ月しか続かず、半年間で約15kgも体重は減少し、著しい身体不良のため再入院となった。

　同様の入院治療を行い、入院中は40kg近くまで体重は回復するが、退院すると2、3ヵ月で体重が減るため、自宅でも体重が減らないように両親に監視役をお願いしたが、1日に何時間も縄跳びをする、家の中でも常に体操をする、親の目を盗んで家の前の海にごはんを捨てるといった行為が見られ、家族のいら立ちが強まり、特に父親は、「食べんくせに運動ばかりする！」「どうせまた海にごはんを捨てよんじゃろうが！」「そんなに入院したいんならずっと入院しとけ！」と本人に対して怒りをぶつけ、家の中の物を壊すということが見られるようになった。

　地域の保健師に介入を依頼したり、病棟で関わりを持った看護師が外来受診時にも面接をするなど病院外での支えも強めたが効果はなく、病棟スタッフの中にも、繰り返し著しい体重減少を来しての入院、入院中の目に余る過活動、病識や身体危機感がなく、何度も根気強く伝えるが伝わらないことなどから徐々にいら立ちやあきらめが出現し、こういった繰り返しの中で次第に陰性感情が強まっていった。また監視役である両親も疲弊し、不満がたまり、診察中に喧嘩が始まることもしばしばあり、再度入院し、治療方針の立て直しを行うことにした。

☆治療方針の変更

　家族や病棟スタッフの陰性感情から、本人との関係は『見守る』ではなく『見張る』『見張られる』となっていた。そのことが彼女の望ましくない行動を増長させているのではないか、食事や体重、運動にばかりに目を向けるのではなく、彼女の人生や生活に目を向け、これらを少しでも豊かにする働きかけを行っていくことが必要なのではないかと考え、これまでの行動療法的な枠組みを緩めてみることを考えた。また、同時に彼女が望んでいる『働く』ということも支持しながら治療を行うことはできないだろうか、地域での関わりが少ないのではないか、生活全般を支援する必要があるのではないか、ということを考え、入院治療に平行して地元にある就労移行支援施設の利用を考えた。

方針の変更に対して、スタッフからは、「これまでの治療で体重は順調に増えるのに変更する意味があるのか」「これまでの関わりと逆のことを求められる」「治療の評価、結果としてわかりやすいものがなくなる」といった困惑の声が上がったため、これらの目標をスタッフ間で共有するためにチームカンファレンスを行った結果、まずは患者の生活背景をもっと知るために本人が住んでいる地域に実際に足を運んでみようということになった。

☆自宅訪問

　主治医、担当看護師、指導医の3人で片道2時間以上かかる本人の自宅へ1日がかりで訪問した。利用予定の施設へ本人、家族とともに見学に行き、実際にみんなで昼食をいただいた。自宅はごく普通の家だったが、本人の部屋は、小中学生の頃の漫画の付録やポスターがそのまま飾ってあり、その中に介護士の教科書などがきれいに並べられてあり、彼女の部屋だけ発症当時から時が止まっているのではないかという感じを受けた。そこで改めて、彼女に対して年齢相応の生活や興味を広げるようなアプローチが必要だということをチームで再認識した。そしてこれらを多職種が関わって実践していくことを考えた。

経過②：生活や楽しみに目を向けた関わり

　入院中の食事については、体重は30kg前半であったが、それ以上減らない程度の量で患者も納得ができる量（1600kcal程度）とし、行動制限についてもできるだけなくしていき、次のような取り組みを多職種により行った。

☆服選び

　訪問の話が出た際に、これまで前に出てくることのなかった母親から「若い人の服を選んだりするのにどういう服を選んだらいいのかわからなかった。一緒に服選びを手伝ってもらえたら」といった意見が出てきたため、われわれも一緒に買い物に行き、服選びも協力させてもらった。

☆病棟での課題

　日常生活で苦手なことを自分で考えてもらい、その克服のために課題として病棟内で取り組んでもらった。食後にデイルームのテーブル拭き。決まった時間で丁寧に作業を行うことが苦手ということで、ペーパーブロックを時間内にきれいに折る課題。また、これまでは『過活動』として見られていた運動についても、働くために必要な身体を作る目的で、重いものを持ち上げる、体幹の

バランス、作業の持続力などを測定し、これらをトレーニングし、週に一回、スタッフとともに評価するということを行った。これらの記録が伸びることでスタッフも患者と一緒に喜び、体重、食事以外のことではじめて患者を褒めるということにつながった。

☆SSTの開始

コミュニケーションに自信がないとのことで、SSTを開始した。自己主張ができない、同年代の異性との会話が緊張してうまくできない、話題に入りたいけど入るタイミングがわからない、唐突に話を振られた時の対応がわからないなど、本人の思う苦手なことに対して練習し、実際に就労支援施設で生じた悩みなどについて、参加メンバー、スタッフで共に解決策を考えた。

☆家族との外食

本人は常に『家族のために何かしたい』という思いを強く持っていたのと同時に、『自分が家族に迷惑をかけている』という思いも強く持っていた。食事についても「自分が何でも食べられないから両親にいつも我慢ばかりさせている」「食事のことで喧嘩になるのがこわい」と話していたこともあり、父の誕生日をきっかけに家族での外食を提案した。本人も賛成し、みんなが好きなものを好きな量食べられるもの、カロリー表記があるものといったことを看護師らと考え、回転寿司に行くことを決め、前もって食べるものを考えたり、父へのメッセージカードを用意するなど自ら準備に励んでいた。当日は「はじめて家族で喧嘩せず楽しい食事をすることができました」と家族みんなが笑顔で楽しめたようだった。

☆料理教室

父の誕生日の外食の成功を受け、今度は母の日に手料理を作り喜ばせる計画を立てた。料理の経験がほとんどなかったため、OTで献立を決め、買い物、調理までの練習を行った。実際に調理を行うと、みそ汁を作るのも中学校以来ということで、ネギを切るのも幅が1cm近くなったり、油の量を何度も計りなおしたりといった様子で、味見を促すと、これまではカロリーを気にして味見をしたことがなかったと言い、人生ではじめて料理の味見をすることもできた。その結果、カロリーが低めでもおいしく見た目も素晴らしい料理を作ることができ、自宅での料理も大成功し、母親にも大変喜ばれたと嬉しそうに報告してくれた。

☆化粧教室

化粧品会社の社員に来てもらい、化粧の仕方などを教えてもらう化粧教室を実施。週に1回の回診時にはきちんと化粧をするなど周りからも評価してもらい、これまで外見のことに対しては何も言わなかった父親も「きれいな格好をしてほしい」といった発言をし、本人も「こんなことを言われたのははじめて。年相応の格好をしないといけませんね」と話すようになった。

☆野菜を育てて調理する

彼女に何か役割をということから病棟内でトマト、バジルを育てることを開始した。毎日の水やりを日課にしこれらを育て、収穫した野菜を使い調理実習でサラダやスープなどを作った。

☆単独での外出

高齢の両親と一緒に買い物に行くとゆっくりと洋服を見たりすることも気兼ねしてしまうという発言もあり、ウインドウショッピングなどをするために単独での外出も行った。

☆週に1回お菓子の過食の日

彼女が食事制限をする大きな理由として、家では週に1回、唯一の楽しみとして、好きなお菓子を過食する日というのを作り、何年間も続けていたとのことだったので、病院でも日々の食事摂取量を少なめにし、週に1回自分で好きなものを食べていい日を設けた。そのことで、徐々にスタッフと「○○でケーキバイキングをやってるよ」「△△のタルトがおすすめだよ」といった食べることに関して楽しく会話することができるようになっていった。

制限や枠組みを緩やかにすることで、体重はほとんど増えず、盗食、離院などのマイナス面も見られ、決して順調ではなかったが、病棟スタッフも症状への着目から、見守る姿勢へと徐々に変わり、時には同じ女性として、あるいは働いている立場からのアドバイスをしたりといった関わりが見られるようになった。家族も「将来が前ほど心配でなくなった」「食べる量は少ないけど、仕事もがんばっているので色々言わず様子を見ている」と笑顔で話すことが多くなり、本人も施設で「頼られている。居場所だと感じる。やりがいを感じる」「入院することで抜けるわけにはいかない」といったことを以前とは比べ物にならないほど活き活きとした表情で語るようになった。

このような関わりを入退院を繰り返しながら半年間続け、最終的には体重は30kgではあったが、就労支援施設に継続して通うということで通院加療に切り替えた。その後はこれまでと違い体重が危機的なほど減少することはなく、むしろ徐々に体重は増え退院から2年以上経つが35kg前後を推移している。また、学生時代の恩師から別の施設で障害者枠の職員として就職しないかと誘われ就労に至っている。「ずっと連絡を取っていなかった学生時代の友人とランチに行った」「職場でも友人ができた」「忘年会に参加した」「友人と旅行に行った」など外来診察のたびに生活が拡大していっている様子を話してくれ、仕事も続け、家族内での衝突もほとんどなく過ごすことができている。

症例を通して考えたこと

治療の枠組み

　チームでみる時に、治療の枠組みを作ることは、情報を共有しやすくし、それぞれの役割を明確にし、チームでの連携をとりやすくし、もちろん患者にとってもわかりやすく、治療を円滑にすすめるために非常に有用である。しかし、きちんとした枠組みで入院治療を行っていても、本症例のように、入院中はいいが退院すると途端に悪化すること、治療のための厳密な制限や枠組みが、結果として過活動を強めてしまうこと、またこれらの繰り返しにより、周囲の者の陰性感情をかき立ててしまい、悪循環となってしまい、治療が難渋してしまうことが少なからずともあるのではないかと考える。これは摂食障害治療に限ったことではないが、特にチームでみる時、われわれの意見は常に多数派となり、「われわれの意見の方が正しい」という雰囲気を知らないうちに作り出してしまい、患者の本当に困っていることに焦点が当たりにくくなり、「誰も私のことを理解してくれない」となってしまっている恐れもあるのかもしれない。このような治療の副作用ともとれることが起きうるということを意識しながら、患者と治療者、患者と家族、あるいは治療者同士、これらの関係性がいい方向に進まない、むしろ悪い方向へ進む場合は、治療の枠組み自体について見直してみることも大切ではないかと考える。

生活に目を向ける、病気がなくなった生活を想像する

　摂食障害の症状は、それ自体が苦痛なものであり、時として死に至ることも少なくなく、危険な身体症状の改善や、それを引き起こす症状や好ましくない行動を和らげる、取り除くことが治療の目標となることは当然であるし、われわれの目もどうしてもそちらに向いてしまう。しかし治療の最終目標とはその患者の生活がいまよりも良いものになることである。

　若い頃に発症し、症状に支配された生活をしてきた本人にとって、摂食障害自体が生きていくための唯一の支えとなっていることは少なくない。それだけでなく、症状がなくなると、社会とのつながりがなくなり、生きていく術を持たない無防備な自分だけが残ってしまうという場合もあり、そのために、回復することへの強い抵抗が生じやすい。

　支援を考える周囲の者にとって、「体重」「食事」「運動」といった摂食障害の症状への治療だけではなく、「生活」や「楽しみ」にも向け、これらを広げていく関わりも同時に行っていくことが重要ではないかと考える。コミュニケーションスキルやソーシャルスキルなどを身につけていくこともそうだが、ファッションに関心を持ったり、流行りの音楽に興味を持ったり、好きなアイドルのことを話したり、好みの異性について話したり、こういった生活の中での些細な楽しみにも目を向けることは、通常ならば友人たちと経験していくはずだった時期を、摂食障害の症状に支配されていた彼女たちにとっては非常に重要なことではないかと考える。また、われわれがこういった視点を持ちながら関わることは、患者と治療者の関係をより良い方向へ導くのではないかと考える。

　このような取り組みを行うためには、多職種による多角的なアプローチが必要となってくるため、チームとして患者の「病気」がなくなった生活を想像することが大切ではないかと考える。

それぞれの視点から見た患者の姿をつなげる

　われわれは患者をみる時に、目の前の患者の意見だけでなく、家族や医療スタッフ、学校や職場など生活場面での情報をもとに治療を考えている。それぞ

れの場面で、それぞれの視点から見た情報を集めて、患者の理解を重ねている。時に、あるスタッフ、ある場面で、予想外の姿が現れることがある。治療が膠着状態のときなどは、そういったことから新たな方向へ進んでいくこともある。そのために、チームカンファレンスは非常に重要であるが、カンファレンスでは、どうしても精神症状や問題行動などネガティブな側面に目が向きやすい。そのため、「ところで……」と視点を変え、患者の活き活きとする瞬間、笑顔が出る場面、患者の持つ良さや可能性などのポジティブな側面に目を向けることが大切であると考える。そうすることで、患者の回復した姿、社会の中で元気に生きていく姿がぼんやりと見えてき、それに向けて各スタッフがどのような働きかけをしたらいいかが見えてくるのではないかと考える。

また、本症例では患者の自宅へ訪問をしたが、実際に生活をしている場所へ出向いてみることで、より深く患者の生活背景を知ることができ、立体的に患者を描き出すことが可能になる。そして、より具体的な「生活」や「楽しみ」を引き出す関わりにつながっていくものと考える。

おわりに

わが国の摂食障害治療において、専門とする医師をはじめとする医療スタッフ、医療機関、医療連携や地域でのサポートなど欧米諸国に比べるとまだまだ不十分である。そのような困難な環境で、まずわれわれにもできることとしては、「人生、生活に目を向け、これらが少しでも豊かになる」ように、チームで患者を理解し、生活を少しでも豊かにしていく働きかけをしていくことではないかと考える。

〔文献〕
鈴木（堀田）眞理「摂食障害の治療におけるチーム医療と医療連携」『心身医学』51巻、692-700頁、2011年
中井義勝、成尾鉄朗、鈴木健二他「摂食障害の転帰調査」『精神医学』46巻、481-486頁、2004年
鈴木健二、武田　綾「慢性化した摂食障害はどこまで回復するか」『精神医学』56巻、891-899頁、2014年
青木省三『精神科治療の進め方』日本評論社、2014年

統合失調症・うつ病

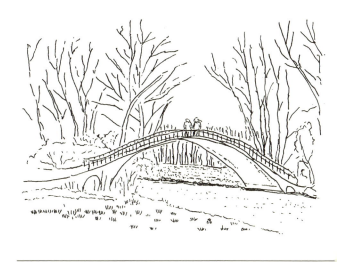

●統合失調症・うつ病

総合病院に入院した妄想型分裂病患者への アプローチについて
――研修医として考えたこと

原田修一郎・星野　弘

はじめに

　研修医になって、総合病院の開放病棟に勤務し、主として感情病圏内や神経症圏内の患者の治療を担当してきた。これらの患者はいずれも、精神科的治療の必要性を自覚していたため、治療の導入そのものは難しくはなかった。しかし、この度初めて、治療の必要性を自覚しない、いわゆる病識の乏しい分裂病患者を、総合病院の開放病棟で治療する経験を得た。私にとって、分裂病患者を担当すること自体が初めてであり、また、病識の乏しい患者を治療することも初めてであった。そのため、経過のなかで起こることの多くが私にとって初体験であり、さまざまな迷いや不安を感じながらの治療であった。ここでは、治療導入を中心にその治療経過を報告し、その際に、私が感じたことをいくらか考察してみたい。

症　例

　患者：45歳の男性
　主訴：「頭と胸に発信器のチップが埋め込まれている」という訴えと、全身倦怠感、胸内苦悶、体重減少、不眠などの身体症状
　外来診断：妄想型精神分裂病
　家族歴：特記すべき家族歴はない。両親はすでに亡くなり、姉は健在である。結婚して8歳の男児が1人いるが、1年前に離婚しそれ以来、患者は一人暮ら

しである。

既往歴：顔面腫瘍（40歳）

病前性格：「プライドが高い、人からものをいわれるのを嫌う」と患者自身は述べた。また姉は患者のことを「プライドが高く、根にもつ性格」、義兄は「人からものをいわれるのを嫌う」と述べ、患者の自己評価と一致していた。

生活史：幼い頃より勉強がよくでき、地元の進学校を卒業後、現役で某国立大学の理学部に入学。大学院にも進学した。大学院卒業後、某電気会社に入社したが、9年間勤めて退社した。その後は、職を転々としていた（パソコン教室での指導、専門学校の講師、塾の講師など）。職を変える理由はいつも上司との折り合いの悪さが原因であったとのことである。33歳で結婚、4年後に、一児をもうける。この頃は専門学校の講師をしていたが忙しく、そのため、気分の落ち込み、不眠が出現し、近くの内科で「うつ病」と診断されて投薬を受けたことがあった。43歳頃より定職につかず、たまに塾講師のアルバイトをしていた。

現病歴：患者は44歳の時に離婚した。定職につかないことが原因であった。この後、患者は一人暮らしを始めた。この頃より暴力団から脅される内容と、「昔の職場の同僚の声が聞こえる」という幻聴や「考えがすべて知られてしまう」という思考伝播が出現してきた。また、食欲が落ち、半年の間に体重が10kg以上減少し、全身倦怠感、胸内苦悶、手足のしびれなども出現した。これらの幻聴を中心とした症状はしだいに「頭の中にチップが埋め込まれている。聞こえてくる声や体調の不調はそのためである」という妄想に発展していった。このため、45歳の11月初旬に当院脳外科の外来を受診し、チップが埋め込まれていることを訴えたが、「何もない」と説明された。患者は、これに納得がいかず、数日後、当院消化器外科の外来を受診し精査を希望したため、消化器外科より脳外科へ再び紹介され、翌日に頭部CTを施行した。その結果、「何も異常がない」と言われ、そのときはそのまま帰宅した。

入院に至るまでの経過：12月初旬の夜、「緊急手術で頭の中の発信器を取り除いてほしい」と訴え、当院救命救急センターを受診した。救急部の医師により精神科医師が呼ばれ、私が患者の診察にあたった。患者は非常に表情が堅く、緊張感を漂わせ、今にも爆発しそうな切迫感のようなものを私は感じた。できるだけ慎重に言葉を選びながら、「今すぐ緊急手術はできないこと、またいま

すぐの入院もできないこと、今日はゆっくり眠れる薬を処方するので、これを服用して明日、精神科外来を受診するように」と説得したが、患者は納得せず、救命救急センターのベッドに臥床し、手足のしびれを訴え、手術をしてもらうまでは帰らないと言い張った。このため指導医に連絡し、指導医が説得を試みたが結局、納得しなかった。そこで、姉に連絡をとったが、「いますぐには病院にはいけない」という返事で、「今後のことについては、明日、家族がきてから話し合う」ことにして、取りあえず深夜に精神科に即日入院となった。

　翌日、姉、義兄、元妻の3人が来院し、指導医と私が、これまでの経過を説明した。その際、「単科の精神病院に任意入院もしくは医療保護入院が最も適しているのではないか」と伝えたが、家族は「本人は根に持つ性格なので精神病院への入院はやめて、とりあえず当院に2〜3週間入院をして、投薬による治療をし、それでもだめなら、単科の精神病院への転院を」と希望した。家族の意向を尊重し、その方向で治療を試みることとし、患者を交えて面接をした。「今は手術をすることはできない」ことを話し、「疲労し身体がとてもしんどい状態であると思う。とりあえず入院をして薬を服用しながら体力を回復することをまず第一にしないか」と提案した。しかし、患者はこの提案に対して、「自分は手術で機械をとってもらいたいだけだ」と訴え入院を拒否した。そのため「外来通院をして服薬だけでもしないか」という提案をしたが、「自分は精神科の薬で治るものじゃない。いい加減にしろ。馬鹿にするんじゃない」と怒って、そのまま帰宅してしまった。

　その翌日、患者は当科外来を受診した。指導医が不在であったため、私が対応した。そのなかで「昨日はすみませんでした。昨日よく考えたのですが、とりあえず身体がしんどくてたまらないので入院したい[2]」と述べたため、「今は指導医がいないので入院の許可は出せないが、入院するにはお薬を飲むこと、病棟のきまりを守ること、また手術をする入院ではないことを了解してもらう必要がある」、「明日、指導医の外来をもう一度受診して、そこで入院かどうか決めてもらうように」と伝え、ハロペリドール15mg、ゾテピン75mgを1日分処方した。

　翌日、患者は指導医の外来を受診し、入院予約をした。その10日後に精神科に任意入院となった。

　入院後経過：12月某日、独りでやってきて入院した。「今回の入院は休養お

よび薬物投与であり、体力的にも精神的にも弱っている身体を回復するものである」と説明した。このとき患者は「チップは取るのですか？」と言ったため、それに対しては、「それをやるか、やらないかは、これから考えることではあるが、それをやること自体が無理だと思う[3]。今はゆっくり休み、体力を回復することが大切だと思う」と答えた。

その後、患者は病棟ではイヤホンでラジオを聴きながら、本と新聞を読んでおり、落ち着いているような印象を受けた。薬剤は食後にハロペリドール15mg、ゾテピン150mg、眠前にクロルプロマジン25mgとブロチゾラム0.25mgを処方し、また不安時、イライラ時の頓服として、レボメプロマジン25mg、ゾテピン25mgを準備しておいた。

数日は不眠も解消し、患者の口から「調子がいい」という言葉もきかれたが、訪室の度に「チップをとってくれ。先生のお力でなんとか上（うえ）と話をしてもらえないでしょうか」と要求を強くした。それに対し私は、「今はチップをとることはできないこと。それより睡眠をよくとり、休養し、薬を飲み、食事をとることで、少しは症状が軽くなると思う[4]」と応えた。患者は「身体の不調がすべてチップが操作してなったもの」と理解していた。

病棟内の制限については、この患者は制限をかければかけるほど、それに対しいろいろ反応することになり、開放病棟である当院では逆にその対応に追われることになるだろうという指導医のアドバイスにしたがい、できるだけ自由にすることとした。

入院4日後、銀行に用事があるので外出したいと申し出たため、これを許可した。患者は遠方の地元の銀行に車を運転していき、また時間通りに病棟に帰ってきた。一方で妄想はあるものの、もう一方で現実的な判断や行動がとれることがわかった。また同日、「就職が内定しており、できれば退院を早くしたい」と訴えた。そのため「検査と手術をしてくれ」と要求した。これに対し私は、「もう年末年始で検査も手術もいますぐにはできない」旨を伝えた。これに対し患者は「まあ、僕一人の力ではどうしようもないからね。周りの人がそういうのならば、そうするしかないね」と述べた。検査、手術をしないことには納得しないものの、「年末年始はしようがない。私にもわかりますよ。先生らみんな休みになるからね[5]」と述べた。

これから働く職場についてたずねてみたところ、「職安から紹介された警備

会社の仕事であり内容はわからない」と述べ、特別にやりたいと思っている仕事ではないような印象を受けた。

　暮れが差し迫った頃から、夕方18時より、背部痛、胸内苦悶を強く訴え、当直医や、その場にいた他の医師の診察を受けることがしばしばあった。この症状に対して、「例のやつが、また私を苦しめた」と訴え、身体症状の他に幻聴があることがわかった。しんどいときは頓服のお薬を飲むように伝えたが「これは完全に電気的なものだから手術でとらないとだめなんです」と答えた。これに対して「薬を飲んだら神経が休めて少し楽になると思いますよ」と伝えた。また、「胸部にもなにかあるのではないか。入院時に撮ったレントゲンを見せてほしい」と希望したので、患者にレントゲンフィルムを見せて、「胸にはなにもない」と説明したところ「胸にはなにもないなあ。何もないから胸は安心だ」と述べた。

　年末になり、患者は妄想はあるが、実生活の見当識はしっかり保たれていることが分かり、正月までの予定で外泊を施行した。外泊中はテレビを見たりラジオを聴いたりして、多くの時間はのんびり過ごしていたが、一晩、ここから出ていけ！、友人の家にいけ！」という声が聴こえてきて、強い恐怖におそわれたということであった。そのため、友人の家にいこうと思ったが、突然、夜遅くに友人の家にいっても、友人も驚くだろうし、また迷惑になると思い我慢したということがあった。

　帰院後も夕方から夜にかけて胸の苦しさと幻聴を訴え、当直医の診察を受けた。「部屋にだれもいないし、スタッフも少ないから、病棟にいても仕方ないから外泊します」といって正月休みが明けるまで再び外泊した。

　外泊から帰ってきた後、「昨日の夜、外泊の中では一番悪かったです。やっぱりチップなんです。だれがこんなことするんだ！　こんな安サラリーマンにこんなことして意味があるのか！　大企業の社長にするなら話はわかるがな。まったく馬鹿にしやがって！」と強い怒りを訴えた。それに対し私は「どうも、夜にそのような症状が多いのではないですか」とたずねると「まあ、そうですけど、あれはパソコンで遠隔操作されているから、ボタン1つですぐにできる。だから時間帯は関係ないんです」と述べた。それでも「苦しい時は頓服を飲んで対処したらいいのではないか」と話すと「あれは確かに気持ちには効く」と言って頓服服用には消極的ではなくなってきた。昼間は雑誌を読んだり、横に

なったりしてゆっくりしていた。

　夕方に症状が出現するので、夕方に違う薬を追加してみるかと提案したところ「先生！　そんなものがあるんですか！」と強い興味を示した。それに対し、「完全にスカッと治るかはわからないが、使う価値はあると思う」と話した。

　その頃、病院に自分の車を運転してきていることがわかったため、その車を家にもって帰ってもらうために外泊となった。外泊の際、同室の患者に「じゃ帰ってくる」と一言いって、詰所には何もいわず、薬も持たずでていってしまった。私はとても心配をしたが、午後に患者から私に電話があり、「先生、薬、忘れました。外来でもらっていた薬が余っているので、今日はそれでなんとかします」という連絡があった。

　翌日無事に帰院した。「駅から病院まで歩いたのがしんどかった。最近運動してないせいかな？　それとも頭にカーッと血がのぼって、やっぱりあれかな？」というので「運動不足が原因ではないだろうか」と答えた。少し運動をするとすぐに疲れるといった印象を受けた。

　患者の「頭の中にチップがある」という妄想は続いており、それを少しでも和らげ休養する時間を確保する目的で、患者に、「チップについて確かめるために、脳波、頭部レントゲン、頭部CTの検査をこれからする予定がある」旨を伝えた。患者はいよいよ調べてもらえるということで少し期待をしていたようであった。その日、患者は失業保険の書類をもってきており、その説明会のため職安にいく日的で外泊させてもらいたいと申し出たため、外泊にでたが、夕方になってからしんどくなり再び病院にもどってきた。「今日はいろいろ忙しくて疲れたからしんどくなったのではないか」とたずねると「確かに疲れた、でも原因はあるわけだからね。疲れが原因ではない。でも疲れている時はいつもより症状がひどくなるのは事実です。あと眠ると良くなるんです[10]」と述べた。この日の夕方より再び症状が増悪した。緊急検査と緊急手術を要求したが、「いまはできないので」といって頓服で対応した。この日は、就眠するまで症状が続きナース・コールを頻回にならした。

　翌日、ゆっくり眠ったためか朝から調子が良かった。そのため職安にいくために外泊することとなった。外泊出発直前には「先生に車で職安まで送ってもらったら楽なんだけどなあ」と髭を剃りながら冗談を言った[11]。夕方に起こる症状を軽快させることで、この患者は調子よく過ごせるのではないかと思うよう

になった。そのため、まず疲れさせないこと、睡眠をしっかり確保すること、夕食後に薬（ネモナプリド 20mg）を追加することにした。また薬の効果をみるためにしばらく患者には病棟にいてもらいたかったので、検査は一度にやらず1日に1つの検査をやるようにした。

　1月中旬になり、「私はもう職安のことだけしかないから、急いで退院する必要はないから、しばらくここにおれます」といい、少し落ち着いてやっていこうという印象を受けた。日中はパソコン雑誌を読み、またそのパソコン雑誌にアンケートを送ったりしていた。アンケートの内容は、パソコンを自作したいので、その特集を組んでくれないかというものであり、さすがコンピューターの専門家であるなと思った。パソコンについての話をすると、趣味でやっており、昔は専門学校で教えていたこともあったが、今は業界の早さについていけないと、笑いながら話した[12]。

　脳波の結果、正常であったと伝えると、「あのときはなにもなかったから正常だった。おそらく外から強力なパルスが送られてくると悪くなる」と語った。症状があるときとないときの区別が患者の中にあるように感じた。

　それからしばらくして「昨日も暴力団のやつらにいろいろいわれた。まあ、短時間だからあのくらいだったら我慢できる。あんまりこんなことばかりいうと、頭の悪いやつと思われるなあ[13]」といい、これらの症状を外の人にいうのはあまりよくないと考えているようだった。以前よりは症状に振り回されることはないという印象を受けた。この頃になると、夕方から夜にかけて、首がしめつけられるような感じと、幻聴がときおり出現していたが、患者は眠前薬を早めに飲んで、すぐ眠りにつくことで対処していた[14]。

　検査が一段落し、家の郵便物の整理がしたいということで、外泊に出た。検査の結果はまとめて外泊後に説明することとした。外泊後、外泊のときの様子をきくと「外泊は調子よかった。薬はよく眠れるが、昼まで残ってしまう。眠れるのはとてもいいです。あと例のやつですけど、スピーカーみたいな感じで聞こえます。しんどいとき以外にも聞こえます。気にしないようにはしています。最近はボリュームは下がっていますが、意味は判ります」といった。症状はあるものの、患者自身でなんとか対応できてるように感じた。

　その後、検査結果について説明した。「検査はどういうものをみるものであるか」ということから説明し、「結果としては頭の中には異物のようなものは

存在しなかった」と伝えた。すると「じゃ、どうして聞こえたりするのですか」ときかれたので、「自律神経、感覚神経の異常などでそのようなことが起こることがあると、100年以上前から知られている。くわしいことは判っていないが、神経伝達のバランスの異常ではないかといわれています。だから手術ではなく、薬でそのバランスを調整するのが治療なのです[15]」と話した。「外科的なものじゃないんですね。外科的なものでないのなら今後の事を考えたい。兄弟と相談して今後のことを相談したい」と述べた。その後、患者は姉に電話で相談をしていた。電話の後で、私と話がしたいというのでいってみると、「先生、私は頭の中を調べて、外科手術をするのが希望でこちらに来ましたが、今回、調べてもらって、何もないということなので、外科手術の必要も無くなりました。これ以上入院しても何の治療もないと思うし、家の事も気になる。大分良くなったし、退院したい[16]」と述べたので、外来に定期的に通院することと、薬をしっかり飲むことを約束した上で退院することとし、その知らせをきいた姉夫婦が迎えにきて退院した。

　退院後の経過：症状は良かったり、悪かったりであったが、昼間は仕事を探す生活を始めた。2月に入り一度だけ、当院総合診療部を受診し、MRIを撮ってくれとの希望し、施行した。MRIは、異常がないと言われて安心したようだった。当科の外来でも「頭のなかに異物はないと少し思えるようになった」と述べ、今後は地元の精神科クリニックに通院したいと希望した。現在は、地元のクリニックに通院中である。

考　察

（1）精神症状ではなく、身体のしんどさを強調し入院の導入をしたことについて

　精神症状を取り上げ、それが精神科的治療が必要な「症状」であることを説明して、治療導入を行うことは、病識が乏しい場合、患者の体験や考えそのものを事実ではないと否定するような印象を与え、治療導入が困難になることがある。また、治療者もそのような説明をして治療導入を行うことにこだわると、星野が指摘しているように、「患者に病気を認めさせる行為」に終わってしまう可能性がある。

　この患者の場合は、幻覚妄想には焦点を当てず、身体症状の方に焦点を当て、

「疲労し身体がとてもしんどい状態で困っているであろう」ということを患者に説明し、患者の同意を得た。「しんどい状態で困っている」ということに焦点当てることは、患者の幻覚妄想が病気かどうかというような押し問答（中井）になることを避け、患者の苦しみに共感することを可能にしたように思う。

「しんどい状態」の原因を患者は「頭の中のチップ」と考えていたし、私は幻覚妄想などの異常体験と考えていたため、双方の入院の目的や意図はあきらかなズレが生じていた。しかし、このことについて、あえて明確にせず、曖昧なものを曖昧なままにする（青木）ことにより、患者と治療者の対立を防ぎ、治療導入後の治療者―患者関係を良いものにするように思う。これは、中井が指摘している「妄想内容やそれ自体は問題ではなく、妄想を持つ人間の苦悩が問題となる」ということを、私なりに実践してみたということもできると思う[17]。

（2）患者の現実見当識を信頼したことについて

患者の入院後に、どの程度の制限をするか、あるいはしないかの判断には、私は非常に迷った。しかし、指導医が、入院前、外来でこの患者が開放病棟で入院できるかどうかの評価を行なった。この患者は一方では幻聴、妄想などの妄想世界がしっかりとしたかたちで存在するものの（妄想世界）、もう一方では現実的な生活に関しては、しっかりできている（現実世界、現実見当識）ことが分かり、また、10日間という時間を待つこともできた。すなわち、患者には明らかな二重見当識[18]が機能し、現実を遊離した妄想世界と現実世界を矛盾なく生きることが可能であるように考えられた。

それに加えて、病棟は総合病院の精神科病棟でしかも全くの開放病棟しかないという現実があった。離院しようと思えばいつでもできる一般の内科病棟とほとんど変わらない構造である。

それらのことを考えあわせると、患者に中途半端な制限を行なう意味はなく、患者の現実見当識を信頼し、できる限り、患者の希望や判断や決定を尊重しようと考えた。それをふまえて、外泊、外出を自由とした入院治療を行なったのである。

そのような考えのもとに、入院4日目の外出希望も許可することとした。はじめての外出、しかも入院4日目の早い段階での外出で、正直にいって、私は

治療者として非常に不安ではあった。しかし、この外出は銀行という極めて現実的なところに行く外出である。これを断れば、患者の「一人前の人間である」という自尊心を傷つけ、患者の中に「自分は、自分の行動に責任を持てない状態なのか」という想いを生み、それを必死で否定しようとする患者と治療者との間で押し問答に入っていくことが予想された。それよりも、患者の現実見当識を信頼すること、すなわち、患者の健康的な部分を信頼することにより、治療者が患者の判断や行動を信頼していることを、患者に伝え、現実生活をいかによいものにしていくかなどについて話し合えるよりよい形での患者—治療者関係を築けるのではないかと考えた。そのような判断のもとに、不安ながらも外出を許可したのである。

　一般的には、幻覚妄想などの異常体験や自我障害などによって、しばしば患者の現実見当識、現実検討能力、現実生活能力は一時、失われたかのように見える。[19] しかし、この患者のような極端な二重見当識が認められる場合でなくとも、患者のなかにある現実見当識、現実検討能力、現実生活能力を見いだし、その力を信頼し、決して損なわないような治療が大切なのではないかと考える。やや楽観的すぎるかもしれないが、患者の現実の力を信頼することによって得られるものの方が、信頼しないで失われるものよりも多いのではないかと感じた。

(3) 検査を利用したことについて

　患者は入院中、常に頭部の精密検査を希望した。これに対して私は検査を施行した。検査という具体的なものを施行することは一見、患者の妄想に乗り、妄想を肯定する行為のようにもみえる。しかし、治療者と患者が一緒に「原因」を調べること、すなわち治療者と患者が同じ土俵で「チップ探し」という共同作業をすることで[20]、患者・治療者関係がより信頼できる安定したものとなったと思う。それだけでなく、患者を困らせているものの代表としての「チップ」をともに探ることにより、異常体験や現実の困難を少し距離を置いて見ることができたり、客観的にみることができるという効果があったのではないかと思う。

　また、検査を一度にやらず、時間をかけて施行することにより、焦る患者にゆるやかなブレーキをかけ、病棟で休養する時間を増やし、入院治療を継続さ

せるという意義もあったと考える。患者は焦っており、この焦りの状態を少しでも緩める必要性があった。そのためある程度患者の希望にのることが、患者に安心感をあたえ、ゆとりをあたえたものと考える[21]。

また患者の焦りは、しばしば治療者の焦りにつながることがある。中井が述べるように治療者の焦りは患者とのあいだの押し問答の場への近道である。この押し問答は治療関係全体を潰乱させるものであり避けなければならないものである。今回の症例における検査の意義はこのような治療者―患者関係を適切なものすることに役だったと考える。

おわりに

精神科医になり、はじめて分裂病の症例を今回、私は経験した[22]。それまでの私にとっての分裂病観はやはり多くの精神科医を含む人々と同様に完全に妄想の世界に入り込んだ人というものであった。そのため治療はその妄想の世界に対して、それを中心にすえて行うものという印象を持っていた[23]。しかし、強い妄想を持っている患者であっても現実に対する見当識は意外にも保たれているものであり、そこに焦点をあて、その見当識を信頼していくことで、現実の世界を広げ、結果として妄想の世界が薄らいでいくという治療の可能性があると考えるようになった。これから先、かけだし精神科医の私は、たくさんの分裂病の患者と出会うこととなる。決して今回の症例のような症例ばかりではないと思う。しかしながら、これからも分裂病の治療の際に、患者の健康な現実見当識、現実検討能力、現実生活能力などを考えながら、1人ひとりの治療を行っていきたいと思う[23]。

（本論文について貴重なご助言を頂きました川崎医科大学　青木省三先生、また直接の指導医であった森下茂先生に感謝申し上げます。）

注――星野による

注1）とりあえずの治療方針を患者の精神的苦痛の軽減に置くか、それとも身体的苦痛の軽減に置くか、あるいは両方を同時進行で行うか、ケースによっ

てやりかたはいろいろあるだろう。一般には具象的対象である身体に治療者が関心を寄せてその苦痛を軽減する治療は無害であり、患者の協力が得られやすい。面接場面で身体を直接的話題の中心に据えて話し合うことは患者を侵襲しない安全な方法である。

この患者にはいくつかのしんどい身体症状があるのだから、これを治療に利用しない手はないだろう。のっけから「チップ」を話題にしたら、際限のない水掛け論や押し問答、妄想の強化になりかねない。

注2）この患者にはどこかしら素直さや冷静さ、潔さが認められる。怒って帰っても翌日受診して、しかも謝罪しているのである。

注3）成りゆきで言ったのだろうが、これは言い切り過ぎである。「これからの相談事にしましょうか」程度の表現が適当かもしれない。もっとも、「今はゆっくり……と思う」とフォローしているので帳消しにはなっているのだが。

注4）治療初期のこの言明はとても大切である

注5）切迫感が薄らいできていることも関係しているかもしれないが、患者の社会性や現実検討力の高さを証明する発言である。

注6）夕方に症状を訴える患者が多い。代表的なものに知覚変容発作や眼球上転発作がある。この患者も身体症状を訴えている。妄想の基底に強い不安の存在を示唆している。

注7）「そんなはずはない」と否定するケースが少なくない。だが、この患者は「安心だ」と述べている。医療（検査）に不信を抱かないのは患者の人柄によるのであろうか。治療者を信頼しているためかもしれない。

注8）患者の自制に驚かされる。患者の社会性の高さによるものか。「大変でしたね。よく我慢できましたね。私だったら友人の家に駆け込んでるかもしれない」と労いたい。

注9）患者は薬を自分に必要なものとして認め、むしろ積極的である。薬が「確かに気持ちには効く」という実感があるためであろう。薬物療法であれ、精神療法であれ、効果がある、効く、改善するという患者自身が肌身で感じる体験や実感は質の良い回復に必須な条件である。

注10）患者は疲れが原因ではないと言いながら、疲れているときは症状がひどくなる。眠ると良くなると認めている。疲労と症状の相関を知っているのは、治療開始時から身体症状を留意しながら築いた治療関係によるものだろう

し、あとあと何度でもそれを面接の話題に取り上げることもできる。治療者―患者関係に常に接点があることとなり、治療がシンプルで、病像のこじれ方が少ない利点がある。

　妄想など症状が話題になったときは、面接の最後は現実的な問題や事柄にもどって終わるようにと、エランベルジェは勧めている。

　注11）治療者に対する好ましい感情と親しみ、信頼の表現だろう。

　注12）初診時や日常の面接で「趣味は？」と聞いても話題は膨らまない。通常、われわれは患者の人生史や病歴をはじめとして、生活一般や世間話も面接で話題にするが、治療関係が安定して、回復過程の自然な流れの中でそれらが話題になったとき患者は生き生きと話し出すことがある。その際にわれわれが知らない患者の意外な側面を発見することが多い。

　それにしても、患者が「業界の早さについていけない」と自らの能力の限界を知っていて現実検討が確かである。患者のプライドがきわだって高いとは思えない。

　注13）幻聴から徐々に距離がとれるようになってきている。

　注14）頭や観念的思考によらず、身体感覚などの現実的体験から対処法を発見したことに意味がある。

　注15）もっと具体的に、まるまる2日以上寝なかったら誰にでもこのような現象が起きてもちっとも不思議ではないと話してよいだろう。

　注16）どんなところが良くなったと思うか聞いて良い。「幻聴が弱くなった」と答えるようなら、「そう」「それだけ」とあっさり返答し、「よく眠れて身体が楽になった」と言うのであれば、「それはよかった！」と私の場合は気持ちをこめて表現するようにしている。

　注17）ちまたでは病識やその有無が問題とされやすいが、厳密な病識の定義は難しい。普通の意味での病識に限っても、それがあるケースは稀である。「自分は病気です」と言う患者に真の意味で病識がある訳ではない。逆に「自分は病気ではない」という患者には病識に近い感覚をもっている人が少なくない。「どうもふつうではない」「どこか変だ」といった感覚を抱いている患者がほとんどである。一般に、臨床的に患者に対して病識を求めたり、病識をつけようとする治療は不毛であり、危険でもある。回復した後の「ああ、あのころはどこかおかしかったなあ」と述懐する患者がいるが、それで十分であろう。

「チップ」はあるかもしれないけど案外ないのかもしれないという治療者のスタンスがもっとも治療的である。

注18）二重見当識という用語は、若い研修医は使わないほうが望ましい。使えば便利な用語に違いない。論文の格好や体裁が良くなるかもしれないが、いったん使うことで論考がそこでお終いになってしまうことを危惧する。カルテにはなるべく専門用語を使わないで、患者の発言をそのまま記載することを勧める。

そもそも二重見当識は妄想患者に限ったことではない。われわれにも精神科医見当識、一社会人見当識、家庭人見当識など何重もの見当識が働いていて、整然と統合されているわけではなく、しかもそこに大きな矛盾はない。妄想患者はそうじゃないという意見もあろう。しかし、現実と妄想は紙一重であり、入籠状態になっていると考えられる。患者にとっての妄想は患者の現実の一部分であり、それがときどき突出するだけのことであろう。わざわざ二重見当識と断わる必要があるだろうか。

注19）病勢が盛んなときはそれどころではないだろう。落ち着いたら当然戻るのであって、患者の能力を過小評価してはならない。

注20）「チップ」に代表される症状についても、ないがしろにしているのではないというメッセージであり、共同で「チップ探し」作業をしたことに意義があったと思われる。

注21）時間を処方したのである。

注22）大学病院の研修医時代に境界例患者を担当させられ、患者に振り回されて散々な目にあったため、早々に臨床に熱を失って研究部門を選んだ医師が稀ならずいる。残念なことに今では大学病院で分裂病患者をじっくり診る機会は失われ、分裂病の一連の回復過程を教える教官は少ない。

注23）精神科医は患者の「病的体験」にこだわりすぎる傾向がある。患者は入院することで家庭に経済的負担をかけるとか迷惑をかけるなどの負い目や引け目を感じ、現実的な気遣いをしたり、現在や将来を不安視して焦り揺れる。この不安は病的というよりは人間のふつうの感情や想いである。病んだ患者の心情を支持することはキャリアがない研修医にも容易にできるはずであり、支持もしないで患者の回復を云々するとしたら医者の見当識障害である。こういう視点を大切にしてほしいと思う。精神病理の勉強や各種治療技法の修得に何

らあわてる必要はないのである。

　（最後に）良質の睡眠をとり、じっくり休養することで患者の症状はその大半が消褪したり、背景に退く。患者に回復してもらうことが目標である臨床家にとって治療のコツはその辺りにある。積極的な治療をしないで治ってもらうことが治療の理想である。このケースに精神病理学的野心をもって対応していたら、全く別の経過をたどっていただろう。
　「解釈は積極的に、治療は保存的に」と滝川一廣は説いている。

〔文献〕
　青木省三「精神医学における曖昧さと明確さ」『精神医学』41 巻、120-121 頁、1999 年
　中井久夫「精神分裂病への治療的接近」『臨床精神医学』3 巻 10 号、1025-1034 頁、1974 年
　中井久夫「分裂病に対する治療的接近の予備原則」『臨床精神医学』11 巻 11 号、1421-1427 頁、1982 年
　星野　弘『分裂病を耕す』星和書店、1996 年（新編、日本評論社、2016 年）

●統合失調症・うつ病

抗うつ薬の減量により軽快したうつ病の1例

原田修一郎・山下陽子・中川彰子・青木省三

はじめに

　服薬は医療のなかで治療行為として重要なものであり、その効果は大きいものである。しかし近年、薬の副作用などの医療情報が氾濫し、患者のなかには服薬に対し強い不安を持つことも少なくない。薬の効果と副作用を適切に説明することが原則であるが、それでも治療者として処方のあり方について迷うことがしばしばある。また、精神科臨床のなかでは、この服薬という行為そのものが治療経過を左右することもある。今回われわれは、入院治療を行ったうつ病の患者で抗うつ薬に対して否定的な感情を抱きつつ、内服治療を続けたがなかなか軽快せず、抗うつ薬の減量により軽快した症例を経験した。その症例について、患者の服薬に対する心理が治療と経過に及ぼした影響について考察したい。

症　例

　患者：54歳、女性。専業主婦。
　主訴：やる気がしない、なにもできない、頭がボケてしまった、死んでしまいたくなる。
　家族歴：長男がうつ病の診断で通院中。
　既往歴：41歳時、子宮筋腫で子宮全摘術施行。
　病前性格：几帳面、心配性、まじめできちっとしないと気が済まない。

生活歴：4人兄弟の第3子として出生。高校卒業後、事務職に就く。25歳で結婚。以後専業主婦となる。長男、長女と2人の子供をもうける。

現病歴：X-6年、48歳時、長男が原因不明の歩行障害が出現しその対応に追われた。この頃から食欲低下、早朝覚醒による不眠、不安、焦燥感が出現したが、更年期障害と思い放置し3ヵ月で軽快する。X-2年4月、大学在学中で一人暮らしをしていた長男がうつ状態となり、その対応に追われる。まもなく長男の症状は軽快した。X-1年4月頃から不眠、食欲低下、不安、意欲興味の低下が出現、6月に長男のうつ状態が再燃し、それに動揺し、症状がさらに増悪した。そのため、近医産婦人科を受診。更年期障害と診断され、ホルモン剤や漢方薬による治療を行うが軽快せず、X年4月に当科外来を受診した。意欲の低下、思考抑制、全身倦怠感、強い不安感、不眠、食欲低下が認められ、うつ病と診断し、paroxetine 10mgの処方を開始した。しかし、「頭がカーと熱くなった」と訴えたため、fluvoxamine 50mgに変更した。しかし、症状の改善は認められず、逆に思考抑制、全身倦怠感などの症状を薬剤の副作用と考えるようになり、内服は不安定で、また、通院も中断することがしばしばであった。何回か入院治療をすすめたが「精神科への入院には抵抗がある」と断られた。徐々に症状は増悪し、希死念慮が出現したため、X年11月28日、家族に連れられ当科外来を受診。即日任意入院となった。

入院後経過：「なにもできない。なにも覚えられない。頭がぼけた。もうダメ。」としきりに訴えていた。必ず治ることを保証し、休養を主体とした治療を開始した。投薬としては、fluvoxamine 100mg、alprazorm 1.2mg、zolpidem 10mg、quazepam 15mgの投与を開始した。服薬に対する強い不安を訴えており、少しのことでも、薬剤の副作用ではないかと訴えていた。睡眠状態が改善しないため、12月2日からtrazodone 25mgを追加したところ、少しずつ睡眠がとれるようになった。しかし、その後も意欲低下、抑うつ気分、食欲低下、易疲労感、不安は軽快せず、「もう治らないのではないか」と訴えるようになった。年末年始、自宅へ外泊したが、外泊中、家でなにもできなかったことで、さらに抑うつ気分が強くなり、そのため1月8日からfluvoxamine 150mgに増量した。増量により、表情は若干軟らかくなったが、抑うつ気分、不安の軽減には至らなかった。むしろ、薬剤の増量によっても軽快しないことで、さらに悲観的となった。また、心気的訴えも多くなっていった。中途覚醒があるとのこ

とで、1月23日、nitrazepam 5mg、trazodone 25mg を追加投与した。これにより睡眠状況は若干軽快したが、患者の自己評価はまったく上がらず、もう治らないのではないかという不安と薬剤に対する強い不安を訴えた。自責感強く、また、軽い希死念慮も認められた。また、病室で一般向けの薬の本を広げ、「薬が増えたのによくならない。もうダメだわ、絶望的です。もう死ぬしかないですね」と訴えるようになった。そのため fluvoxamine の効果が認められないと考え2月5日、imipramine 30mg を開始した。imipramine 開始時、薬剤の口渇、便秘、排尿障害などの副作用に対しての強い不安と「ほんとうに効くのかしら」という不信感を訴えていた。患者の不安と不信感に対してできる限りていねいにきちんと説明をし、患者の了承の上で投与開始となった。imipramine は徐々に増やし150mg まで増量した。それに伴い fluvoxamine は漸減中止とした。しかし、抑うつ気分は軽快せず、排尿困難も出現し、患者の内服に対する不安は大きくなった。また、不眠、焦燥感も強くなっていった。3月25日、ほぼ全不眠に近い状態になり、そのため、眠前に chlorpromazine 25mg を使用したが、不眠は改善せず、薬剤に対する不安感、不信感と、なにも効かないことに対する絶望感を訴えるようになった。状態の改善なく、むしろ増悪していることから、薬剤の変更、増量を検討したが、「どんどん薬ばかりが増えていくのが耐えられない」と患者の強い希望により、それはしなかった。4月4日から急に不眠が軽減していき、患者の睡眠に対する評価も上がっていった。それに伴い患者の表情も少し和らいだ。しかし、抑うつ気分は続いていた。4月12日、白血球減少が認められたため chlorpromazine の影響を考え、これを 25mg から 12.5mg に減量した。しかし、睡眠状態には変化はなく良好で、逆に薬が減ったということで副作用の心配がいくらか減り、安心した様子であった。chlorpromazine の減量にもかかわらず白血球の増加は認めず、原因として imipramine の影響を疑い、4月28日からこれを減量していったところ、5月1日頃から散歩を楽しめるようになり、日中の気分も良く、表情も良くなっていった。徐々に睡眠もとれるようになり、食欲も出てきた。花を見てきれいだと思ったり、売店で買い物を楽しんだり、読書を楽しんだりできるようになった。また、薬剤および薬剤の減量に対する不安はあまり訴えず、むしろ薬剤が減量になることを喜んでいた。5月中旬から精神科リハビリテーションにも参加できるようになった。リハビリテーションでは趣味であった書道を積極的に

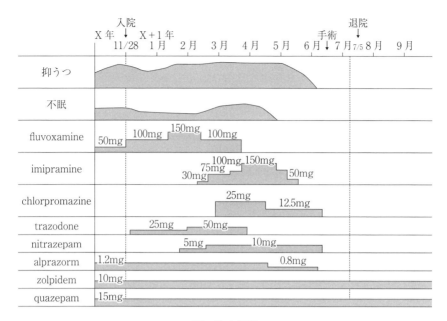

図 臨床経過

楽しんで行った。また、バドミントンや卓球など体を動かすことにも積極的に参加していた。抑うつ気分、集中力低下、不眠、食欲低下などの症状はほとんど改善した。また、白血球も正常範囲内に戻った。5月17日、imipramineを中止とした。その後、長期外泊を何回か繰り返した。6月12日、外泊中に急性虫垂炎となり緊急手術を施行。術後管理のため、薬剤を眠剤のみとしたが、症状増悪することはなかった。その後の経過も良く、7月5日に退院となった。

退院後経過：退院後は眠剤のみで経過は良好で気分も安定しており、家事なども行えていた。たまに家事などをやりすぎて疲れることはあったが、とくにそれが続くようなことはなかった。眠剤も徐々に減らし、12月には、内服薬はすべてなくなった。その後も精神状態が安定しており、本人の希望により治療終了とした。

考　察

本症例では、患者は元来、薬剤の内服に対して否定的な感情を持っており、

外来通院時は服薬できない状態に陥っていた。また、入院後も薬剤の副作用に対する不安と薬剤の効果に対する過度の期待との間で両価的であった。そのようななかで常に不安と期待の両方の感情を抱きながら、おそるおそる内服をしたものの、抑うつ症状がなかなか軽快しないため、「薬を飲んでも治らない」とさらに自責的となり、その結果として、抗うつ薬が増量となり、薬剤に対する両価的な感情がさらに大きくなるという悪循環を形成していた。そのようななかで、白血球減少という副作用がきっかけで薬剤の減量中止が行われることによって、患者の薬剤に対する両価的な感情が次第に減少し、患者の安心感が回復することにより本当の意味での休養がとれるようになり軽快していった。精神科臨床のなかで、薬物療法は治療の中心の一つである。投薬の必要性が有る患者に投薬をしないということは、よほどの理由がない限り、それ自体が大きな問題である。精神科臨床の治療、薬物療法の特殊性として道又らは、治療の継続、中断が直接的に患者の認知や現実検討の水準に影響することを指摘している[1]。すなわち、症状の増悪した患者は治療の有効性をより理解し難くなり、それにより治療に乗りにくくなり、その結果、ますます増悪するという悪循環が起こりやすいということである。本症例でも、抑うつ状態からくる不安感と悲観的思考により、薬剤に対して過度に敏感で否定的となり、その結果、十分な薬物療法が行われず、抑うつ症状が軽快せず、薬物療法に対してさらに否定的になるという悪循環を呈していた。このように、本症例において、服薬という行為が患者に及ぼした影響は大きいと考えられる。そのため、ここでは服薬という行為がうつ病患者に及ぼす影響について、いくつか考察する。

(1) うつ病患者におけるノンコンプライアンス

うつ病患者の中で抗うつ薬治療に十分に反応しない例は30～50％あるといわれている[2,3]。その中の大きな原因としてノンコンプライアンスがあると考えられている。抗うつ治療を受けている約半数がノンコンプライアンスを示すとの報告がある[4,5]。また、うつ病におけるドラックコンプライアンスは65±18％で、身体疾患におけるドラックコンプライアンスの76±10％と比べ低く、身体疾患よりコンプライアンスが悪いとの報告もある[6]。このノンコンプライアンスにより十分な量の抗うつ薬が投与されず、結果、症状が改善の方向に進まないことも多い。抗うつ薬のノンコンプライアンスの原因については本邦では広瀬が

詳細に報告している[7]。それによれば、ノンコンプライアンスの原因として、副作用および副作用への不安、依存性があるのではないかという不安、食後でないと内服してはいけないなどの服用法についての誤解、うつ病について心因性のものであり、生物学的治療は必要ないという患者の誤った見解、抗うつ薬の治療効果に対し悲観的となること、精神疾患に対するスッテイグマに関する問題、などがあるといわれている。本症例では、患者は抗うつ薬に対して副作用を過度に気にし、体調の少しの変化に対しても抗うつ薬の副作用ではないかと心配し、敏感になっていた。抗うつ薬の内服には慎重であり常におどおどしながら内服していた。そのため、外来治療中はノンコンプライアンスに陥ることもしばしばであった。これには、息子のうつ病を通して得た知識や先入観、そして、患者は語らなかったが息子のうつ病に対する母親としての自責感も関係していた可能性も考えられた。また、精神医療に対する偏見を過度に気にするところもあり、安定した内服や定期的な通院につながらず、結果、抑うつ症状の増悪につながっていった。また、入院後は抗うつ薬に効果がないことに対して悲観的となっていた。そのようなことから本症例では、服薬に対して否定的な感情をもつに至ったと考えられる。

（2）服薬の不安について

服薬に不安を持つ患者は多い。中村は不安障害の患者において、服薬に強い不安をもつ患者について報告している[8]。それによると、不安の理由として、副作用に対する不安、薬をやめられなくなることへの不安、自律的なコントロールを失う不安、他人にどう思われるかという不安があると述べ、その対応として、まず患者の服薬に対する不安を自然な心情として認め、薬に対する懸念はオープンに話し合い、神経症的なパターンを取り上げ、最終的に薬剤は建設的な行動の補助手段として位置づけるとしている。そして、薬物以外の治療的オプションを用意する必要があると述べている。このことは、うつ病患者でも同じことがいえるのではないだろうか。本症例でも副作用に対する不安と他人からどう思われるのかという不安を時折、訴えていた。もう少しそのことについて話し合い、患者の意に沿ったかたちでの服薬を考える必要があったのではないか、また、処方を変更する以外の治療的アプローチをもっと考える必要があったのではないか、反省の残る点である。

(3) 処方と服薬とその効果について

　一般に、治療者が処方し、患者の服薬が始まる。つまり治療者がどう処方するかで、患者の服薬に対する期待や不安も変わり、当然、その効果も変わってくる。このような処方と服薬とその効果に関しては、拒薬が多く、服薬の中断により症状の再燃が大きい統合失調症については多くのことが述べられてきた。中井は、患者に処方をする前に、まず「言葉の処方」と「医者の処方」が必要であると述べている。つまり薬剤に対する安心と、治療者を信じてもらうという信頼がまず必要であるということである。また、常に「薬ののみ心地」を患者に聞くことを勧めている。また星野は、納得の上の服薬の重要性について述べ、無理やり服薬させられる場合と治療者を信用して服薬する場合では、薬の効果発現が大きく異なるとしている。薬剤や医療と闘う患者に薬剤を強制的に投与するいわば力技の処方は薬剤とケンカする状態となり、薬剤の効果は僅かなものになる。一方、納得の上での処方による投与では少量の薬剤で最大限の効果が得られるとしている。このようなことは、臨床の現場ではよくみられることである。これらのことも、うつ病患者にも当てはまるのではないかと考える。本症例も薬剤に対して強い否定的感情を持っており、抗うつ薬に対して、いわばケンカしていた状態であったと考えられる。そのため、薬効はあまりなく、症状軽快しないことから、さらに抗うつ薬が追加され、いわば力技の処方となり、それにより、副作用などが顕著に出現したものと考えられる。そのようななかで薬剤の量を減量したことで、この薬剤とケンカしている状態が解かれ、回復の軌道に乗ったものと考える。また本症例では、処方に対する意見を治療者に対してあまりいわず、遠慮しているところがあった。そのため、治療者は患者の薬剤に対する強い否定的感情を小さく見過ぎてしまった。患者は治療者に対して、我慢をすることが多い。そのため治療者の側が常にそのことに対して気に止めておく必要があると考える。うつ病の治療は基本的に抗うつ薬の投与を行うものである。本症例においても抗うつ薬の投与は必然的に行われたものであり必要なものであった。しかし、減量後に軽快しており、その一番の理由はおそらく、患者の自然治癒力が発揮されたことと考える。しかし、内服薬の減量が患者の薬剤に対する両価的な感情とそれに伴う不安を減らし、それが回復にきっかけになったのも事実である。滝川は、病気からの回復は自然治癒力抜きにはなく、「治療」という行為は自然治癒力のもとにおかれた回復

過程へのなんらかの媒介的な援助であると述べ、薬物療法にせよ精神療法にせよ自然治癒力を促進するものであると位置づけている。この自然治癒力は治療のなかでもっとも大切にされなければならないものの一つである。本症例でも抗うつ薬の減量という薬物療法が、患者の不安を軽減させ自然治癒力を促進させたとも考えられる。

(4) うつ病の治療経過の中における薬物療法の位置

　うつ病に対する治療において、現在、抗うつ薬の投与が中心となっている。SSRI、SNRIの登場により、副作用も少なく、外来診療で、一般科の医師も抗うつ薬を使用しやすくなっている。しかし、うつ病の治療は抗うつ薬の内服のみでよくなるものではない。本邦ではかつて、笠原がうつ病の治療における、小精神療法を提唱した。そのなかで、まず「心理的休息」をとることを第一とし、「抗うつ薬、抗不安薬の服用」が「心理的休養」とともに治療上いわば車の両輪であるとしている。すなわち休息と薬物療法はうつ病治療において両方必要なものであり、どちらか片方かけても成り立たないものであるとしている。近年、うつ病に対する薬物療法が強く強調され、「心理的休息」をとるといったところが軽んじられている印象がある。内海は、うつ病の遷延化、慢性化の背景として明確な治療戦略が立てられず、抗うつ薬が「とりあえず」といった趣で中途半端な用量処方され、休息がはっきりと指示されず、回復軌道のらない事例があると述べている。また青木は、「人生の流れ」という観点から薬物療法を考える必要があるという。極度の疲労状態で抑うつ状態にある人に対して、休養を促すことなく、抗うつ薬を処方し、仕事などを続けさせることは、その人の人生に対して「破壊的」になりかねないと述べ、休息というものの重要性を強く訴えている。そのようななかで、うつ病の薬物療法の位置づけをもう一度考え直す必要があるのではないか。「飲めば治る薬」というイメージから、治療全体を見据えて「休んで良くなるのを助けてくれる薬」といったイメージへと、抗うつ薬の治療における位置づけを見直す必要があるのではないかと考える。また、このようなことを見据えてもう一度、うつ病の治療経過、回復過程などを、今一度考え直す必要があると考える。笠原は、うつ病の治療経過に対して「入り口に詳しく、出口に疎な」と述べている。発症時のことや急性期の治療論に対しては多く議論されているが、回復過程に関してはあまり議論さ

れていないということである。現在のうつ病の治療の現状を現している言葉のようにも思える。このようなことをふまえ、今一度、うつ病の経過のなかで、それぞれの時期にあった治療的対応を考える必要があるのではないかと思う。

〔文 献〕

1）道又 利、酒井明夫「処方という行為の意味」『精神科』1巻、3-7頁、2002年

2）Souery D, Mendlewicz J: Compliance and therapeutic issues in resistant depression. Int Clin Psychopharmacol. 13（supple2）, 13-18, 1998.

3）Ellison JM, Harney PA.: Treatment-resistantdepression and the collaborative treatment relationship. J Psychother Pract Res. 9: 7-17, 2000.

4）Johnson DAW: Depression: treatment compliance in general practice. Acta Psychiatr Scand. 63（supple290）, 447-453, 1981.

5）Blackwell B: Antidepressant drugs: side effects and compliance. J Clin Psychiatry. 43: 14-21, 1982.

6）Cramer JA, Rosenheck R.: Compliance with medication regimens for mental and physical disorders. Psychiatric Services. 49: 196-201, 1998.

7）広瀬茂宏「抗うつ薬療法ノンコンプライアンスの理由と対策」『精神科治療学』18巻、447-456頁、2003年

8）中村 敬「服薬に不安の強い患者への対応」『精神科臨床サービス』2巻、494-496頁、2002年

9）中井久夫「薬物使用の原則と体験としての服薬」『治療の聲』1巻、185-198頁、1998年

10）中井久夫『精神科治療の覚書』日本評論社、1982年（新版、2014年）

11）星野 弘『分裂病を耕す』星和書店、1996年（新編、日本評論社、2016年）

12）滝川一廣「服薬の心理」『精神科治療学』1巻、52-59頁、1986年

13）笠原 嘉「薬物療法を補完する精神療法について―軽症うつ病を例に」『第3回ムードディスオーダー・カンファランス』81-91頁、星和書店、2002年

14）内海 健「うつ病の慢性様状態からの離脱可能性について―精神病理学的回復過程の試み」『精神経誌』106巻、1005-1015頁、2004年

15）青木省三「人生の流れと薬物療法」『こころの科学』116号、41-46頁、2004年

追 記

「自分の脳と胸にチップが埋め込まれている」という妄想や、「薬の副作用で身体がおかしい」という妄想に近い確信を、症状と捉え治療しようとすると、

治療者と患者は対決的になりやすい。対決になっても力で押し切っていくという治療もあるが（こちらのほうが一般的であろう）、患者さんの症状を患者さんの意見・言い分と捉え、できるだけ尊重しながら治療や支援を試みるというやり方もある。そのような治療や支援は、医療が自分に何か害をもたらすのではないかという不安・恐怖を和らげるとともに、しばしば治療者や医療スタッフへの信頼を育む。それだけでなく、症状もしだいに力を弱めてくることがある。この2例では、医療は、自分の嫌がることをしない、自分の味方であると感じられることが、何よりも治療的となると感じさせられた。（青木）

●統合失調症・うつ病

慢性化したうつ病への支持的精神療法の工夫

石原武士・植田友佳子・北村直也
澤原光彦・村上伸治・青木省三

はじめに

　慢性化したうつ病の背景をみるとき、いくつかの要因を考えておく必要がある。

　まず、その人の人間関係について知る必要がある。うつ病を引き起こす一因として、そもそも人間関係が乏しくなり孤独な生活になっている場合があるし、いろいろな人間関係に苦しんでいる場合もある。それだけでなく、うつ病になった後に、患者の人間関係が変化し、うつ病の慢性化の一因となっている場合もある。

　生活面や経済面についても知る必要がある。うつ病になる前後に経済的に追い詰められていることはないか。経済的な問題が、発症の誘因にも、持続させる要因にもなる。

　もちろんうつ病の生物学的要因は重要であるが、臨床においてうつ病を慢性化させたり、重症化させているのは、人間関係や生活や経済的な問題などの、環境要因であることは稀ではない。

支持的精神療法について

　山下格[5]は、日常診療においては「体系的な心理療法よりも、ごくふつうの臨床的配慮、あるいは常識的な診療が必要かつ十分であることが多い」と指摘しているが、この「臨床的配慮」こそがまさに求められているものであり、広い

意味での支持的精神療法ではないかと考えている。井村恒郎[3]は、支持的精神療法について、「適応の仕方を根本的には変革しないで、ただ相手の適応能力を支えることに主眼をおきながら、自然に再適応、にみちびくのが、支持療法である。ひらたく言うと、自信をたもつように助けながら、適応の困難な状態から自然に回復してゆくのを待つ方法である。治療の状況で、治療者が信頼感をもたれつつ、相手を理解し援助する態度をとることは、それだけですでに相手に安心をあたえることになるのであるから、すべての心理療法には支持的な面がある」という。筆者らは、支持的精神療法とは、「その人の生き方・考え方を変えようとするのではなく、『今、一生懸命に生きている、その人を支える』もの」[1)2)4)]と考えている。

生活の苦労話を聞き支持する

〔症例 1〕

　患者は 50 代後半の女性。20 年ほど前に受診した。元々、真面目、内向的、几帳面な性格で、20 歳過ぎより、2、3ヵ月の抑うつ状態を何度か繰り返していたという。30 代後半の初診時、表情も雰囲気も抑うつ的ではあり、精神運動抑制も強く、家事がほとんどできない状態であった。うつ病と診断し、抗うつ薬の服用を勧めたが、服薬への不安と抵抗が強く、少量しか処方できなかった。内面はほとんど語られないが、抑うつ症状のために話せないというよりは、内面に触れてほしくないという雰囲気も感じられた。初診時の抑うつ状態の誘因は、子どもの学校の PTA の役員についたということであったが、何が負担であったのかは話されなかった。

　患者の話すことを聞くことのみに留め、「とても苦しいと思うけど、大丈夫ですかね」と繰り返し伝えた。薬も変更や増薬を拒み、薬の効果を説明したが受け入れず、結局は患者の意向を尊重した少量処方を続けた。1 年余りで抑うつ状態はかなり改善し、少し笑顔が見られるほどになったが、患者は「変わらない。しんどい」と話し続けた。夫に対しでもきつい口調であった。その後も何度か抑うつ状態に陥ったが、いずれも口にするのは息子のことであった。高校生の息子がうまく同級生の中に入れず公園にいたこと、息子の大学受験の心配、息子の就職の心配、そして息子の結婚の心配と、息子に関することで抑う

つ状態が悪化することを繰り返した。自分自身の話をほとんどしなかったが、少し話す内容から、息子の成長を心配していること、母親の介護で負担がかかることなどが話され、それを聞き、筆者なりに具体的に助言を行った。そして「大変だけど、大丈夫。無理をしないようにね」ということを繰り返した。次第に、重い抑うつ状態はなくなり、「よくはないですけど、まずまずです」という状態が続くようじなった。少ない薬の量は、本人の希望でさらに減量した。しだいに明るい話も増え、犬の散歩に毎日、30分から1時間行くこと、その時が楽しいし、「犬はかわいい」と話すようにもなった。気がついたら20年近くが経ち、女性は孫（息子夫婦の子ども）の世話をしている。頑なで拒否的な姿勢もいつの間にか和らぎ、口数は少ないものの、悩みごとや困りごとを話して帰っている。

〔症例2〕
　40代後半の女性。20年ほど前より通院している。当初は、不安、動機、めまい、振戦などの不安症状が出現し、そのため外出できなくなった。不安に加えて抑うつ症状、過食や嘔吐、リストカットなども出現。仕事も続けられなくなった。当初の抑うつ症状は自殺念慮を伴う重症のものであったが、やがて数ヵ月から半年の単位で軽快と増悪を繰り返すようになった。女性は一人で三人の子どもを育てていたが、抑うつ状態の時は、寝込んでしまい家事・育児が全くできず、母親の助けを得て何とか毎日を過ごしていた。ある頃より、診察の話題は、子どもの問題や心配が増えていった。「子どもがメールで嫌がらせをされている」、「子どもが私の真似をして手首を切ったりした」、「子どもが専門学校に進学する」など、子どもの小学校、中学校、高等学校での人間関係などの問題の相談を折々に受け、筆者なりに現実的な助言を行った。診察の話題が、子どもの問題や子育ての相談が中心となったことで、女性の親であるという自覚を強め、女性の抑うつ症状の訴えも減り、抑うつ状態は次第に改善していった。そして、二人の子どもは学校を卒業し、社会人になり、やがて家庭をもつに至った。

まとめ
　薬物療法をきちんと行えたわけでもなく、二人の女性と何か深い話を交わす

ことができたわけではないが、女性たちは時折、数ヵ月単位の抑うつ状態を繰り返すものの、それは一回一回少しずつ軽くなり、穏やかで平和な毎日を過ごすようになっていった。

　二人とも、家の出来事、特に子どもの出来事や問題が契機となって、不安抑うつが悪化することが多く、また、診察でも、その時々の子どもの問題を話すことが多かった。支持という面でいえば、精神症状のしんどさに対する支持から、現実の子どもの問題に悩み苦しむ親に対する支持へと、そのポイントが移っていった。親としての対応をともに考え、そのしんどさ、大変さをねぎらい、支えていったのである。「大変ですね。大丈夫？」、「しんどいから、無理をしないようにね」と繰り返しているうちに、二人はそれぞれの人生の問題・課題を一山一山乗り越えていき、やがて子どもは就職し、家庭をもつに至った。二人は「自分なりにがんばった。何とかやった」という達成感を感じているようでもあった。もちろん、人生の問題・課題はいつも湧き起こってくるものであり、これからも相談にのる必要はあるが、人生の問題や課題に直面する患者さんに伴走しながら、その時点、その時点で支え、その人なりに人生を送っていくのを支える。これが支持的精神療法の原点ではないかと思う。一時点を支える支持でなく、「大きな人生の流れ」を視野に入れた支持が求められているのではないかと思う。

　症例1の女性には、途中で「私はとても頑固ですが、先生はもっと頑固ですね」と褒められたのかどうかわからない言葉をもらった。うつ病だけでなく、双極性障害も、粘っていると次第に穏やかになるようになると、筆者は感じている。もちろんエビデンスはなく、経験から感じることである。

隠れた願いや希望を支持する

〔症例3〕
　30代の女性。小学校低学年のときは成績があまりよくなかったが。高学年になって担任と相性がよくなってからは成績が向上した。大学卒業のあと会社に就職し、ずっと同じ部署で勤務していた。活発でおしゃべりな性格で、余暇はショッピングや旅行に行くなど活動的に過ごしていた。
　ある年の秋に、それまでの少人数の部署から数百人単位の部署に異動となり、

仕事の相談がしにくくなったと感じていた。そんななか管理職に昇進が決まり、徐々に不安、抑うつ気分、意欲低下、不眠が出現し、仕事に向かえず休職せざるをえなくなった。その冬に当科外来を受診し複数の抗うつ薬や気分調整薬を試したが、いずれも明らかな効果を認めず、希死念慮や焦燥感の増悪をきたした。翌年秋に入院治療を行い、他覚的には表情が少し和らぎ活動性の改善も認めたが、自覚的な抑うつ気分や不安の十分な改善には至らなかった。

　退院後、復職プログラムに取り組んだが、なかなか実際の作業には就かせてもらえず、会社に行き担当者との面談だけを続けるものであった。不安がつのり再度職場に行けなくなり、復職は先送りとなった。その後も不安・焦燥感が強く、家族に対して希死念慮の訴えが続き、春に再入院となった。

　しかし、入院してみると表情柔和で、作業療法ではパソコンに熱中する姿を認めた。しかし、スタッフからいくら改善した点を伝えられでも、本人はもっとも元気だったころと比べてできていない部分にとらわれがちで、「仕事も行けていないし、全く何をする気も起きないので、薬で安楽死したい」と繰り返し語っていた。『仕事に行っていなければ元気ではない』という本人の思い込みが強く修正困難であり、外出や外泊を勧めても拒否が強かった。あるとき「薬をやめれば良くなるかもしれない」と本人が希望し、相談のうえそれまで内服を継続していた抗うつ薬を漸減中止としたが、焦燥感が減じただけであった。

　精神療法、薬物治療などのいずれにも十分な効果がなく、治療は膠着状態に陥っていた。入院2ヵ月後に治療方針についてスタッフ間で協議を行ったところ、『本人の自覚的な改善を促すためには、復職へと向かう行動面をスタッフが具体的に支える必要があるのではないか』という意見が出た。幸い、治療に非常に協力的な職場であった。前もって職場の了解を得たうえで、スタッフ同伴での復職プログラムへの参加を本人に提案した。この提案を受けて本人の不安は一時的に増悪し、家族もそれに反応して「こんなに状態が悪いのに仕事に行かせるのか。もう一家心中するしかない」と不安を募らせていたが、面談にて必要性を伝え、最終的には了解を得ることができた。本人は「いつから始まるのか、1回につき何時間なのか、週に何回なのか、付き添いは誰なのか、職場のどこに行ったらよいのか、どんな服で行ったらいいのか、どんな仕事をするのか」と多数の不安を口にしていたため、枠組みや予定については可能な限り具体的に伝えるように努めた。すると、復職プログラムの開始日が決まった

次の日、「今朝起きて空の色を見たときに、やってみようって気持ちが定まりました」と話し、そこから劇的な行動変化が起こっていった。毎日外出に取り組んで体力をつけ、病院から駅までの所要時間を計り、電車の時刻を調べ、職場に着ていくための服を自分で買いに行くなど、復職のために必要な準備を自ら積極的に行うようになった。表情よく活動する本人を見て、家族も「コロッと元気になった」と驚くほどであった。夏にはスタッフ同伴での復職プログラムが実際に開始となると、「同僚に会えてよかった。この会社に戻りたい」、「やっぱり人間は仕事をしないと駄目ですね」、「なんで私は1年半も何もしなかったんだろう」と今後の生活に向けてのモチベーションがさらに上がり、外泊を積極的に行い、久しぶりに友人とも会って遊びに行くようにもなった。通勤時のスタッフ付き添いはすぐに必要なくなり、本人単独での復職プログラムを1ヵ月程度継続したうえで、退院となった。

まとめ

この症例では、抑うつ状態がはじまり、1年数ヵ月の間に2回入院した。初回の入院治療で客観的には改善したが、自覚的には十分な改善感、回復感なく退院となった。その後、復職プログラムを行ったが、うまくいかず、抑うつを強め再入院となった。入院後、客観的には抑うつ状態は改善したが、やはり自覚的な抑うつは改善せず、治療に行き詰まりを感じるようになった。抑うつ状態の客観的な改善と、自覚的な苦痛の乖離を埋めるために、復職に向けて積極的に支援することにした。一回目の担当者に会うというプログラムでは彼女の不安抑うつが改善しなかったので、段階的に仕事を増やしていくという復職プログラムを職場に依頼し、それだけでなく、復職プログラムを迷う女性に、主治医をはじめスタッフが職場に付き添って出勤するという形をとった。女性は、復職したい気持ちをはっきりとは語らなかったが、筆者らは復職したい気持ちと不安な気持ちの間で揺れ動いているものと考え、復職したい気持ちを、職場に付き添うという形で強力に支援していったのである。激しい反応はあったが、一晩のうちにまるでスイッチが切り替わるように、女性は復職する方向へと気持ちを定め、抑うつ症状は劇的に消えていった。

このようなアプローチを誰にでもするわけではないが、客観的には抑うつ症状が改善しており、それでもうつ病が回復したかどうか・復職するかどうかで、

揺れる女性の決心を促すという意味で、強力に復職を支援した。女性の隠れた復職したいという気持ちを強力に支援する。これも筆者らにとっての、支持的精神療法の一つの形でもある。慢性の抑うつ状態の一部にはこのような迷いの遷延、迷いの負の連鎖とでもいうべきものがあり、それを断つためには、より建設的な思考と行動に向けて支援することも大切になる。

慢性化したうつ病・うつ状態への支持的精神療法とは

　支持には、その時のつらさやしんどさを支持するという応急手当的な側面だけでなく、人生が悪い方向に向かっているのか、よい方向に向かっているのかというような、「大きな人生の流れ」を支えていくというような長期的な側面もある。特に慢性の抑うつ状態の時には、経済的にも人間関係的にも、人生が悪い方向に向かい、行き詰まりやすく、それを回避することにつながる支援が求められる。そのためには、その人の自己評価の低下や自信の喪失を防ぎ、諦めや絶望に至らないように、苦しい中で何とかしようともがいている、その人の苦労を労い支援する必要がある。

　症例1、症例2は、その時その時の抑うつ状態を支えながら、長期的に少しずつ慢性抑うつ状態を抜けていったものである。それに対して、症例3は、思い切って具体的な提案をし、職場復帰に向けての行動を促し、実質的に支持したことにより、慢性化しかけた抑うつ状態から抜け出したものである。後者は具体的な指示に近いが、指示も適切な時機になされれば支持になるのだと思う。

おわりに

　支持的精神療法はそれだけで効果を発揮するのではない。支持に助けられながら、人生の問題や課題を乗り越えた例、しんどい時期を耐えるように過ごしているうちに環境が好転し軽快した例など、抑うつ状態が改善してくるには、支持をしているうちに、患者本人や環境の変化が出現するなどの、よい変化が現れていることが多い。「苦しい症状を消すために、治療をもとめる気もちはあっても、かりに症状が消えて健康な状態にもどったとしてもその後の生活にさまざまな困難があって、その困難を解決する見とおしのつかないばあいがあ

る。生活の経済的基礎を築く見込みのないときに、最初に必要なことは、心理療法ではない」と井村恒郎が60余年前に喝破しているように、「生活の希望をもち得ること」と支持は対になって、はじめて功を奏する。そう考えると、慢性抑うつ状態の支持のポイントは、その時その時でいかに現実的で具体的な希望を見いだすか、ということになるのではないかと思う。

〔文献〕
1）青木省三『精神科治療の進め方』日本評論社、2014年
2）青木省三『こころの病を診るということ―私の伝えたい精神科診療の基本』医学書院、2017年
3）井村恒郎『心理療法』世界社、1952年
4）村上伸治『実戦 心理療法』日本評論社、2007年
5）山下　格『精神医学ハンドブック 第7版』日本評論社、2010年

発達障害

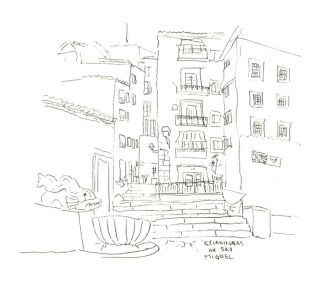

●発達障害

精神科臨床と「こだわり」

青木省三・北野絵莉子・村上伸治・石原武士

はじめに

　成人の強迫症状を診ていると、強迫という症状には診断カテゴリーを超えた連続性があることを実感する。それは、強迫スペクトラム障害、「強迫性障害を中核とし、『とらわれ』、『繰り返し行為』を症候学的特徴として共有する症候群[5]」として、DSM-5に向けた改訂でも議論されたものでもある。だがその一方で、子どもから大人にかけての自閉スペクトラム症の人たちを診ていると、「こだわりスペクトラム[3]」とでもいうような、こだわりの連続があり、こだわりを軸に診ていくと症状の移動が理解できたり、治療や支援での新しい視点を見つけることもできることがあるのに気づいた。

　「こだわる」ということばについて、『広辞苑第六版』には、①さわる。ひっかかったりつかえたりする。②些細なことにとらわれる。拘泥する。③些細な点にまで気を配る。思い入れする。④交渉を言い立てる。なんくせをつける、などと記されている。臨床的に用いる場合は、②や③の場合が多いかもしれない。実際には前者はマイナス評価、後者はプラス評価として用いられやすい。ちなみに、『現代精神医学事典』（弘文堂）には「こだわり」という用語の項目はない。

　また、こだわりは内容によって、対応する英語も異なっており、自閉スペクトラムの特性として用いられる場合、たとえば、「変化を嫌う」のは insistence on sameness、「興味の限局」は restricted interest、「細部への注意の亢進」は attention to details、detail-oriented cognitive style、detail-focused cognitive style、「特別なものしか食べない」のは picky eating などになるであろう。そういう意味で、日本発の「Kodawari」という用語が必要なのかもしれない。

以上のようにこだわりの多義性や曖昧さを考えると、英語の表現のようにこだわりの個々について考えるのが適切なのかもしれない。ただ、本稿ではあえて、日常用語としてのこだわりを用い、考えていきたいと思う。それは、こだわりということばが、臨床現場で日常語として用いられており、また患者さんへの説明などでも用いられているからである。

また、こだわりと強迫はどのような関係にあるかといえば、両者ともに「反復性」を特徴としているものの、こだわりは自我親和的で、強迫は自我違和的というイメージがある。すなわち、こだわりは強迫以上に自覚されにくい印象がある。それだけでなく、こだわりには、まさに「こだわりの味」など、職人などの優れた技術に対する肯定的な評価として用いられることもある。

強迫もスペクトラムとして理解できるが、こだわりもスペクトラムとして理解できるのではないか。精神疾患とこだわりの関係を、さまざまな視点から論じていただきたいというのが、本特集を考えた素朴な発想である。

こだわりの基礎疾患の鑑別は容易ではない

(1) 高次脳機能障害と発達障害

男性は、10代後半に交通事故で脳挫傷。その後、高次脳機能障害と診断されていた。いくつか職に就くが、対人関係のトラブルから衝動的な行動を起こし、短期間での退職を繰り返し、ひきこもった生活を送っていた。20代の後半に暴力を振るい、そのため心配した家族に連れられ受診となった。自分には会社勤めは難しく、資格をとって働くと、勉強を始めた。交通事故後、記憶に残らなくなったということで、1日の出来事を細かくノートにメモしていた。しかし、試験の成績は伸びず、何年経っても合格しなかった。彼が報告する点が合格ラインよりかなり低かったので、他の道を探したほうがよいのではと助言したが、資格へのこだわりは強く、変更できなかった。

進路の検討のために、家族より改めて、事故以前の経過を尋ねたところ、就学前より、多動、衝動が目立ちこだわりも強く、けがや事故が絶えなかったことがわかった。

このように、こだわりが、もともとの発達障害特性によるものか、それとも事故後の高次脳機能障害によるものか、それとも両者かと鑑別に困るケースは臨床では稀ではない。このような場合、事故の補償などで意見を求められることもあるが、判断に迷うことが少なくない。

(2) 認知症と発達障害

60代の男性。もともと人付き合いが苦手で融通がききにくいタイプだったが公務員として真面目に働いていた。約10年前から下肢のしびれ、胃部不快感、頭痛が出現し、症状へのこだわりからいろいろな病院で精査を受けたが、明らかな異常は見つからなかった。身体の不調が続いたため早期退職し、療養を兼ねて縁故のない他府県へと引っ越しをした。

転居後、1日のスケジュールが分刻みになり、日課の散歩では同じコースを歩くようになった。その代わりに、しびれや胃部不快感の訴えは徐々に軽減した。さらに、尿切れの悪さをひどく気にするようになり、排尿後に出血するほどに何度も陰部をトイレットペーパーで拭いたり、また、髭が上手く剃れたかどうかを気にして何度も髭を剃ったりするが、本人の困り感のなさもあり、家族は疲弊していった。周囲を顧みない常同的な行為、退職前後での性格変化から前頭側頭型認知症を鑑別にあげて精査を行ったが、採血や画像検査(MRI、SPECTなど)では明らかな異常は認められなかった。

常同行為は退職後から約10年続いており、その経過や検査結果からは器質因というよりも、退職後にいくつかの心理的な負荷が加わったことによってくっきりとしてきた発達障害的な「感覚に対するこだわり」の可能性が高いのではないかと推察している。今後も両者の可能性を考えながら慎重に経過をみていく必要はあるが、老年期の精神症状の中には、鑑別や診断に迷う例があることも少なくないと考えられる。

このように、こだわりが、もともとの発達障害特性によるものか、それとも認知症か、それとも両者かと鑑別に困るケースにときどき出会うことがある。

(3) 抑うつ状態のこだわり

40代後半の男性。2、3年ごとに部署異動があり、しばしば異動の当初に抑うつ状態に陥っていた。それぞれの部署の人間関係やルールに馴染むのに時間

がかかり、ときには失敗し抑うつ状態に陥ることもあった。馴染んだ環境が変わるという状況因で引き起こされる執着性格の古典的なうつ病と考えることもできた。診察室で男性は、職場での細かい出来事をメモをもとに詳細に話した。一つの出来事から、別の出来事に、さらに別の出来事にと話は続き、時間が長引くことや自分の後で待っている患者さんには全く注意が向かず、話し続けるのであった。本人のペースだと診察が終わらない。全体をイメージするのが苦手で、細部に焦点が当たりこだわってしまうという特性をもっているということがわかった。固執、こだわりは生活のさまざまな場面で認め、職場での一言やちょっとした態度が頭に残り、家に帰っても考え続けることがしばしばあった。職場では、「お前の言いたいことはわからん」と上司に怒鳴られると話したが、男性の話が細部に細かく、かつ転々とするので、そのような反応が引き起こされている可能性があった。もちろん、上司が怒鳴ることが、男性に不安や恐怖を生み出し悪循環をもたらすので、環境調整も必要であった。

　診療を続けているうちに、男性を従来の執着性格の中で理解することもできなくはないが、発達障害のこだわりに近いものとしても理解できるのではないかと思うようになった。両者はくっきり分けられるものではなく、連続しているものではないだろうか。もちろん男性を発達障害と診断するという意味ではないが、男性の苦しみのもとが、固執、こだわりにあると考えると、支援のあり方が変わってくる。

　たとえば診察ではどのようにしたかというと、「お話したいことは？」、「まとめて言うと……？」などの話しかけはプレッシャーになり余計に混乱させるだけであり、二、三の話を聞いたところで、「なるほど、そのようなことがあったのですね。大変でしたね。でも去年の今頃よりは少し楽そうですね。さて、それでは次回はいつにしましょうか？」というように、こちらの方から話を切り替える、すなわち話の道筋をガイドするような話し方がよいとわかった。男性は大きな問題がないときは、「○月○日の○時でお願いします」と言って帰っていく。もちろん大きな問題があるときには話は終わらず、問題を整理したうえで、具体的で簡潔な対処方法、解決方法を提案する必要があった。

こだわりの対象が移動する

　20代前半の女性。2、3年前から、体重が60kgから42kgに減少。同時に無月経になった。

　もともとおとなしい性格で、自分から友人を作ることはできなかった。小学校、中学校といじめを受け、中2より不登校となり、高校は定時制高校に進学し卒業した。2、3アルバイトをしたこともあるが、短期間でやめ、以後、家にひきこもった生活をしていた。2、3年前にダイエット番組を見て、それから食事量が減少、身体や将来のことが心配となり、当科受診となった。食事摂取量は徐々に増加し1年半ほどで、50kgほどに回復。その頃よりアルバイトなどの話題が出るようになった。本人は「接客は苦手で、人と話すことの少ない、裏方の仕事がよい」と話し、3年ほど経ったころに仕分けの仕事をはじめた。診察では、幼少時より聴覚過敏があること、1つのことに集中すると他のことが目に入らなくなることなども話した。

　アルバイトを始めてから、外出時に家の戸締まりが気になるようになり、何度も出かけては引き返すということを繰り返すようになった。外出時の確認には1時間以上かかったが、家や職場にいるときには、確認などの症状はなく元気にすごしていた。診察では、強迫症状はありながらも仕事を頑張っていることを評価し、仕事を続けることの大切さを助言した。強迫症状の出現後は、体型や体重、食事摂取量へのこだわりはない。

　摂食障害から強迫性障害や社交不安障害へと症状が移っていくことは、稀ならず経験する。症状の移動にはさまざまな理解の可能性があるが、臨床的にはこだわりの対象の移動と考えると、理解しやすいように思う。また、こだわりの向きをいつも考えることが治療的なように思う。本田秀夫は、「あることに対するこだわりは冷めても、『何かにこだわりをもつ』ということのエネルギーそのものは保たれて、その対象が他に向けられる」(「こだわり保存の法則」) [2][4]と記しているが、臨床的にはとても納得がいく。

こだわりの程度は変動する

　ある40代の男性。宅配の配送センターの受付で混乱状態となって保護された。

20代からの何度目かの興奮・混乱した状態で、前医は統合失調症と診断し加療していた。入院後、詰所に何度も訪れて同じことの確認をすることを繰り返し、看護スタッフはその回数の多さに驚いていた。
　男性は一人暮らしをしており、その生活について尋ねていると自炊をしていることがわかった。それも、夕食は2、3品作っているという。ネットでレシピを見ながら、「大さじ一杯」などの量をきちんと守って作っているということであった。料理以外にも、1日のスケジュールが決まっていることがわかった。ただ、このところ、ネットで注文したのに届かないということが続き、業者が送ったというのに届かないことから、数日眠れない日が続いていたという。何度も業者に問い合わせたが対応してもらえず、パニックとなり配送センターに行ったということであった。ただ、センターでは「どこにある？　どこにある？」と興奮して断片的に話したので、問題となったようであった。
　もともと、男性は友達づくりが苦手で、休憩時間は一人で机に座っていたという。特に中学ではいじめられて苦しかったと話した。趣味は音楽で、好きなバンドができるとそのCDを集め、繰り返し聞いていた。
　統合失調症なのか、発達障害の反応性の統合失調症様状態なのか、経過をみなければわからないと考えたが、診察時は落ち着いており、統合失調症を疑わせる明らかな症状は認められなかった。
　だが、看護スタッフの一言が筆者のこころに残った。「〇〇さんは、髭剃り機がうまくいかないと、直接、メーカーの修理係に電話するのです。そして、何度もかけたりしているようなんです」と話した。故障というほどのものではない、ちょっとした不調で電話しているらしい。そのとき、ハッと気づいた。男性は「この髭剃りがうまくいかない。どうしたらいいんだろうか」というような困りごとを、傍の人や友人、そして看護スタッフに相談できない。相談するという発想がない。だから、髭剃り機の説明書に書いてある修理センターに（まさに字義どおり解釈し）電話をかけてしまう。修理センターで対応した人も、男性の訴えがあまりにも漠然としているので返答できず、その結果、男性が何度も電話をかけてしまうということになったらしい。それは、病棟のことであれば詰所に、宅配のことであれば宅配センターに押しかけてしまうという行動と同様のもので、近くの人に相談するという過程がなく、遠くの人に直に抗議することになってしまう。

男性の場合、ネット注文や髭剃り機の不具合などで、容易に不安や緊張が強まりこだわりや確認が強まる傾向にあった。身近な人に相談できないということが、男性の不安、そしてこだわりを強めていた。支援のポイントは「身近な人に相談する・相談できるようになること」で不安や緊張を和らげることではないかと考えた。
　こだわりはいつも一定というものではなく、強まったり弱まったりと変動する。こだわりは「適応のための合理的な対処努力」[8]と考えることもでき、一般に、不安や緊張が強まるとこだわりも強まり、不安や緊張が弱まるとこだわりも弱まりやすい。

こだわりに合わせる

　強迫症状を診るとなんとか減らしたり和らげたりできないかと考える。もちろん、こだわりにおいても減らしたり和らげたりできないかと考えるが、周囲がうまく合わせることによって、結果として減る、和らぐということが起こることもある。
　30代の男性。大学卒業後、就職。営業を担当していた。会社全体が遅くまで働く職場で、深夜に帰宅することがしばしばだったという。営業成績はよかったが、1年ほどして重篤な抑うつ状態におちいった。休職して治療を受けたことで、抑うつ状態はいくらか軽快し、会社の配慮で事務職に配置替えになって復職した。しかし、その後、軽度の抑うつ状態が持続するようになった。その抑うつ状態には波があり日曜日の夜からはじまり、金曜日の夜には改善するというものであったという。明らかに仕事を意識すると抑うつ状態に陥るようであった。しかし、数年してこれ以上は耐えられないと会社を辞め、その後は、家庭にひきこもった状態が続いていた。しかし、軽度の抑うつ状態はなかなか改善せず、近医より紹介され受診となった。最初の抑うつ状態から10年ほどの時間が経っていた。
　これまでの経過を詳しく尋ねたが、これほど長期に抑うつ状態が持続する原因が筆者にはよくわからなかった。薬について尋ねると、抗うつ薬の服用は当初の半年ほどで、その後は抗不安薬を少量服用しているだけということがわかった。男性は「僕には抗うつ薬は効きませんでした。薬は今の薬がよい」と話

したが、筆者はこれまでの抗うつ薬での治療が不十分だったのではないかと考え、抗うつ薬の治療をもう一度やってみることを提案した。男性は非常に嫌そうであったが、半ば押し切るような形で抗うつ薬の処方を開始した。しかし、一度に一剤、何種類かの抗うつ薬を試してみたが、いずれも「頭がボーっとしてしんどい」と話し、次の診察までにやめていた。筆者に「なぜ、もう少し辛抱して飲んでくれないのだろうか。短期間でやめてしまうと薬の効果がでないではないか」という気持ちが湧いてきた。1年近い時間が経っていた。そこでハッと気づいた。男性には「抗うつ薬は効かない。副作用しかでない」という強い思い込みがある。いくら丁寧に説明しても、いくら副作用の少ない抗うつ薬を処方しても、その思い込みは変わらない。この思い込みと正面から戦ったとしても、治療はうまくいかない。この思い込みに合わせた治療を行おうと考えた。そして男性に「○○さんには、抗うつ薬が効かず、副作用しかでないということはよくわかりました。もう一度最初に戻って、これまで副作用がでなかった抗不安薬を少量でやっていきましょう。ただそれに加えて、外に出て身体を動かし、できれば昔好きだったスポーツなどを再開してみませんか」と提案した。次回男性は初めて笑顔で現れ、「家の農作業をはじめました。少しよい気がします」と話したのであった。

　男性は、自分の思い込みや考えを切り替えられない人であった。抗うつ薬も「自分には合わない」と感じていたので、服用することに抵抗があった。抑うつ状態も「周囲の人が自分をダメな人間と思っている」という思い込みが切り替えられず遷延化した可能性があった。思い込み、すなわちこだわりが抑うつ状態の基盤にあるのではないかと考えた。それ以後、筆者は男性の考えを十分に確かめたうえで、男性の考えに沿った治療や支援を考えるようになった。特に身体を動かし、外に出るという助言は男性の納得がいったようであった。それ以後、男性の表情は明るくなり、やがて抑うつ症状は認められなくなった。

　精神科医は患者の考えを変化させることを考える。もちろんそれが基本である。しかし、男性の場合、それが何人も精神科医を変え治療を中断することにつながっていた。自分の考えを切り替えられないということが男性の特徴と考えると、それを変えようとするのではなく、合わせながら、治療や支援を考えるという方針を考えることの大切さを実感した。

こだわりを活かす……こだわりの向きを変える

疼痛性障害とこだわり

　70代後半の女性。数年前に歯の痛みを感じるようになり、近くの歯科で加療を受けたが改善せず、総合病院の歯科に紹介された。頭部MRIなどの精査をし異状はなかったが、痛みはしだいに激しくなり、経過よりストレス性が最も疑われると紹介となった。「ストレスと言われても、思い当たるものがない」と女性は話し、「でも、もうここ（精神科）にしか行くところがないんです」と話した。これまでの経過と「しんどさ」について詳細に話したが、表情は決して苦しそうではなく、声には張りがあり、勢いのようなものが感じられた。今は、家にいる時間が長く、テレビを見ている。外出はときおり、歯科や内科に通院しているくらいであった。楽しみなテレビ番組についてたずねると、旅番組が好きで見ていること、以前はよく旅行に出かけていたことを話した。一人暮らしであったが、団体旅行に参加したり、一人で旅行に出かけたりなど、旅行好きで、活動的であることがわかった。歯の痛みが出現する前に、足を痛め旅行には出かけなくなったこともわかった。思ったことをはっきり言うタイプで、自分の考えを主張するために、現役時代も退職後も、人間関係ではトラブルが多く孤立しがちであったらしい。心配ごとや悩みごとの切り替えが苦手であり、旅行は大切な気分転換になっていたようであった。

　筆者は、歯の痛みを感じるときには、①歯そのものが悪いとき、②歯から脳に信号を送る神経が悪いとき、③脳の信号を感じ取るところが敏感になっているとき、の3つがあり、女性の場合には、脳が敏感になっている可能性があることを、図に書いて説明した。そして、これだけ調べ治療も受けてきたのだから、③脳の敏感さを軽減させるのがよいと思うと話した。そして、そのためには、以前楽しんでいた旅行などを楽しんでみましょうと提案した。女性はそれを受け入れ、少しずつではあるが旅行など再開した。しばらくの間、痛いという訴えは続いていたが、旅行などの楽しみについて話すことが増え、痛みも徐々に軽減していった。

　趣味や活動で適度に切り替えられ、発散されていた、何かに固執するエネルギー（「こだわりエネルギー[2]」）が、特定の身体の不調や痛みに向けられ、その症状が持続してしまうことがある。不調や痛みへのエネルギーの集中、こだわ

りを、他の方向に向けるという発想が、臨床では大切となる、と考えている。

おわりに

こだわりについて、事例を交えながら記してきた。記しながら、強迫スペクトラムとはやはり、少し異なっていることに気づいた。こだわりに合わせる、こだわりを活かすというような発想は、こだわりが自我親和的なものであり、また、プラスの評価に転ずる可能性も秘めているからだと思う。理解や治療・支援のキーワードとして、特に患者さんと共有できることばとしてこだわりは有用ではないだろうか。これからも考え続けていきたいと思う。

〔文献〕
1) 青木省三『精神科治療の進め方』日本評論社、2014年
2) 青木省三、村上伸治『大人の発達障害を診るということ―診断や対応に迷う症例から考える』医学書院、2015年
3) 青木省三『こころの病を診るということ―私の伝えたい精神科診療の基本』医学書院、2017年
4) 本田秀夫『自閉症スペクトラム』SBクリエイティブ、2013年
5) 松永寿人「強迫スペクトラム障害の概念と意義、そして問題点」(村井俊哉，村松太郎編)『精神医学におけるスペクトラムの思想』148-162頁、学樹書院、2016年
6) 村上伸治『実戦 心理療法』日本評論社、2007年
7) 村上伸治『現場から考える精神療法―うつ、統合失調症、そして発達障害』日本評論社、2017年
8) 滝川一廣『子どものための精神医学』医学書院、2017年

●発達障害

アルコール使用障害(依存)とこだわり

原　正吾・和迩健太・村上伸治・石原武士

はじめに

　アルコール使用障害（依存）とは、アルコールの摂取によって得られる精神的、身体的作用に強くとらわれ、心身だけでなく社会的にも悪影響を及ぼすとわかっていながらも、アルコール使用欲求を自己制御できなくなり、生活における多くの時間と労力を、アルコールを使用することに費やしてしまう障害である。生物学的には、アルコールの使用により脳内報酬系の活性化が引き起こされ、アルコールを使用する行動と記憶が強化されることで依存が形成されていくとされている。しかし、飲酒したことのある者がみんなアルコール依存症となるわけではなく、多くの者が嗜好品として適正な使用をすることができている。また、いくつかの依存性物質の使用経験者が、必ずしも依存性の強い物質を最終的に選んでいるわけではないことなどから、物質の依存性だけでは依存症の説明はつかない。

　カンツィアンの『自己治療仮説』[3]では、心理的側面として、依存症患者は物質の使用により得られる快感を求めるのではなく、生活上の困難や苦痛など生きづらさに対処する方法として、苦痛の緩和を目的として依存性物質の使用に至るのではないかと唱えている。生活上の困難、さまざまな不安、人間関係のストレスなどからくる苦悩、自尊心や自己評価の低さなどさまざまな苦痛が物質使用を引き起こす可能性があり、それぞれの苦痛の緩和に適した物質を自己で選択して使用しているのではないかと捉えている。

　一方で、現代の精神科臨床では、社会での生きづらさをもとにさまざまな精

神症状を呈して受診してくるものが多く、発達歴や生活史を考えることが不可欠となってきており、発達障害的な視点で捉えることが重要だということが広がってきている[1]。そこで、発達障害的な視点からアルコール使用障害における生きづらさなどを症例を提示しながら検討してみた。なお、症例については、元となる症例は存在するが、匿名性に配慮していくつかの症例を組み合わせるなどかなりの改変を加えた架空のものである。

発達障害的な視点でみる

アルコール使用障害を疑われて受診してきた場合、まずはアルコール使用に対する制御が困難、アルコール使用中心の生活、また渇望といわれるアルコール使用への強烈な欲求、衝動が出現するといった「制御の障害」、アルコール使用を繰り返した結果、社会での重要な役割を果たせなくなるなどの「社会的障害」、身体的に危険な状況であっても使用を繰り返すなどの「危険な使用」、耐性、離脱の出現がみられる「薬理学的基準」の存在が重要で（DSM-5の診断基準）、それらに注目しながら病歴を聞いていくであろう。また同時に、初飲の年齢、飲酒量、飲酒量が増加した時期やその原因として考えられるストレスなども聞きながら、診断や治療などを考えていくと思われる。

［Aさん］40代男性

高校を卒業後、地元を離れ医療系の大学に進学。この頃から飲酒が始まった。大学卒業後は放射線技師として出身の大学病院へ勤務していた。約10年間働いたが、母親にがんが見つかったことを機に地元に戻った。勤務先の病院で知り合った女性と結婚、その1年後に母親は亡くなった。子どもも生まれたが、結婚して10年後に離婚。この頃から飲酒量が増え、抑うつ的となり精神科のクリニックを受診。仕事も休みがちになり、翌年には仕事量の少ない田舎の病院へ職場を変えるが、仕事が少ないことでさらに飲酒量が増え、朝から飲酒して仕事に全く出ることができず、勤務先の医師にアルコール専門外来の受診をすすめられ、受診日までの間、勤務先の病院へ入院となったが、離脱せん妄が出現し受診予定日より早く転院となった。離脱せん妄が改善した後、断酒の必要性などを説明し、本人も断酒をするということで、3ヵ月間のアルコールリ

ハビリプログラムに参加した。Ａさんはプログラムに対して非常にまじめに取り組み、退院後は週に１回断酒会へ参加することとして再び元の職場に復帰した。

　アルコール使用障害患者の病歴として、特別なこともないようにみえるが、発達障害的な視点で聴取したことを加えると以下のようになる。

　もともと友達もあまり多い方ではなかったが、まじめで勉強は熱心にする方だった。大学病院での勤務時代は、同僚とのコミュニケーションは得意ではなかったが、研究熱心でいくつもの論文を書いており、それなりに評価はされていた。地元の病院でも熱心に研究を続け、忙しい仕事が終わってから、研究に取りかかるため、帰る時間が遅くなることも多かった。子どもが大きくなるにつれ、妻からしたら相談したいことがあるのにいつも家にいないＡさんを非難することが増えてきた。Ａさん自身は、家族のためにとがんばっている仕事を否定され、また家に帰っても、自分ではどう答えていいかわからないことを相談されるばかりで、ストレスから飲酒量が増えていった。またそのことで夫婦仲も悪くなっていった。離婚後、周囲のすすめで勤務先を変えたが、そこでは業務は少ないものの、検査が終了した高齢の患者さんを次の場所に案内したり、ときには施設への送迎をしなくてはならなかったりと、業務以外の仕事が増え、特にＡさんが苦手であったコミュニケーションや他者への配慮を求められ、苦痛が増える一方でそれに伴い飲酒量も増加し、自身でのコントロールができなくなっていった。Ａさんの研究に向いていたこだわりは、入院後はアルコールリハビリで熱心に勉強することに向いており、酒害について学んだときは、診察のときに医師に質問したいことをメモに書いて持っていき、より詳しい説明を求め、それをメモに取るといった様子で、医師から見ると非常に熱心に断酒治療に取り組んでいるというふうに映っていた。

　実はＡさんは一度目の退院後まもなく再飲酒して、再入院となっている。この発達障害的なエピソードは二度目の入院のときにわかったものである。このように発達障害的な視点からの診かたを加えるだけで、全く別のものとして浮かび上がってくるのである。一度目の入院のときには、離婚のストレスや空

いた時間をうまく使えないために飲酒量が増え、それらをサポートするものが必要と考え断酒会への参加などを行うことがよいのではないかと考えていた。Aさんの発達障害的な特徴を聞くと、そもそも苦手なコミュニケーションが必要とされる場を増やしただけで、彼の苦痛に思っていることに対しての支援は全く逆のことだったのではないかということがみえてきた。

その後Aさんは、他県に住んでいた姉が、Aさんの特性などを理解したうえで雇ってくれる医療関係の勤務先を見つけ、姉の近くに転居し、研究にこだわりを向けながらやっていくこととなった。

発達障害的な視点でみるということは必ずしも、特徴的なことを見つけ出して診断をつけるためではなく、その人がこれまでどういう生活を送ってきたか、どういう場面で困ったのか、何が得意で何が苦手なのかなど、その人自身をより深く理解するということである。

こだわりをエネルギーとしてみる

アルコールの繰り返しの使用を自閉症スペクトラムの「こだわり」と同じようにいってしまうのは無理があるかもしれないが、身体不調や社会生活上のさまざまなことを犠牲にしてでもアルコールを使用することに向けるエネルギーを、自閉症スペクトラムの「こだわり」のエネルギーと同じように考えることは意味があることではないかと思う。本田は[2]、自閉症スペクトラムの「こだわり」の量的側面を『こだわり保存の法則』と、物理学で習ったエネルギー保存の法則のように、ある人の有する「こだわり」の総量は一定しているのではないかと述べている。こだわりの対象が変わっても「何かにこだわりを持つ」というエネルギーの総量自体は変わらないということである。たとえばあるものを集めることにこだわっていたのが、いつの間にか全く別のものを集めていたり、ものの配置にこだわりを持っていた人が、あるときから決まった手順で行動をするようになっていたというような変化をしばしば目にすることがある。アルコール使用障害患者では、これまでアルコールの使用に向いていた「こだわり」のエネルギーが、入院をはじめアルコールの使用から離れるときに、さ

まざまな「こだわり」に変化し姿を現すことがある。

[Bさん] 40代男性

　Bさんは大学を卒業後、大手企業に就職。アルコール依存症の診断で他院の専門外来を受診していたことがあるが、自己中断している。職場でのストレス、家庭内でのストレスから抑うつ的となり、休職し自宅での療養を行っていたが、家の中は荒れ放題で、その片付けをしないといけないということもストレスとなり、逆に飲酒量が増え自分でもコントロールができないため、断酒目的で自ら入院を希望してきた。

　もともとまじめで融通の利かないところはあったが、入院後、持ち込み物のことなどで激しいこだわりをみせるようになった。「食事に汁物があった方がいい」とみそ汁の持ち込みを要求し、難しいことを伝えると「間食に制限がないのに食事に制限があるのはおかしい」と言ったり、私物の整理のためと収納グッズの持ち込みを希望したり、病室の備品の棚を分解して自分の使いやすいように勝手に改造するといった行動がみられるようになり、主治医や病棟スタッフは非常に困惑することとなった。

　入院前はアルコールの使用に向いていた「こだわり」が、入院後、アルコールの使用ができなくなったことで、自分の生活しやすいような環境を作るということへ向かったのではないかと考えられる。アルコール使用障害患者が入院したときに、「あの人はこう言った、この人はこう言った」とスタッフ間での細かい発言のずれに過剰に反応したり、病棟内への持ち込み物の細かい交渉を主治医に申し出たり、定期的に行われる血液検査のわずかな変化にこだわったり、食事の時間、配薬の時間、プログラムの開始時間などの時間に非常に厳しくなったりと、入院前には飲酒以外のことについてはほとんど無関心になっていたのに、自閉症スペクトラムの細部へのこだわりといってもいいのではないかと思うくらいの特徴がみられることも少なくないように思われる。アルコールを手放す不安、アルコールの使用が中心だった生活が変化する不安に対して、なるべくそのストレスが小さくなるように、自分なりに対処ができるように踏みとどまろうとする努力なのかもしれない。アルコールに向いていたエネルギーが大きいほど、それが「こだわり」としてみえるくらいのエネルギーを持つのかもしれない。

Bさんの行動は、主治医がその都度1つ1つの要望に対し、対応できない理由を本人がきちんと納得できるように直接説明することで、はじめは次々に要望が変わったものの次第に落ち着いていき、そのエネルギーは徐々にアルコール治療プログラムに向かっていった。

こだわりを支援に活かす

　アルコール使用障害の治療のゴールは、アルコールを飲まなくてもよくなること（断酒）、あるいは自分で制御できる範囲での飲酒にとどめること（節酒）である。アルコールに向いている「こだわり」を、別のものに向けることができれば断酒や節酒が長く続くことにつながるのではないかと考えられる。

[Cさん] 60代男性

　大学を卒業し、定年退職するまで町役場に勤めたCさんは、まじめで几帳面な人であった。もともとお酒は好きで、職場の飲み会などでたくさん飲むことはあったが、飲酒によるトラブルなどはこれまでになかった。退職後は妻と2人での生活となったが、これといった趣味もないCさんは、特にすることもなく日中から飲酒することが次第に増え、自宅で転倒、失禁を繰り返すようになり、自分では飲酒コントロールができないということで、妻とともにアルコール依存症外来を受診してきた。入院によるアルコールリハビリプログラムを受け、はじめは断酒に対する意志も強くはなかったが、もともとのまじめな性格により、治療プログラムにはきちんと参加した。また仕事をしていたときは、部下の面倒見も非常によかったようで、プログラムに参加している他の患者の面倒を熱心に見たり、相談に乗ってあげたため次第にみんなから慕われるような存在となっていった。退院後は断酒会に熱心に通い、また1ヵ所だけではなく県内のさまざまな断酒会に顔を出すようになり、断酒会回りをすることがCさんの日課となっていった。断酒を開始して数年が経過するが、「いろいろな所でみんなが声をかけてくれるのが嬉しい」、「人から相談されたり、頼られている感じが自分の役割が戻ってきたようでいいです」との発言もみられ、また持ち前のまじめさから、支部の会計を任されるようにもなっていった。

Ｃさんのような人はアルコール治療がうまくいっている人たちの中に少なくはないのではないかと思う。退職を機にこれまで仕事をきちんとこなすことに向けていたエネルギーを向ける場所がなく、アルコールにエネルギーが向けられるようになったが、断酒会の中で再び役割を見つけ、人のお世話をしながら、与えられた役割をきちんとこなしていくことにこだわりエネルギーをシフトすることができたことが、断酒の継続につながっているのではないかと考えられる。

[Ｄさん] 50 代男性
　Ｄさんは地元の高校を卒業後、十数年間県外で板前の修業をしたのち、地元の旅館で働いている。修行をしていた頃から飲酒の機会は多かった。10 年ほど前から糖尿病で内科への通院を開始し、飲酒をやめるよう周囲から言われていたが家族に隠れて飲酒を続け、糖尿病も悪化していった。急性膵炎で内科へ入院となったことを機に、しぶしぶアルコール外来を受診し、入院治療を行うこととなった。アルコールの治療プログラムへの参加はあまり熱心ではなかったが、血液検査の血糖値の推移には非常に強く興味を示したため、診察のときには、糖尿病、食事療法などの話題を多くした。外泊でも食事のカロリーのことを非常に気にするようになり、家族としても健康に注意を向けるのであればと、Ｄさんのこだわりに非常に協力的となり、退院後も仕事が休みの日などは自らの板前の腕を活かした低カロリーの料理を家族にも振る舞うなど、血糖コントロールを意識し、診察のたびの血液検査での血糖値を楽しみにしながら断酒を継続することができている。

　Ｄさんのように、血液検査の値に非常にこだわる人も少なくない。具体的に数値化され、がんばった結果が自分でも評価しやすいからかもしれない。Ｄさんについては、アルコールの入院治療を受ける前に 10 年間も内科へ通院し、血糖値のこと、糖尿病の説明などされているはずなのになぜ今さら、と思うところもあるが、ただ説明をするだけではなく、具体的にどうしたらいいかを一緒に考えたり、達成できたときに一緒に喜んだりということで実際に行動できるようになったのかもしれないし、入院という、アルコールへの「こだわり」エネルギーが別のものに変わるタイミングで、Ｄさんの「こだわり」を血糖値、

食事に向けなおすことができたのかもしれない。

　支援につながるような、その人のこだわりを見つけるためには、やはり得意なこと好きなことや生活、人生などを知ることが大切である。はじめの症例のAさんのように、その人のことをより理解することで支援の方向がみえてくる場合もある。

おわりに

　アルコール使用障害患者の生きづらさについて、発達障害的な視点からみることで、その人自身の理解を深める助けになることがあると考える。また「こだわり」に目を向けると、アルコールの使用に向いている「こだわり」は、そのときどきで形を変えていることに気づく。ときには、医療スタッフを困らせるようなあまり好ましくない形の「こだわり」として。またあるときには、治療がうまくいくきっかけになるような好ましい形として現れる。「こだわり」が形を変えながら現れているという視点を持つだけで、これまで困るだけだと思っていた患者の行動について少し余裕を持って望むことができたり、治療、支援を考えるうえで役に立つことがあるのではないかと考えられる。

〔文献〕
1) 青木省三『こころの病を診るということ―私の伝えたい精神科診療の基本』医学書院、2017年
2) 本田秀夫「自閉症スペクトラムにおける『こだわり』」『こころの科学』183号、38-43頁、2015年
3) Khantzian EJ, Albanese MJ: Understanding addiction as self medication: finding hope behind the pain. Rowman & Littlefield Publishers, Lanham, 2008.（松本俊彦訳『人はなぜ依存症になるのか―自己治療としてのアディクション』星和書店、2013年）

●発達障害

ため込みとそだち

和迩健太

はじめに

　ためこみ症という診断名は、DSM-5から新たに設けられた診断項目であるが、何となくのイメージは持ててもどのような疾患概念か説明・理解するのは難しいのではないかと思う。詳細は専門書に譲るが、ため込み症とは、無価値なものでも捨てられずため込んでしまい、生活空間を制限され通常の生活を行えず苦痛を来すものである。
　近年の研究により強迫性障害による結果としてのため込みとは別で、独立した精神疾患ではないかとみられている。ため込み自体には、所有することそのものが目的になる場合と物に対する愛着の結果手放せなくなる場合との2つの理由があると言われているため、いわゆるコレクターの域と周囲から勘違いされ、本人たちが辛い思いをしていることもある。また、場合によってはため込まれた物による衛生や崩落などの二次的な問題も生じうるため決して本人だけの苦痛でもない。ニュースなどでも話題になる「ゴミ屋敷問題」の中にもこのような問題を抱えた人がいるであろう。ゴミ屋敷に対して、東京都足立区では、2012年に全国で初となる生活環境保全条例（通称、ゴミ屋敷条例）を制定し、自治体がこのような問題に取り組みを始めた。同様の条例は全国に広がりつつある。
　精神科外来の中にもため込みによる苦痛で受診をする方がまれではあるが時折いる。ためこみ症という障害として治療する際に、その人自体をどのように理解し支援するかはとても重要であるが、とりわけ発達障害的側面から理解す

ることでため込みのみならずその人の生き方、生活などへのアプローチにつながり、ため込み自体を軽減させることができないかと考える。

本稿ではため込みを広い概念で捉え、少ない症例経験ではあるが症例を通じて考えてみたい。

症例 1

65歳のA子さんは裕福な家庭で育ち、いわゆる「明朗活発」な子どもだった。今で言えば落ち着きのない子ども時代だったのかもしれない。また、細部にとらわれて作業が遅れたり遅刻したりすることもあった。当時はそのようなことを指摘される時代でもなく、多少の「特性」は周囲の大人のサポートで特に問題となることはなかった。とりわけ、母のサポートは本人の舵取り役として大きく、日常生活、進路、結婚などの生活全般に渡っていた。そのような母の舵取りで、お見合い結婚し子どももうけたが、母との同居生活であったため結婚、出産後も母のサポートにより家族共に困ることなく生活できていた。

A子さんが40歳頃から母の物忘れ症状が徐々に目立つようになってきた。それまでは、困ることや気になることがあれば母に確認して指示してもらう生活スタイルで不自由なかったが、母の物忘れ症状により確認してもあやふやな返事が増えてきたため、自分で把握しておかなければならないと自覚し始めた。それがA子さんのため込みのきっかけである。

ある電話番号を忘れないようにとメモするが、間違って捨ててしまったら困るという理由で他のゴミも捨てられなくなったり、包装紙の柄がどこのデパートだったか、雑誌の表紙が誰だったか、段ボールに書いてある文字がどのような文字だったかなど意味のない物でも気になった時にすぐに確認できるようにと捨てられなくなったりしていった。さらに、外で見かけた広告、ポスターなどが後で気になるとすぐに確認できるようにと自宅にこっそりと持ち帰るようにもなった。結果的に家の中は不要な物であふれかえるようになった。元々細部へのこだわりや片づけが苦手といった特性もあり、対象物は目について気になるもの全般に広がり、また片づけもできないため家の中は足の踏み場もないほどに散乱していった。一人息子はため込みが始まった頃に県外に進学したが、たまに帰省すると物であふれかえっていく自宅を目にして帰省しなくなってし

まった。夫はとても優しく、しかし非常に受動的な性格であったため本人が物を捨てられない理由、持ち帰る理由を聞いて素直にそれを受け入れていた。家の中でくつろぐスペースがなくなってくると、夫は「この部屋で食べたり寝たりできたらいいから、この部屋には物を置かないでくれ」と、ため込まれていない一室のみで過ごすようになった。A子さんはふと思い出して気になった物を確認するためにあふれかえった物の中から目的の物を延々と探し続け、また外で気になった物を持って帰る、といった物が増え続ける生活が続き、さすがに見かねた息子のすすめで精神科受診となった。

不要な物とわかっていても捨てられないなどと言ったことから強迫性障害と診断され、薬物療法が開始された。しかし、薬剤調整を行ってもA子さんのため込みは改善しなかった。しかし、元々明るく人懐っこい性格もあって近所の人からは慕われており、一緒に探してくれたり片づけてくれたり、また食事を差し入れてくれたりと理解はあったため、孤立していくことはなかった。それでも、ため込みは変わらず、治療も認知行動療法などを導入しながら精神科をいくつか転院するものの改善はみられなかった。

母は認知症が進行し施設入所になった。A子さんの不安はさらに大きくなり、連日母のもとへ通って気になることの確認をし続けた。まともな返答がないことにイライラしているA子さんを施設スタッフが気分転換に入所者の前で歌を歌うことをすすめたところ、入所者に好評でA子さんも気分がよくなりボランティアとして施設で歌を歌うことが日課となった。ため込みは変わらずであったが、この頃からA子さんの診察室での話題は、捨てられない、気になることの確認といった話題からボランティアの話題に変わっていった。

2年前に夫が難病を発症し、それも経過次第では命に関わることも十分あり得ると告知された。A子さんはいつも夫の送迎で受診していたが、夫の体調もありこれ以上当院の受診継続は難しいと近医のかかりつけの内科医院での処方を希望した。その頃のA子さんは少量の向精神薬を内服していた。内科では薬剤調整ができないことや専門的な相談ができないことを説明したが、薬剤を中止するのは不安なので同じ薬剤でいいと譲らなかった。幸いにもかかりつけの医院は了承してくれた。

精神科治療から離れて2年近く経った頃にふとA子さんが外来を受診。最近の様子をたずねると、物を捨てることは平気だし思い出して気になることも

ほとんどなく、家はかなり片づいてため込みがなくなっているとのことだった。
　A子さんのため込みが改善した経緯はこうだった。
　夫の難病で近い将来に死別する可能性があることを理解したA子さんは、一人になってしまう寂しさや不安が押し寄せて一時的に気になることも増え、ため込みは悪化。しかし同時に、不安を紛らわすために母が入所する施設での歌を歌うボランティア回数を増やした。さらに、断り続けていた町内役員も一人になる不安の解消になればと受け、町内のために頑張ったのである。つまり、夫の病気を機に、将来一人になるかもしれないという不安を払拭するために他者と交わることを増やし、活動範囲を広げていたのである。結果的に、物に対しての気になる度合いが相対的に小さくなり、気になって捨てられなかったり拾ったりする行動がなくなりため込みが改善していた。物に振り回され苦しんでいたが、日々の充実した生活が楽しいというA子さんが印象的であった。

症例2

　63歳の男性Bさん。幼少時に父とは死別し母に育てられた。元々非常にまじめで曲がったことが嫌いな性格であった。交流関係もあまりなく一人で過ごすことが楽だった。自分で物事を決めるのが苦手であったようで母の言う通りに進路、就職を決めていった。それで特に困ることもなく与えられた仕事はきちんとこなしていたが、周囲からは「融通がきかない」「コミュニケーションが取りづらい」「我が強い」などと言われ集団の中では浮いていたようである。
　Bさんが50歳頃から、母が病気で臥床がちに過ごすようになり看病に時間が取られるようになった。今まで母がやってきた家事全般を請け負うようになった。今までは母の判断に多くを委ねていたため、ちょっとした買い物一つにしても判断に悩むことが増え、生活と仕事を両立することが負担になってきたため55歳で早期退職してしまった。退職後間もなくして母は亡くなった。
　Bさんは母の看病からは解放されたものの、何かと判断、指示をしてくれていた母を失ったため自分で判断して生活をしていかねばならなくなった。様々な負担はあったとのことだが、中でも一番困ったのは「ゴミ捨て」であった。「今後も不要な物」か「今後必要となるかもしれない物」の判断がなかなかつかず、ついつい取っておくようになり徐々に物が増えていった。毎日来る新聞

やチラシ、買い物袋、空き缶などで家があふれかえるようになり、寝るスペースもなくなってきたため、捨てたくても捨てられないことを主訴に精神科を受診した。

　明らかに不要な物とわかっていても「必要になるかもしれない」といった強迫的思考もあり、強迫性障害に準じた治療が導入された。選択的セロトニン再取り込み阻害薬（SSRI）、抗不安薬などの薬物療法、さらに不要だと思う物を外来受診時に持参してもらい、その場で捨てることで不安のコントロールを図る行動療法的アプローチがなされた。しかし、なかなか治療効果は認められずため込みは進行する一方であった。人づき合いが苦手であったために親戚とも疎遠で、近所の人ともつき合いがなく、孤立が悪循環にもなっていた。

　膠着状態が数年続いていたが、ある時、道路整備事業の話が持ち上がり、Bさん宅は立ち退きをせざるを得なくなってしまった。県の職員が何度も何度も説得に来たが、Bさんは了承しなかった。理由は、「家の中の物が捨てられない」からであった。立ち退き自体には特に抵抗ないものの、家の中の物を捨てなければ引っ越しもできないほどであり、しかし、捨てることの不安も大きく立ち退きに了承できなかったのである。県の職員は丁寧に「一緒に片づけをしましょう」と声をかけくれていたが、Bさんは母から「他人を家の中にあげてはいけない」とずっと教えられ頑なに守ってきていたこともあり、その提案も受け入れられなかった。近所の人は少しずつ立ち退いていったが、Bさんの状況は変わらなかった。

　さらに、ため込みにより不衛生な問題も出てくるようになり生活がさらに苦しくなっていった。主治医も県職員を交えて話し合ったり、Bさんを説得したり、何とか苦しい生活環境から抜け出すために考え得ることを提供したが、ため込みは変わらずであった。立ち退き期日が設定されており、最悪、強制撤去もあり得る状態まで迫っていた。

　そのような時に、本人を幼少から知っている近所の高齢の方が見かねて声をかけた。本人が捨てるかどうかで悩む物に対して「捨てて大丈夫」と声をかけながら選別させたところ、今まで捨てられなかった多くの物をみるみる捨てることができたのである。ため込まれた物は立ち退き期日までに、用意されたアパートに運び込めるだけの荷物になり、Bさんは何とか引っ越しができたのである。今までと何が違ったのかたずねると、「『大丈夫』と言ってもらい、それ

で捨てても大丈夫だと思えたから」と、とてもシンプルな返答であった。引っ越した先でも時折知人に来てもらい捨てられない物に対して「捨てて大丈夫」と言ってもらいながら捨てることで何とかため込み生活に逆戻りしないでやれている。

ため込みとおとなの発達障害

　症例1のA子さんは、幼少のころから落ち着きがなく片づけも苦手で気になることに執着するといった発達障害特性を持っていたと考えられる。家族の話からも常に気をかけておかないと何かしらのミスなりトラブルがあったようである。しかし、前述のように、母がA子さんの生活全般のフォローをいつもすることで大きくつまずくことなくやってこられたのであろう。そんな母が認知症になり始めてからフォローが十分でなくなり、A子さんは気になることを答えてもらえなくなる不安から、自身で確認できるように気になった物はため込むようになったのではないかと思われる。いろいろな精神科的治療アプローチはあまり効果がなかったが、A子さんを劇的に改善させたきっかけは、夫と死別して一人になる不安と寂しさを他者と多く交わることで紛らわそうとしたことである。元々の愛されるキャラクターもあってであろうが、関わった多くの人が母と同じようなフォローをA子さんに再びするようになり、生活のつまずきが減ることで、ため込みも減ったのだと思う。症例2のBさんも融通の利かなさ、こだわり、コミュニケーションの不得手などから発達障害特性を持ち合わせていると思われる。症例1のA子さん同様に、Bさんの母が発達障害特性でのつまずきをいつもカバーすることで生活は成り立っていたが、母と死別すると指示判断する支援者がいなくなり、捨てる捨てないの判断ができないことが続いた結果がため込みになっていったのだろう。治療効果は非常に部分的であったが、改善のきっかけは、捨てる捨てないの判断を目の前でしてくれる人が現れたという非常にシンプルなものであった。

おとなの発達障害

　何らかの症状を主訴に精神科を受診し、治療経過の中で精神疾患の基盤に発

達障害があるのではないかと、成人になって初めて疑われるケースは少なくないように思う。抑うつなり幻覚妄想なり身体症状なりが不適応反応であることが多いが、不適応の理由としてその人が持っているこだわりや融通の利かなさや空気の読めなさなどといった、発達障害の特性であることが多い。

　成人になって発達障害が疑われるケースは、何らかの症状を認めるようになってから受診したものであるが、その症状を認めるようになったきっかけとしては生活環境の変化が多いように思う。さらにその環境変化に加えて、本人を支援してきた人が本人から遠い存在になってしまった時に、より不調になる転機となっているのではないか。たとえば、不注意やこだわりなどの特性が幼少からあったとしよう。特性の程度にもよるだろうが、特性により学校生活や対人関係でつまずきそうなところを身近な家族（母親であることが多いように思われる）が、常にフォローしてつまずかないように手を差し伸べ続けていた場合、本人は特性で大きく困ることなく生活を送ることができる。そのような環境で過ごした人が進学や就職などで単身生活となった時、途端に自身で身の回りのことや仕事、対人関係などを段取りしたり判断したりしなければなくなって負担が大きくなり、その結果、許容範囲を超えてしまうと何らかの症状を呈してしまう。

おわりに

　発達障害と考えられるような人が、仕事や生活の中で人間関係が複雑になり事例化することもあるが、前述の二症例のように人が離れていきサポートが薄くなることでつまずき、事例化することもあるように思う。そういった時には、その人をこれまでサポートしてきた人との関係に着目し、これまでどのようなサポートを受けることでつまずくことなくやってきたかを理解し、同じようなサポートを提供できる人とつなげることで、つまずきから立ち直れることもあるのではないかと思われる。

〔文献〕
　青木省三、村上伸治編『大人の発達障害を診るということ―診断や対応に迷う症例から考える』医学書院、2015年

青木省三、中村尚史「成人期の発達障害をどう考えるか」『こころの科学』171号、10-15頁、2013年

　中尾智博「強迫性障害とhoarding（溜め込み）」『臨床精神医学』41巻1号、53-59頁、2012年

●発達障害

自閉スペクトラム症の診断をめぐって
――主として思春期以降の例について

青木省三・村上伸治

はじめに

　統合失調症の場合、典型例であれば過剰診断も診断見逃しも少ない。精神科医の間で診断の不一致も稀であろう。典型的・重症のうつ病でも、過剰診断、診断見逃し、診断の不一致は少ないであろう。ただし、この10数年増加している軽症のうつ病・抑うつ状態となると、過剰診断、診断見逃し、診断の不一致がいずれも増えてくる。
　では、自閉スペクトラム症ではどうだろうか。典型的なカナー型の自閉症については、過剰診断、診断見逃し、診断の不一致はまず起こらない。そのような現象が起こるのは、軽症群、非典型例群であり、診断で言えば判別の困難な「グレーゾーン群」（青木、村上、2015年）である。軽症になると診断が曖昧になりやすい。

診断概念が受け入れられていく過程

　一人の精神科医（時には多くの同時代の精神科医たちが）が、一つの精神障害についての知識をもち経験を積んでいく過程を考えてみよう。知識をもち診療の経験を積めば積むほど、その精神障害のかすかな徴候に気付くようになり、診断範囲が広がってくる。多くの精神科医が興味や関心をもち、その精神障害の診断が増加する、「診断ブーム」とでも言う状態を経て、多くの精神科医が過剰診断に気づき、診断を限定する時期がやってくる。診断は、①診断見逃し

→②診断概念の獲得→③過剰診断→④「適正診断」、という経過をたどるように思う。

　境界パーソナリティ障害、解離性障害、外傷後ストレス障害（PTSD）、軽症うつ病などはそのような経過をたどっていったのではないだろうか。

　成人の自閉スペクトラム症に関して言えば、現在は、①見逃しの時期にいる臨床家と、③過剰診断の時期にいる臨床家が混在している現状を表しているのではないかという印象を、筆者らは抱いている。

症例——初診時高校3年生、女性

（1）対人緊張が強く、集団の中に入るのが困難になった時期：社交不安障害や適応障害などと考えた

〈1年目〉高校3年の初診時、「人と話をするのに緊張する。体が震えるくらい緊張しすごく疲れる。弁当なども喉を通らない。中学2年生になって、急に人と話すのが緊張するようになった。人に言われたことを繰り返し思い出し、頭から離れない」などと話した。

　社交不安障害だろうか、強迫様観念も認めるし、果たして診断は何だろうか、と考えた。しかし、初診時、診察室でやや緊張はあるものの穏やかに普通にやりとりをする本人を診て、自閉スペクトラム症圏とは思わず、思春期青年期の適応障害圏のように感じた。

　その後の通院は、決して定期的ではなかった。調子の良い時はキャンセルが多く、不調になると頻回の受診となった。薬剤は少量を処方をしたが、「ぼーっとする」「合わない」などと話すことが多かった。

　高校の出席日数はギリギリであったが、何とか卒業した。この頃より、軽い躁うつ様の気分変動を認めたが、双極性障害というよりも、思春期青年期の気分変動の範囲ではないかと筆者は感じていた。

〈2年目〉1年間、浪人生活。学校を卒業したこともあってか、心理的にもゆとりがあり、通院も数ヵ月に1回という程度であった。

〈3年目〉大学に進学したが、予習・復習などを完璧にしようと頑張りすぎ、そのため結果として課題やレポートを提出できず退学した。適当にレポートを書くことができず、図書館で課題について調べはじめ、情報量が多くなり完成

できなくなるようであった。

(2) 進学・アルバイトがうまくいかず、自殺企図などの行動化が増えた時期：双極性障害、統合失調症、やがて発達障害と考えるようになった

〈4年目〉心機一転で、専門学校に入学したが、授業がぎっしり詰まっており、教室もすし詰めの状態で、すぐに退学した。その後、飲食関係のアルバイトをはじめたが、いずれも短期間で辞めるということを繰り返した。店長など上司の評判はよいのだが、「仕事が覚えられない。急に言われるとどうしたらいいかわからなくなってパニックなる」と話した。辞めることを繰り返すうちに、しだいに抑うつが強まり、夏から秋にかけて、「自分には何もできない。死んだほうがいい」と大量服薬などの自殺企図を繰り返した。何度か当院救急センターに搬送されたが、企図後は救急でケロッとしていているのが印象的であった。

振り返ってみると、この頃は双極性障害様の気分変動を呈していたと考えられるかもしれないが、筆者から見ると「張り切って働き、頑張りすぎてすぐにダウンしてしまう」ように見え、双極性障害とは思わなかった。

その頃、診察で、本人から「私は、統合失調症ではないか？」と質問された。「中学校までは、自分の考えは人に聞こえるものだと思っていた。頭で考えていることが漏れるので、差し障りのないことしか考えなかった。高校の頃は、家に盗聴器と監視カメラがあると思っていた。今はカメラがあるとは感じないが、やはり警戒をしている。だから月に1回くらいしか、お風呂に入れない」と話した。話の内容は統合失調症の症状を疑わせるものであったが、表情は穏やかで、口調や雰囲気にも不安や恐怖が感じられず、不思議な印象を抱いた。加えて、本人は普通に外出し、買物などをしていた。本人は「これが普通だと思っていた。でも本を読むと統合失調症の症状と書いてあった」と淡々と話した。

筆者は、この頃になって、はじめて、女性が自閉症スペクトラム症（ASD）圏ではないかと考えるようになった。診察室での一対一の会話は可能であるが、集団になると話ができない。話が聞き取れないことがある。一つのことが心配になるとそのことばかり考えて、切り替えることができない。複数のことを同時に言われると処理できない、などが認められ、学校での孤立状態から考える

とASD圏の患者さんの反応性の統合失調症状態ではないかと考えた。

そこで、筆者は「統合失調症ではないと思います。大きなストレスがあるとそのようなことが起こることがあり、そういうものではないかと思う」と話した。

(3) アルバイトをはじめ、安定していた時期：自閉スペクトラム症は目立たなくなった

〈5年目〉その後、通院が途絶えた。

〈6年目〉久しぶりに受診した。

「本屋でバイトしている。1年半が過ぎた。最初は大変だったけど、今は、レジ係と本のポップを描いたりしている。友達もできて楽しい」と話した。長期間、アルバイトが続けていて、仕事内容も職場の人間関係もうまくいっていることを聞いて、とても嬉しく感じた。

女性は、診察で「私は、アスペルガー症候群ではないか？」とたずねた。ネットや本で見ると当てはまると思うと話した。筆者もそのように判断していたので、「その可能性はあると思う。でも今は元気に働いているのだから、『障害』というよりも『個性』と考えたほうがよいと思う」

女性はその店で、3年半働いた。特に、本のポップでは、客をひきつけるイラストとキャッチコピーをかき、それがとても人気で、それを楽しみに店に来る人もいるくらいであった。早朝家を出ての出勤でフルタイムであったが、元気に「適応」して働いていた。

ただ、残念ながら書店は閉店となった。その後、いろいろと探してみたが、正規雇用の職場は見つからなかった。

〈9年目〉〈10年目〉アルバイトは将来性がなく不安定と話していたが、正規雇用がうまくいかず、友人から誘われて事務職のアルバイトについた。真面目で人間関係もよく、評判もよかったが、「電話応対ができない。話が聞き取れない。一度にいくつかの用件を言われるとできない」などと、特に電話対応や窓口対応の苦痛を訴え、1年半勤めてやめた。

(4) 障害者枠での雇用を模索したが、それによって苦しんだ時期：自閉スペクトラム症の適応障害と考えた

この頃から、女性の自閉スペクトラム症的な特性の訴えが増えてきた。「聞き取れない。同時に複数のことが処理できない。気になったことを切り替えられない」など、確かにそのような苦手が女性には認められたが、女性の言葉として話されるようになった。職場の不適応により、障害特性を自覚するようになったものと思われた。だが、特性の自覚は苦手をカバーするという発想に向かわず、「このような欠点があるから、自分はダメだ」と否定的な考えに向かい、女性を支援することにつながらなかった。診察時間が長引き、泣きながら、自分のできないことやダメなこと（苦手）を話すことが続いた。

〈11年目〉女性は、どうしても正規職員になって働きたいと言い、ハローワークを訪れ、「自分は発達障害と診断された。電話が聞き取れない」などと話したところ、「発達障害の苦手なところを理解してもらって就労することが大切」と言われ、「障害者雇用」を勧められた。筆者は、女性の関心がどんどん自分自身の「障害」という方向に向くのを心配したが、迷いながらも精神障害者手帳の申請を希望し、手帳を取得した。

だが、実際に障害者枠の求人に応募したが、大手数社に面接で断られるという結果となった。女性は「アルバイトの求人では倍率が高くても落ちたことはなかったのに、障害者枠の求人の面接では落ちてしまう。精神障害者というだけで、警戒されて落ちてしまう」と話した。

障害者枠での雇用が、障害者という自覚を強め、それだけでなく、障害者への偏見や差別の経験する機会となる。

(5) アルバイトに戻り、再び安定した時期：自閉スペクトラム症は再び目立たなくなった

〈12年目〉その後、「障害者手帳を返上したい。自分が障害者であると思いたくない。精神障害者手帳は自分にプラスになるものはなかった」と話した。そして、年配の人たちの多い職場にアルバイトの事務職として働くようになった。責任が多くなく、単純な事務であったことと、職場の雰囲気が穏やかであったのがよかったようで、その後は、「話している内容は聞き取れないが、楽

しい」と元気に過ごしている。「職場の人は、皆、優しい。飲み会に誘われて、酒を飲め、酒を飲めと勧められる」と笑顔で嬉しそうに話している。

そして「時々、相談に来ます」と話し、数ヵ月に1回、不定期に受診しながら元気に過ごしている。

症例のまとめと問題点

(1) 症例の経過

1年目（高3）から3年目頃は、対人緊張が強く、集団の中に入るのが困難であり、診断的には、社交不安障害、思春期の適応障害などと考えていた。診察室の会話からでは自閉スペクトラム症圏とは思わなかった。これは「診断の見逃し」と言ってもよいであろう。そのため、女性の不得意を充分に理解することができず、勉強やバイトを繰り返し辞めることを防げなかった可能性がある。なぜ、繰り返し辞めるのか、理解できていなかった。

4年目から5年目頃には、進学・アルバイトがうまくいかず、自殺企図などの行動化が増えた。診断的には、双極性障害、統合失調症、自閉スペクトラム症圏などを考えるようになった。筆者は双極性障害様の気分変動に気付き、本人は「統合失調症ではないか？」と言い、やがて筆者も本人も同時に、「発達障害ではないか」と考えるようになった。筆者は「基盤に自閉スペクトラム症をもつ、反応性の双極性障害様の気分変動」のように感じていた。双極性障害としても、進学や就労などの負荷に反応するように軽躁状態になり、疲れをためて抑うつ状態となるという繰り返しであり、「反応性の双極性障害様の気分変動」と呼ぶのが適切ではないかと考えた。女性には、自閉スペクトラム症圏という「診断」を伝え、「障害というよりも個性と考えたらどうか」と話した。

6年目から8年目頃は、アルバイトをはじめ、安定して過ごしていた。書店のアルバイトをはじめ、苦手による苦労もあったが、得意を評価され、しだいに書店の中での人間関係にも馴染めるようになった。まさに個性を活かして生き、筆者には障害特性が目立たなくなったように見えた。社会に適応している自閉スペクトラム症（非障害自閉スペクトラム、本田秀夫）という状態であった。

9年目頃より、書店が閉店となり、アルバイトで働いたが「電話や人の話が聞き取れない」と発達特性を強く訴えてやめた。そして「これからは正規雇用を」と考えたが、なかなか仕事が見つからなかった。ハローワークで「自閉スペクトラム症と言われたことがある」と話すと、障害者枠での雇用を勧められ、迷いながら障害者手帳も取得した。だが、その後、障害者枠での就労に失敗することが続き、不適応感も強め、不安抑うつ状態となっただけでなく、「精神障害者と自分を思うことがつらい」と話すようになった。女性の白か黒かの思考では、「誰でも程度の差はあれそのような特性をもっているという、スペクトラム概念は伝わらず、障害の手帳を取得することは、「自分は健常者ではない障害者である」ことを過度に自覚し、苦しむことになった。
　12年目になって、「精神障害者というと雇ってもらえない。精神障害障害者手帳を返上したい。自分を障害者と思いたくない」と言うようになり、再び元のアルバイトとして仕事を探し、女性にあった職場に出会い元気に過ごしている。
　この経過は、診断が不確定な時期から、診断を伝えた時期を経て、最終的には「診断を返上する」と考えられるかもしれない。前述した①診断見逃し→②診断概念の獲得→③過剰診断→④適正診断、という経過に近いが、筆者は③→④にいかず、①に戻っている。診断としては、「見逃し」から、「診断」を経て、「診断返上」に至った。

(2) 症例における「診断見逃し」の問題点
　確かに、当初は診断という意味では「見逃し」ていた。女性は少なくとも診察室の一対一の場面では、言葉のコミュニケーションに大きな問題を認めず、発達障害圏とは考えなかった。人の言動への敏感さや集団への入りにくさは、社交不安障害の範囲で理解できるように感じ、診察室での助言やサポートで少しずつよい方向に向かうのではないかと考えた。学校やアルバイトなどの困った出来事や場面について、もう少し丁寧にたずねれば、社会性やコミュニケーションの困難さが理解できたかもしれない。筆者は女性の困っていることを的確に理解できていなかった。それが、高校でも大学でもアルバイトでもうまくやれず、自殺企図まで引き起こすことになった。「診断見逃しの問題」である。

(3) 症例における「診断」の問題点

だが、経過の中で、女性と筆者の間で診断を共有したからと言って、事態が好転した訳ではなかった。女性が、アルバイト先で特性を活かし評価されているときはよかったが、別のアルバイト先では電話対応・窓口対応ができず、その時は聞き取れないというだけでなく、それまでは話されなかった、人と話ができない、複数のことを処理できない、臨機応変に対応できない、などの訴えが増えた。集団の中に入れず緊張感が高まると、精神症状や発達特性が目立ち、その時は受診・通院となった。集団の中に受け入れられ、自分の得意を生かすと、魅力的・個性的な人になり、その時は通院間隔があいた。環境の影響を受けて、発達特性や精神症状は変動する。これが「診断の混乱の一因」となっていると考えた。

診断はどのように受け止められているか

さらに混乱させているのは、筆者が説明したことと、女性の受けとめたこととの間におおきなズレがあるということである。発達障害というものを、筆者は、「得意、不得意のある障害でもあり、個性でもある」と説明したが、これは女性にはうまく伝わらず、女性は、「障害ない＝普通」で、「障害者＝普通の人ではない」と受けとめていた。（白黒の判断枠）。診断は、女性にとっては「普通の人ではない障害者」を意味し、特に精神障害者手帳はそれを証明するものと受け止められた。女性には、生きづらさの原因となっている特性のプラス・マイナスを伝えるだけでなく、発達障害も特性自体も、（＋）（－）の間を変動するものであることを伝える必要があった。

診断見逃しの問題

診断見逃しには、以下のようないくつかの問題がある。
①本人の生きづらさや苦労を、周囲の人がうまくキャッチできない。例えば、そのため、孤立を強めたりする。
②性格・人柄として、ネガティブな評価を受ける。例えば、障害特性が「わがまま、自己中心的」「話を聞いていない。ウソをつく」などと、理解されて

しまう。

　③自閉スペクトラム症状に、不適切な対応がなされる。例えば、曖昧な指示や助言が続き、混乱を助長する。その混乱が「ボーダーライン」という印象を与えたり、被害的な言動が出ると「統合失調症」などと診断されたりする。また、そもそも言葉がやりとりの道具として役立っていないのに、言葉での精神療法が行われ、言語化を求められたりすることがある。それだけでなく、変更を受け入れるのに時間を要することに気づかれず、早急な薬の変更などで不毛な押し問答となったりすることもある。

　④一過性で終わる精神症状を、慢性化、遷延化、固定化させてしまう可能性がある。例えば、環境調整が求められる状態に、過度の薬物療法が行われることによって、混乱を遷延させることがある。

過剰診断の問題点

　過剰診断には、以下のようないくつかの問題がある。

　①障害と言えないものまで、障害と診断してしまう。例えば、よく診る（得意な）病気の範囲は広がりやすいように、障害の特性に対する感度が上がる。

　②障害ありと診断したのにストレスがなくなると障害が見えにくくなり、誤診だと言われる。逆に、障害なしと診断したのにストレスが加わると　障害が顕著となり、「障害を見逃した。誤診だ」と言われる場合もある。

　③診断が受け入れられない。患者さんは、白黒で考えやすく、スペクトラムという概念は伝わりにくく、「障害」「障害者」だけが頭に残る。それだけでなく、丁寧に説明したつもりでも、診断されたことがショックになり、時には激しい反応が生ずることもある。

　④診断されたが支援を受けられない。診断されっぱなしの人は少なくなく、診断されても何のプラスもないことが少なくない。

　診断見逃しも、診断過剰もどちらも大きな問題あり。それを避けるには、「グレーゾーン群」という診断が大切ではないか。

おわりに──「グレーゾーン群」という診断の提案

　成人期の発達障害には、発達障害と定型発達の間のグレーゾーン群が多い。グレーゾーン群では、以下のように、場面、時期、ストレスなどによって、障害特性が顕著なったり、目立たなくなったりする。
　・ある場面では障害（＋）、別の場面では障害（－）。
　・ある時期は障害（＋）、ある時期は障害（－）。
　・ストレスの有無で、障害（＋）障害（－）間を変幻自在に移動。
　そのため、ある時点で、障害（＋）障害（－）としても意味がない。空間的にも時間的にも、白黒つけがたく、無理やり白黒つけようとすると泥沼となる。
　だが、大切なことは、障害の有無を無理やり明らかにすることではなく、いずれの場合でも、生きづらさや生活障害が強ければ支援は必要ということである。そう考えると、グレーゾーン群としてそのまま捉え、支援していくことのほうが現実的ではないか。障害の有無自体が微妙で、状態像が障害（＋）障害（－）間を移動する、そういう「グレーゾーン群」だと診断したらどうだろうか、と筆者らは考えている。
　DSM-5では、ASDの重症度を「支援を要する程度」で3段階に分けており、軽度に相当する「レベル1」には「適切な支援がないと、社会的コミュニケーションの欠陥が目立った機能障害を引き起こす」と記されている。これは、「支援を要する人かどうか」が診断にとって重要であるということである。そういう意味で診断とは、「あなたには障害がある」という宣告よりも、「生活上の助言を含めて、いろんな支援を受けたら、あなたの人生の苦しみはかなり減ると思いますよ」という提案だと考えたい。
　そもそも、発達障害の予後は障害の重さに並行しない。知的障害を伴い、幼少期から療育を受けた発達障害が、単純作業ながら障害者雇用でしっかり働いていたりする。その一方、高学歴の発達障害者がトラブルを繰り返していたり、引きこもってこじれていたりする例は少なくない。予後を分けるのは障害そのものではなく、「助けてもらう」や「相談する」パターンを身につけたかどうかであると筆者らは考えている。その点、グレーゾーン群としてであれば、本人も思い当たるところがあることが多く、受け入れやすい。すべてがダメなのではなく、自分の苦手な分野だけ、助けてもらえばよいので受け入れやすい。

どこが得意でどこが苦手かを、本人と話し合いやすい。個々に応じたテーラーメードな支援を考えることができるように思う。事例で紹介した女性も、グレーゾーン群として説明し、支援を行えば、特に後半の診断や「障害」という言葉をめぐっての混乱は避けることができ、より女性に有用な支援ができたのではないだろうか。

　そして、発達障害者の不適応行動に対しては、その行動を直接変えようとする指導が行われがちだが、これは本人の反発を招きやすい。行動という「出力」が問題でもその原因は情報の「入力」がズレているためであることが多いので、場の状況や他者の気持ちなどを支援者が解説して入力を修正することで、出力を自ら修正できる人がグレーゾーンの人には多い。これがうまくいくと、「相談するたびに、生活が楽になる」好循環が生まれ、生活障害と予後が改善していく可能性がある。支援の可能性の意味でも「グレーゾーン群」の診断は非常に有用であると考えられる。

〔文献〕

American Psychiatric Association: Diagnostic and Statistical Manual of Mental Disorders, 5th ed（DSM-5）. American Psychiatric Publishing, 2013.（日本精神神経学会　日本語版用語監修、髙橋三郎、大野　裕監訳『DSM-5 精神疾患の診断・統計マニュアル』医学書院、2014 年）

青木省三『ぼくらの中の発達障害』ちくまプリマー新書、2012 年

青木省三『精神科治療の進め方』日本評論社、2014 年

青木省三、村上伸治編『大人の発達障害を診るということ─診断や対応に迷う症例から考える』医学書院、2015 年

青木省三『こころの病を診るということ─私の伝えたい精神科臨床の基本』医学書院、2017 年

本田秀夫『自閉症スペクトラム─10 人に 1 人が抱える「生きづらさ」の正体』SB クリエイティブ、2013 年

村上伸治『実戦 心理療法』日本評論社、2007 年

村上伸治『現場から考える精神療法─うつ、統合失調症、そして発達障害』日本評論社、2017 年

● 発達障害

大人の発達障害における
病識・病感・負担感の理解と対応

高橋　優・北野絵莉子・植田友佳子
村上伸治・澤原光彦・青木省三

はじめに

　病感や病識の扱いについては、精神病性障害や神経症性障害においては、これまで多くの論考がなされている。だが、通常の精神疾患が「健康であった自分」からの変化であるのに対して、発達障害は「定型発達の他者」との差異であり、病感や病識の扱いはかなり異なったものとなる。さらに障害の特性上、自分と他人とを比べること自体に困難があること、状況把握が不得手であること、特性のバランスや生活歴、環境との兼ね合いで表現形が患者ごとに大きく異なることなどもあって、発達障害における「本人が障害をどう感じているか」また「それをどう扱うか」は、なかなか簡単ではないテーマである。
　本稿では、筆者が経験した症例を通して、このテーマについて考えてみたい。

症　例

　〔症例1〕40代、男性
　母はすでに他界しており、また父は小さい会社の社長で多忙で、幼少期のことを詳しく知る者はいなかった。就学前特に異常を指摘されたことはなかったが、「借りてきた猫のように」おとなしかったという。性格は非常に几帳面で生真面目、受動的であった。友人は少数ながらおり、いじめにあったことはなかったが「人間関係が苦手である」と常に感じていた。大学に入学したが「人の輪に入れない」と感じて休むようになり、退学。その後は父のつての会社に

就職した。周囲の人間とのトラブルはなかったが、親密な関わりもなかった。与えられた事務仕事は機械的にこなしていたが興味はなく、就職している会社が何をしているかも知らなかった。にもかかわらず、父の力である程度昇進していることを気に病んでいた。また、父が仕事ぶりについて口を出し、叱りつけることがたびたびあったという。あるとき「同僚と話しているときに会社の悪口を言ったので、もう会社にいられない」、「父も現在の仕事を続けるのを快く思っていない」と退職。その後就職活動がうまくいかず、意欲の低下、「突然叫ぶ」、人間関係がうまくいかないことなどを主訴に当院受診となった。

　会話は少し途切れがちではあるが、疎通性に問題はなく、知的レベルは高いことが推測された。しかし人間関係の苦手さ、興味の限局、生真面目で話を字義通りにしか解釈できない、予定外の出来事への脆弱さ、聴覚的な情報処理の苦手さ（話しかけられたことばをすべて頭の中で反芻しており、会話量が多くなると反芻したことばと相手のことばが干渉しあって混乱するとのことであった）などが著明で、発達障害の特性が強く認められていた。

　就職に関して明らかに支援が必要なレベルであること、また本人が自分と周囲の違いに強い違和感を感じていること、父が「これまでそういう性格と思い発破をかけ続けてきたが、誤ったことをしてきたのかもしれない」と本人への理解と対応に迷っている様子もあり、病状を説明し病名を告知することにした。病名告知後、本人は非常に腑に落ちた様子をみせた。それから「今後は合わない環境に合わせるように努力するよりは、適した環境を探して行きましょう」と伝えて、具体例として作業療法から障害者就労への段階的な社会参加について説明を行った。その後は本人のみが通院し、前述した方針を進めていったところ、意欲低下や抑うつ気分は比較的速やかに改善し、作業所を経て障害者就労して精力的に働くようになった。また趣味にも取り組むようになり、充実した生活を送るようになった。

　父は、初診時に説明した際は納得したようにみえたが、自宅では以降もしばしば「根性論」を振りかざして叱咤激励し、口論になることも多かった。しかし本人が適応的に過ごせるようになるにつれ、態度が軟化して親子関係も落ち着いたものとなった。

考 察

　発達障害の傾向が比較的軽度である場合、あるいは環境との兼ね合いでそれほど負担感が大きくない場合、「なぜ自分は～なのか」というアイデンティティに関する問いの答えを得るためのみに受診し、答え（診断）が得られるとそれで安心して通院しなくなる者も多い。

　しかし本症例のように、それなりに生活上の負担感が大きい場合、機械的に症状を説明したり病名を告知したりしたところで、本人の特性が変化するわけではなく、また根本的な治療薬もない以上、意味がない。診療の目的はその人の負担感を減少させることであり、症状説明や病名告知はそのための手段であって目的ではない。それらについて話す際は、

　①特性に関するより詳細な情報が得られる、

　②今後利用できる社会資源や対応法を知ることができる、

　③自らの特性をより合理的・適応的に把握し直すことができる、

という3つを目指すべきであるし、それらがほかの方法で得られる、あるいは必要ない状況であれば、病識の有無や病名告知にこだわる理由は全くないだろう。本症例では、今後社会資源を使用するにあたり必要であったため（②）、また自責的な思考を変化させるため（③）に必要と判断して、症状説明と病名告知をおおむね次のように行った。

　「今あなたが自分にあるという種々の特性を、もともと持っている人々がほかにもたくさんいます。程度はさまざまで、ある・なしで明確に分けられるものではありません。また特性自体によい・悪いはなくて、メリットにもデメリットにもなるものです。その程度や生活する環境によっては特に困らないし、あるいは特性が少ない人より上手に適応できることもあります。しかしその程度がより大きいと、あなたに適した環境はより絞られてくるし、そのため環境にそぐわず生活に困っている場合、発達障害という病名をつけることができます」

　本患者は自らのことをかなり客観的に把握しており、自らの特性に関して新しく得るところは多くなかったかもしれない（①）が、前述した説明の結果、自責感は改善し（③）、提案した「作業療法から障害者就労という段階的な社会参加」（②）というレールに乗ることで精神的に安定し、最終的に障害者就労を果たし現在は負担感のない生活を送ることができるようになっている。

また当然、家族に対する症状説明の際も同様のことを意識すべきで、この父親の場合は、患者を責めたてる思考を変化させるきっかけになった（③）。最初は説明を受け入れられないようにみえる場合でも、単に時間経過によって、あるいは患者の全体的な生活状況が改善することによって、次第に受け入れられることが多いように思う。

　なお、本症例では、本人が自らの特性を相当理解しており、かつ現在困っている状況がその特性に起因するであろうという理解、いわば病感を有していたため、病名や症状説明を抵抗なく受け入れることができたと考えられる。

〔症例2〕40代、女性

　幼少期の生育歴は不明。大学卒業後、やや特殊な個人で行う職に就いていた。あるとき治療の副作用で軽度（日常生活には支障がない程度）の身体的後遺症を負い、その職から離れることになった。以降は職につかず実家で家事をして過ごすようになったが、その頃より抑うつ気分、意欲低下、倦怠感などの症状を訴えるようになり、当院精神科を受診するようになった。また身体科にも通院していたが、主治医の対応への不満、治療の副作用などを執拗かつ攻撃的に訴えて、各科主治医との関係が悪化し、しばしばトラブルになっていた。

　語彙やことばづかいはしっかりしていたが、外的・内面な環境を言語化することが不得手なようで、説明は非常にわかりにくく冗長、こちらが途中で話を挟むと混乱した。こちらが話したことを、その場では理解したようにみえても、後に誤解あるいは曲解して、混乱したり被害的になったりして電話で苦情を言ってくることも多かった。処方はいずれも副作用を強く訴えほとんど使用できなかった。関係は非常に築きにくく、当科の主治医も安定しない状態であったが、あるときから筆者が担当することになった。

　強いこだわり、人間関係の希薄さ、コミュニケーション能力の低さ、予定外の出来事への対応能力の低さ、身体感覚への過敏さなど、発達障害の特性が強く認められ、かつ本人の負担感の大きな要因となっていると考えられた。しかし本人は自らのそのような特性に気づいておらず、トラブルの原因はすべて外的なものとして捉え、非常に他責的で攻撃的であった。

　外来では悩みを傾聴し、客観的な情報の整理を行ったもののあまり効果はなく、延々と症状や診察への不満を訴えていた。筆者は、状況の改善には本人が

自らの特性をある程度自覚することが必要なのではないかと考え、あるとき「〜な部分があるのではないか？」と尋ねてみたのだが、「そうでもない」と、全く自覚がなかった。元就いていた職業上の友人はいたようなので「では周囲の人間にそのように言われたことはないか？」などと諦めずに尋ねてみたところ、「そんなこと言われたことはありません」、「先生は私が変だと言いたいんですか」と怒り始めたため、説明を断念した。

　その後の面談は、こちらから新しい情報を提示したり、詳細に客観的な情報を収集したりすることは最低限にとどめ、本人の訴える主観的な情報や訴えの整理と傾聴につとめた。また、精神的な不調の訴えについては、対症療法を提案し、また症状は長期的には改善していく可能性が高いことを、本人の納得はともかく繰り返すこととした。変化の少ない面談で訴えの内容もあまり変わらず、苦情の電話も相変わらずしばしば認められたが、それでも時間をかけて大きな混乱や不調は少なくなり、定期的な診察も減ってきて、生活上の大きなイベントの際にのみ現れるようになった。数年経っているが、いまだに「以前、先生に変わっていると言われて傷ついた」と話すことがある。

　考　察

　当患者において病識を持ってもらおうとする試みは失敗に終わった。原因は、前の症例で述べたような病感、つまり「自らが周囲と異なる特性を持ち、またそのことが負担感の原因となっているという感覚」をほとんど持っていなかったにもかかわらず、筆者が不用意にそのような話題を切り出したことにある。

　では別の手順を踏めばうまくいったのかというと、それも難しかったのではないかと今では考えている。なぜなら、そもそも成人してある程度の生活を送っているにもかかわらず病感を持っていない者は、自己と環境の関係を理解する力がより低いわけで、周囲との差異を指摘しても自覚は困難だからだ。

　それに加えて、本症例のように負担感の原因を自らに見いだせないことから、「他責的」となっている場合、自らの特性に部分的にでも原因を求めるということは、これまで外部に向けていた攻撃性や怒りの行き場がなくなる、あるいは自らに向けることになるわけで、心理的な抵抗感は著しく大きい。

　そのような患者に対して不用意に本人の特性を指摘することは、外傷的な体験をもたらし、主治医との関係性を損ねるだけである。したがって無理に病識

を得てもらおうとするのではなく、本人の主観的な負担感に沿ってその場その場で具体的に相談に乗っていくしかない。

そのためにまずは主観的な負担感を理解し、本人と周囲の情報を収集・整理しながら、負担感の原因となる適応的でない状況理解や、気づきにくいストレスフルな事象などを把握し、それらを修正したり、あるいは対応策を検討したりしていくことになる。しかしこの症例のように、自分と環境の関連に対する理解が決定的に不得手な患者の場合、本人の中で本人なりの理解が強固に作り上げられており、情報の収集・整理をしようとしても本人が原因と思っていること以外の情報提供が乏しく、状況理解の修正には抵抗し、本人が気づいていないストレスフルな事象を指摘しても受け入れず、しかも負担感の軽減はしてほしいと訴えてくる（あるいは責めてくる）ことがしばしばある。

このような場合でも、新しい客観的な情報を使わずに本人の把握している状況から理論的に導き出せる別の方法を提案してみたり、本人のとっている対応策しか今のところない、という部分を「時間をかけて」確認したうえで負担感に共感したり、あるいはそのうえで「よい方法があまり思いつかないので、現状にそぐわないかもしれませんが、あくまで一般論としてこのようなやり方・考え方もあります」などと、控えめに客観的な情報や一般的な対応方法を提供してみたりと、患者の主観的な世界の中で負担感に沿うことはできる。本症例はそのような対応により、訴える負担感は変化がなかったものの、生活の混乱が改善されていった。

しかし、ではいつも患者の主観的な世界を中心に話をすればいいのかというと、次の症例のようにそうではないこともある。

〔症例3〕40代、男性

もともと介護職についていた。仕事はこなしており、上司と職業上の話はするものの、同僚との私的な会話や付き合いは「必要性がわからない」ため「全くない」状態であった。40代に大病にて職を失い、その後母の介護もあって職に就くことができず、生活保護を受給し、図書館に通うなどして過ごしていた。

しばらくして、抑うつ気分や焦燥感を主訴に当院を受診した。他院内科に通院中、他患者や地域住民、あるいはスーパーの店員など周囲の人間とトラブル

を起こすことがよくあるために精神科受診を促されたのがきっかけであった。話を聞くといずれの場合も患者の言い分にある程度の正当性が認められたが、次第にヒートアップしてしまうようであった。抑うつ気分はあるもののうつ病は否定的で、環境に反応したものであると考えられた。

イライラに対する対症療法としての処方を行い、診察では地域住民などとのトラブルに対する具体的な対応を相談することが多かった。本人の話は「周囲に変な人間がいて困る」、「意地悪をされる」というニュアンスのものが多かった。また、社会的な関わりを持つ場が少ないと感じており、抑うつ気分につながっていると考えられたため、作業療法を導入することとなった。

導入当初は、作業療法士や学生、ほかの患者ともよく話していた。過度に理屈っぽかったり、やや一方的であったりはしたが、大きな問題はなく過ごしていた。その後社会生活技能訓練（以下SSTとする）に興味を持つようになり参加。もともと他者との会話がうまくいかないことがある、と感じており「自分の話は長く回りくどいので、まとめて話す練習」、「相手の話が逸れたときに穏やかに対応する練習」、「適切に話しかける練習」、「話の長い人との会話を切る練習」などを自ら提案していた。

この頃自分を「アスペルガーかもしれない」、「人の気持ちを考えようとすることが少ない」などと評することもあり、提案の内容からも、自らの特性をある程度正確に把握していると思われたため、こちらからは「その傾向がある」として障害について説明後「少数派である以上、多数派に合わせるのが必要な場合はある」と伝えていた。

当初SSTはうまくいっているようにみえた。しかし次第に本人の過度に理論的・学術的で、かつ非常に冗長な話し方から「話がよくわからない」などと周囲から指摘されたり、あるいは本人なりの理解の仕方が独特なため、誤解されたりすることが頻繁に認められ始めた。本人はそのような場合に、さらに独自の理論を展開して理解を求めようと一歩も引かず、場が険悪になることがあった。

SSTのみでなく、「作業療法の場で適切に振る舞おうとすること」自体がコミュニケーションの練習であることと、それができていないこと、そのために周囲に理解してもらうような表現が必要であることなどをその都度指摘したが、「必要があってそのような表現をしている。それをやめろというのは簡単で低

レベルな話をしなければならないということですか」などと反論することもあり、修正は困難であった。そのうちに利用者や作業療法士に対して、「自分ばかりずれているといわれる」、「とんちんかんなことをいう」、「ずれたことをいう」、「バカにしているようなことをいう」など被害的になったり、他責的になったり、怒りを表出したり、小馬鹿にした態度をとったりし始めた。その態度のためにさらに利用者からネガティブな感情を向けられ、本人はますます他責的、攻撃的となり、作業療法士や利用者を露骨に見下し指導も無視するなど、悪循環に陥って作業療法の場を維持することが困難な事態に陥った。

　仕切り直すために「作業療法に参加する最低限度のコミュニケーションが行えていないし、それをなんとかしようとする態度が認められない。最低限度のコミュニケーションとは、相手に敬意を示す態度を見せることである。SSTは禁止する（大勢の前で指導されることに耐えられないと判断）し、これ以上周囲に敬意を払わないのならば作業療法全体の利用を禁止する。2週間後にそれを評価する」ことを伝えた。すると「そんなにギリギリな状態だったのですか」、「先生に迷惑がかかっているのですか」と、初めて周囲との軋轢が大きなものとなっていることに気づいたようであった。

　以降診察の回数を増やし、「周囲に敬意を持った態度を取れているか」に焦点を絞って話し合いを繰り返すこととした。露骨に敵対的な態度は減少したが、それでも作業療法士にややそっけない態度をとったり、少し嫌味な態度をとったりする様子は認められた。ただ、比較的「理屈っぽい」作業療法士があえて「理屈っぽく」かつ支持的に接することで、その作業療法士との関係は徐々にできていった。ただ、比較的「理論的でない」と感じる作業療法士とのコミュニケーションは難しい部分が多いようであった。相手の曖昧な話、理論的でない話、感覚的な表現など、患者が理解しがたい場合に、反射的に見下すような返答をしていたので、そのことを指摘して改めるように伝えた。指摘すると反射的な返答をしていることには気づいたようだが、受け入れる、あるいは「合わす」ことに抵抗を持っているようであった。

　しばらく経過した後に、独特の表現で「もう一つの答えがあってもいいことがわかりました」、「相手を感情の人と考えることにしました」など、あくまでも自分を下げない方法で、多様な結論や、理論的な整合性を重視しないことを受け入れるような発言が認められるようになってきた。

その後も「合わせていると自分の特徴がなくなるのではないか」などの不安や不満を口にすることはあったが、それでもその場を丸く収めることができるようになってきた。結果として周囲との軋轢は徐々に改善し、次第に行動だけでなく内面的にも他責的な部分が目立たなくなってきて、「非理論的な」作業療法士との関係も改善傾向となった。

考　察

　本症例で、患者は自らの特性が周囲とはかなり異なること、またしばしばそれがトラブルを生じる原因となることを知っていた。それを改善したいという意思もあって自ら作業療法やSSTへの参加を希望したのだが、にもかかわらず行動変容への抵抗が強くなり、スタッフとの明らかな対立が生じて治療場面が壊れかけた。発達障害者において似たような状況は、治療の場だけでなく日常生活でもしばしば起こることである。

　そもそも特性として行動パターンを変化させることが苦手ということもあるが、それに加えてこの患者のように、発達障害の傾向はあってもある程度社会を生き抜いてきた人間にとって、これまで困難の多かった人生の中、工夫と試行錯誤、理論に頼ってなんとか生み出してきた行動パターン（具体的な対処法、考え方）に思い入れがあるのはもっともなことであり、それを変えるよう求められると、これまでの生き方を否定されるように感じられても無理がない。

　治療者は患者がそのように非常に苦痛で負荷の大きいことに取り組んでいることを理解し、可能な限り本人の側に立つ必要がある。つまり「あなたのやり方は間違っている。一般的にはこうしなければいけないのだ」ではなく「彼らのやり方はあなたと異なる。どちらが正しいというわけではないのだが、多数派に合わせる方法を知っておかないと、いろいろと不都合なので、合わせる方法をともに模索しよう」という態度である。

　しかし本症例では、SSTにおいて本人の振る舞いについて周囲の人間がいわば「上から目線で」、「過ちを指摘する」という形となってしまい、そのことが多大なストレス下にある患者の感情的な反応を引き起こし、過度に防衛的で攻撃的な態度をとらせてしまったと思われる。

　また本症例における対立の過程で、定型発達者と発達障害者の間に生じがちな「どちらの理屈が正しいか」という不毛な論争がしばしば認められたので、

それについても考察したい。

　発達障害者が実際に状況に対して明らかにそぐわない行動をとったとしても、その過程において本人が考える内容自体は、実は過剰なほど理論的で、局地的には正しいことも多い。それでも場にそぐわない行動を選択してしまうのは、前提条件としての状況把握が困難なことや、結果としての自らの行動を客観的に評価することが不得手で正しいフィードバックが得られないこと、またその積み重ねによって適応的な行動の経験則が不足していることが原因であることが多い。逆に定型発達者が適応的な行動を選択できるのは、その思考過程が理論的に正しいからではなく、前提となる状況把握や行動の結果の評価がある程度適切であり、またそれにより適応的な経験の積み重ねが行えているからにすぎない。したがって診察では「状況把握のずれ」に焦点を当てること、結果が「その状況下では適応的でない」あるいは「効率的でない」ことを患者の側に立って丁寧に説明することが重要である。たとえば本症例で作業療法の場面で興奮して相手に攻撃的な態度となった場合、

　「複数の利用者から『興奮していて怖い』という訴えがありました。目的を『穏やかに対応すること』に設定している以上、適応的な行動であったとはいえません」

　「しかし、相手がこちらの聞いたこととずれたことを答えるんです。理論も破綻しているし」

　「（やりとりの報告を確認して）確かに相手の返答は厳密にはずれているし、理論も破綻していると思います。そこの判断はおおむね正しいと思います。でもそこが焦点ではないんです。多数派の会話においては、『論争になることなく会話を終結する』ことが、理論的に正しくやりとりすることよりも重要なことがあります」

　「そんなことがあるんですか」

　「あるんです。それがいいことかどうかは別だし、私もときに釈然としないことはありますが、多数派の中でうまくやるには、そういう会話があることと、対応の仕方を知っておく必要があります」

など。しかし言語能力の高い患者を前にすると、ともすると思考過程の正誤が焦点になってしまいがちで、そうなると患者は自分の考え方の理論的な正しさを頑なに主張することになり、するとこちらもつい相手の考え方そのものにつ

いて反駁するようになって、本来の問題の本質から外れた、「どちらの理屈が正しいか」という得るもののない論争に陥りやすい。

本症例では治療の立て直しに際して、「客観的にみてうまくいっていない」部分を丁寧に説明し、「客観的にみてうまくいっている状態」を具体的に定義し直した。頻回の診察によって客観的な結果をそのたびに評価しながら、多数派に合わせる苦労を労い、状況把握の不得手さ、相手の振る舞いが理解を超えたときの合理的でない反応、言語の単純な情報伝達ツール以外の使用法に詳しくないこと、などを作業療法士と連携して一つ一つ具体的に指摘していった。周囲に合わせることを徹底するために独特な理屈や考え方を必要としたようだが、現在はかなりストレスフルな状況下でも、おおむね適応的に振る舞えるようになっている。

おわりに

以上、筆者の印象に残った3例をあげて負担感、病識、病患の扱い方について述べた。障害があることを伝えることでうまくいった症例、逆に病識を持ってもらおうとすることが侵襲的であった症例、また主観に沿っていくことが必要だった症例、あるいは客観的な状況を捉え直し整理することが重要だった症例と、対応は一見バラバラであるようにもみえる。

しかし共通して重要なことは、本人の負担感を、本人の側に立って扱うことであり、それは精神科医として基本中の基本ともいえる。しかし特に言語を介したコミュニケーションが表面的に可能な患者の場合、医療者がその特性を病的なものとして捉えにくく、たとえば「言うことを聞かず、問題ばかり引き起こし、こちらを攻撃してくる困った人物」などと感じられることもある（医療者側が、相手に発達障害の傾向があることを知っていても、である）、心情的には幻覚妄想状態の患者に寄り添うよりも難しい場合もあり、意識的に基本に立ち帰る必要があると考えるのである。

〔文献〕
1）青木省三『こころの病を診るということ―私の伝えたい精神科診療の基本』医学書院、2017年

2）青木省三、村上伸治編『大人の発達障害を診るということ』医学書院、2015 年
3）井上勝夫「小児の発達障害において病識を獲得させることの是非をめぐって」『精神科治療学』30 巻、1315-1320 頁、2015 年
4）村上伸治『現場から考える精神療法―うつ、統合失調症、そして発達障害』日本評論社、2017 年
5）米田衆介「成人における発達障害特性の自覚と病識」『精神科治療学』30 巻、1321-1325 頁、2015 年

●発達障害

高校から大学における社会的支援の実際

北野絵莉子・青木省三

はじめに

　青年期において、青年たちは同年代の青年たちとの繋がりを強めながら、「親よりも友人といることや話すことが楽しい」というような形で、しだいに親から距離をとり自立していく。親からの自立には友人や仲間との繋がりが重要になる。だが、同年代の友人との関係を充分に築けない場合には、自立が孤立となったり、親との関係が緊密なままで自立が困難となったりすることがある。その際には、友人や仲間に代わる「人による支援」が必要となることが少なくない。
　本稿では、3つの事例を紹介しながら、青年の社会的支援について考えてみたい。

友人関係、学業の両面の負荷により登校困難となった高校生

　高校1年生のAさん。中学3年の夏、部活の友人から急に無視されはじめた頃から腹痛、下痢が出現した。近くの内科で身体の精査を行ったが異常はなく、過敏性腸症候群として治療を受けていた。勉強が得意であったため学区から離れた進学高校に入学、その後いったん消化器症状は改善していた。しかし2学期頃から症状が再び増悪。クラスで授業が受けられない状態になったため、母親とともに外来を受診した。
　問診票に書かれた主訴には「腹痛、下痢、不登校」とあり、初診時はマスク

と長く伸びた前髪に覆われ、表情は見えにくく緊張が伺えた。腹部症状は授業中に出現するため、頻繁にトイレに中座する必要があり、最近は朝の支度の時から症状が出現するようになり、登校もままならないようだった。それだけでなく、高校入学後より、授業中にクラスメイトからの視線・気配が気になり、周囲がたてる物音を耳にすると「気に障ったのかな」という考えが浮かび、居心地悪く感じていたという。年齢や症状から「発症危険精神状態（ARMS）」も念頭に慎重に診察を進めたが、それらの注察感や関係妄想様の観念はクラスにいる時に限られており、外出中や家庭で出現することはなかった。また、休日や平日の家での過ごし方を聞くと、好きな作家の小説を読んだり、たまに家族と外出をしたりと、ある程度健康的な部分も保たれているように感じた。

　母親に幼少時の様子を聞くと、小学校・中学校で集団行動はとくに問題なく行えていたが、友達付き合いは苦手だったという。性格はとても真面目でひたむきな反面、神経質で融通の効きにくい部分があったようだ。中学時代に規則を守らない友人の行動を注意し、仲間はずれになった頃から腹痛、下痢症状が出現し始めたようだ。家庭では、とくに母親に対し普段から感じていることの多くを素直に話し、相談している印象を受けた。

　現在の学校での様子が気になり、クラスの雰囲気について質問すると、意外にも「雰囲気は悪くはない」という答えだった。特進クラスには同性のクラスメイトが少なく、なかには気の合わない子もいるが、休み時間や教室移動の時に少し会話を交わす間柄の友達はいるようだ。

　診察が進み、ふと学校の勉強の話題になった時にAさんの様子に変化がみられた。時間の経過とともに緊張が和らいでいたが、その話題では「とにかく大変……」とだけ言い、落ち着かない様子で母親をちらちらと盗み見る様子になったのだ。いったん母親に退室してもらい、改めて話を聞くと、「授業が難しい。とにかく勉強のスピードが早くて追いつけない。でも周りの友達は普通にこなしている。授業中にトイレに立つ時には、『物音を立てて皆の邪魔をしようとしている』と思われているんじゃないか、と感じる」と話した。進学に特化し、全教科をハイスピードで履修する授業内容は彼女の処理能力を超えており、コツコツ地道に理解するタイプの彼女は、次第に苦しさを募らせたのではないかと推察した。周囲はおろか、普段は相談相手になってくれる母親にも引け目を感じ、相談ができなかったようだ。

筆者は、「一番優先すべきは本人の健康、そのために無理せずに休むことが必要」と話した。将来、就きたい職業と進みたい大学があったため「全教科頑張って良い成績をとる」のではなく、まずは進級に必要な最低限の単位を取ることを目標においた。その場で母親の口から「テストも出席も無理しなくていいの。身体がしんどいのだから、いい点がとれないのが当たり前でしょう」と言われ、初めてホッとした表情が窺えた（このような一言が、青年を支えるものとしてとても大切である）。
　その後、「健康第一。勉強は最低限」という目標の変更を受け入れ、安心して休みをとってもいいと感じられるようになるまで少し時間はかかったが、目標を見据えて母と娘が二人三脚で「作戦変更」をしたことで余裕を取り戻し、徐々に症状は薄らぎつつある。

　Aさんは、学校の規則などを真面目にきちんと守る子どもであり、学童期まではそれで困ることはなかった。しかし、思春期となり、皆が大なり小なり規則を破るのが当たり前になったとき、規則を守らない友人を注意するAさんは、同級生の中で浮き上がり孤立を深めるようになった。それだけでなく、得意と思っていた勉強も、そのスピードについていけないということで、挫折感を強めたことであろう。対人関係と学業面での負荷が、学童期までは目立たなかった特性を、思春期において顕在化させていったのではないかと推測する。筆者は「必要最低限の単位をとる」「健康第一」などと助言した。だがこのような助言が功を奏するには、家族、特に母親が助言を理解し納得することが不可欠となる。親の理解が、何よりもの支援となるのである。

家族から離れての単身生活が不安緊張を高めた大学生

　大学2年生のBさんは、アパートの隣人の生活音で気が休まらずに夜眠れないこと、教室の物音が気になって物事に集中できないことに悩み、当科外来を受診した。他府県の出身で、大学進学を機にアパートで一人暮らしを始め、入学直後から隣人の生活音が耳に響き、それが気になって引っ越すことを繰り返していた。また、学校でも貧乏ゆすりの音やペンで文字を書く音が気になり、授業に集中ができないことに悩んでいた。テスト勉強など課題がある時には、

ことさらに周囲の音が耳に響いて作業効率が落ち、「なぜ私だけがこんな思いをしなくてはならないのか」と、気持ちの落ち込みや焦りや苛立ちを感じていたという。

　初診時は単独での受診であったため、まずは本人の困っている状況を共有・整理した。そのうえで子どもの頃の様子や解決の糸口を一緒に探すために、御家族の来院を本人に依頼した。来院した母親から本人の幼少時の様子を聞くと、とても几帳面で翌日の授業で使う教科書・ノートをランドセルの中に順序よくきっちり並べる習慣があったことや、アドリブが苦手で一から十まで予定をたてないと気が済まないタイプであることがわかった。中学・高校時代は周囲がすることを真似て相槌を打ってやり過ごし、孤立することはなかった。しかし、帰宅すると母親に「友達が何を考えているかわからない、本当の親友はいない」と話していたという。また、母親はTVやインターネットで取り上げられる発達障害に関する情報を目にし、「娘の特徴によく似ているな、と感じていた」とも話していた。

　Bさんは疲弊しきった表情で、「どこにも安心して過ごせる場所がない。睡眠が取れずに食事も十分に喉を通らずにどうしたら良いのかわからない」と混乱した様子であった。母親もまた、「生活音に邪魔されない部屋で過ごしたい」という本人の気持ちに耳を傾け、ときに娘の部屋に一緒に泊まって物音を確認し（本人曰く「そういう時に限って夜は静か」なのだそうだが）、引っ越しの相談を持ちかけられる度に不動産巡りに付き合っていた。しかし、経済面からも度々の転居が難しいなか親元離れて暮らす本人を心配し、どうサポートしてあげたら良いのかについて悩んでいた。

　これまでの生育歴、困りごとから感覚過敏やこだわり、コミュニケーションの苦手さなど自閉スペクトラム症の特性が窺え、それらがテストや課題などの負荷が加わったことにより強まったのかもしれないと考えた。幸い、進級に必要な単位は取れそうだったため、残りの必要な授業数を逆算しつつ、出来る限り実家で過ごし、休養をとることを提案した。これまで実家で暮らしている間は、良き理解者として家族が本人の特性や苦痛を理解し、困りごとがあれば交通整理をするように具体的なアドバイスをして、彼女を支えていたのではないだろうか。新生活の負荷に加えて、家族のサポートが行き届きにくくなったことが本人の生きづらさを強めたのではないかと考えた。

さらに過去の失敗体験から、人前でのプレゼンテーションやテストなど、他人から評価を受ける場面で不安・緊張が強まる傾向にあったため、学校の教員にも協力を依頼し、可能な限り負荷を取り除けるよう配慮をお願いした。また、診察の際には必ず、いま取り組むべき事柄の「優先順位」をつける作業を行った。というのも、目前の不安・苦痛にとらわれて身動きが取れなくなり、そのためにこなすべき課題が疎かになり失敗して落ち込む……というパターンが多くみられたためだった。教員と相談の場を持ち、本人にとって必要な課題や実習などを手帳に書き出し、優先順位をつける取り組みを続けてもらった。診察では、現在の優先事項を共有し、達成できたことについては労い、その頑張りを評価するように意識している。その結果、現在も一時的に不安・緊張が高まることはあるが、以前のように大きな破綻をきたすことなく学校生活を送っている。

　発達障害の特性をもつ人にとって、家を離れ新しい環境で一人暮らしするということは、大きな変化でストレスとなりやすい。特に母親に護られていたBさんが、新しい環境の中で人間関係を築かなければならなくなったことは大変だったことであろう。それが不安や緊張を高め、感覚過敏やこだわりなどの特性を際立たせた可能性がある。それに対して、筆者が、困りごとを聞き負荷を減らす、優先順位をつけるなどの具体的な対策を相談するだけでなく、学校でも教員に個別相談・指導をしてもらったことが、Bさんの不安の軽減に役立ったものと考えた。母親に代わる、新たな支援体制を組むためには、大学の教員の理解と支援は不可欠である。

人間関係や実習などの負荷がパニック症状をひきおこした専門学校生

　畜産関係の専門学校2年生のCさんは、数ヵ月前から発作的に出現するめまい、呼吸困難感を主訴に当科を受診した。学校では動物の飼育に関する専門技術を身につける勉強をしており、実習の一環で学校には複数の牛を飼い、生徒同士で分担して食餌・排泄などの面倒をみていた。彼女は学校近くのアパートに住み、生活していた。発作症状の出現時期を聞くと、たいてい飼育当番の時にみられることがわかった。本人に生活する上でしんどいと感じることや、

困ったなと思うことがあるか尋ねても、「よくわからない」と返事は曖昧であった。では彼女を追い詰めているものは何なのだろうか。

　もう少し詳しく聞くと、症状出現の数ヵ月前に2年生に進級し、割り当てられたままに飼育当番の仕事をこなしていた立場から一転、下級生に世話の仕方をレクチャーしなくてはならなくなったそうだ。レクチャーだけでなく、その日に当番に出ているメンバーの熟練度を見て、必要な時には自らサポートに入ったり生徒の再配置を指示したりする大変な役目だ。学習の一環なので担当教官もその場にはいるが、学生の自主性を重んじて積極的な指導は行わず助言する程度のようだった。

　さらに、多くの同級生が自宅から通学しているなか、学校の牛舎から近いアパートに住んでいた彼女は、「学校が休みの日にわざわざ行くのが大変だから」という理由で休みの土曜・日曜に飼育当番を変更してほしいと頼まれる事が非常に多く、断ることができず、頼まれるままに引き受けていたという。結果、学校が休みの日だけでなく、テスト前、課題提出前などの時期に飼育当番の変更が重なり、大変な時期に過密な日程をこなさざるを得なくなっていたという。どうやら症状はそれらが重なった時期から出現していたようだった。的確な指示出しが求められる上級生としての役目、過密な日程などの状況を聞いた後に筆者が思わず「大変ななか一生懸命に頑張っていたんだね」と漏らすと、少し困ったような微笑を浮かべていた。

　幼い頃から、友人関係では自分の方から関わりを求めることはなく、いつも聞き役で提案されたことを素直に受け入れ後ろを付いていくタイプだった。自己主張が少なく素直に人を受け入れる彼女自身のキャラクター、そして自分の置かれている状況をはっきりと自覚することが苦手な性質から、次第に疲労を溜め、やがて当番中に頻繁にパニック発作様の症状が出現するようになったのではないかと考えた。

　まずは飼育当番の内容と量が知らず知らずのうちに負担になっていたかもしれないことを本人に伝えた。本人も「そう言われてみれば」と少し納得した様子であったため、担任に同級生複数人で当番に当たってもらうよう配慮してもらうこと、彼女が一人で切り盛りをしないといけない場合はサポーター役に回ってもらうことを依頼した。また、症状が落ち着くまでは体調を整えることを優先するために、断り文句を打ち合わせして、割り当てられた当番の日以外に

交代をしないよう約束をした。その後、本人の同意のうえで担任の先生とも数度やり取りを交わしつつ外来治療を継続し、緩やかに収束の方向へ向かった。

　Ｃさんのように、ニコニコしながら「はい」「うん」と相槌をうつ、「嫌」「No」と言わずに素直に引き受けるという生き方をしている人は少なくない。だが、大学や専門学校では「はい」「うん」ではない自分の意見や考えを求められたり、「嫌」「No」と断らないと自分の仕事がどんどん増えたりして、負荷となりやすい。Ｃさんの場合、2年生になって「嫌」「No」が言えず飼育当番の回数が増加したことや、下級生の世話をするという新たな役割が増えたことなどが負荷となったものと考えられる。このような場合、学校の教員にＣさんの苦手を理解し、支援してもらうことが不可欠となる。

青年に対する社会的支援とは

　青年の生きづらさや精神症状の苦しさに対する、親の理解はとても大切である。親は、しばしば、生きづらさや精神症状の原因を「青年の弱さ」などと捉え、「努力」や「頑張り」を求める傾向がある。その時、青年は「親が自分の苦しさをわかってくれない」と感じやすく、青年の孤立を深めやすい。医療機関や相談機関の支援者には、まずは「青年の苦しさ・しんどさ」を親に伝えることが求められる。Ａさんの母親の「テストも出席も無理しなくていい。身体がしんどいのだから、いい点がとれないのが当たり前」という言葉のように、親の理解が、「青年の苦しさやしんどさ」を和らげる。

　それと同時に、ＢさんＣさんのように、単身生活をはじめた青年には、学校の教員の理解と支援が不可欠になる。Ｂさんの場合は、教員が個別相談を続け、負荷を減らす、優先順位をつけるなどの具体的な対策を提案してくれたこと、Ｃさんの場合は、担任に飼育当番を減らすことやサポーター役をしてもらったこと、などが支援として重要であった。

　筆者らは、青年の社会的支援においても、小学校・中学校と同様に、家庭と学校と医療機関・相談機関の三者が連携し、協力しながら行うのが基本と考える。ただ、小学校・中学校と比べて、高校・大学はより学生の自律・自立を前提としており、義務教育期間の保護的な姿勢は薄らぎやすい。そのため、家族

には青年の生きづらさや苦しさの理解が、教員の先生方には相談と実際的な支援が、より一層に求められていると考える。

おわりに

　繰り返しになるが、生きづらさや精神症状があるかどうかに関わらず、同年代の友人や仲間との繋がりがあると、青年期の親からの自立はスムーズになる。ＡさんＢさんＣさん共に、そのような関係に乏しく、自立が孤立に繋がり、孤独や不安を強めていた。友人や仲間の関係が乏しい青年の自立には社会的な支援が必要となることが少なくない。だが、それは支援体制がシステムとして整えば充分なのではない。支援者のこころの中に、青年の生きづらさや生活困難の「大変さ」に対する共感があってこそ、支援体制が生きたものになる、と筆者らは考えている。

〔文献〕
　村上伸治『実戦 心理療法』日本評論社、2007年
　青木省三『精神科治療の進め方』日本評論社、2014年
　青木省三、村上伸治編『大人の発達障害を診るということ』医学書院、2015年
　青木省三『こころの病を診るということ―私の伝えたい精神科診療の基本』医学書院、2017年

精神療法

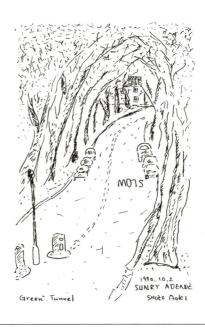

Green Tunnel

1990.10.2
SUNRY AVENUE
SHOZO AOKI

●精神療法

コミュニケーションの糸を紡ぎだす

井上蓉子・城戸高志・田中賀大
薬師寺　晋・村上伸治・青木省三

脳梗塞の 60 代男性

出会いまでの経過

後期研修医 1 年目の夏に、外科に入院中の患者についてコンサルテーションがあった。

60 代の男性、A さん。定年退職後、妻と息子と犬 3 匹と暮らしていたが、ある夜、回転性めまいが出現し、ふらつきがひどくなるため 2 日後に救急外来を受診した。左側延髄・小脳梗塞を認め、左椎骨動脈解離によるワレンベルグ症候群と診断され同日入院したが、その日のうちに自発呼吸が低下して人工呼吸器管理となった。翌日、新たに脳幹梗塞を発症し、左片麻痺が出現し、意識レベルが低下した。開頭減圧術を施行され、徐々に意識レベルは改善したが、高度の嚥下機能障害が残存するため抜管できず、気管切開され、胃瘻造設を予定された。

入院から約 1 ヵ月が経過し、急性期を脱した頃に「不定愁訴が非常に多く、夜間も頻回のナースコールがあります。うつ状態の可能性はないでしょうか？」という相談があった。

初診時

A さんは個室で一人、ベッドに力なく臥床していた。頭に包帯が巻かれ、人工呼吸器に繋がれ、両手には抑制帯が装着され、点滴や胃管や尿道カテーテルが留置されていた。声をかけるとぼんやりと開眼し、表情は乏しく、辛いで

すねと言葉をかけると頷いた。文字盤や筆談で、意思疎通は可能と聞いていたので、文字盤をAさんに向けると何か伝えようとされたが、麻痺のない利き腕も筋力低下し、手指振戦があり、加えて複視もあるため、一文字カナを見つけだして指差すのに大変な労力が必要だった。そこで今度は筆談を試みたが、手が震え、ペンが滑り、文字は崩れて重なってとても読み取りにくかった。私が推理し間違うとAさんは何度でも書き直してくれた。そうして一番はじめに、時間をかけて読み取ったのは、「頭の向きかえて」という文字だった。いかにAさんが不便な思いをしているか身につまされた。

　言葉が伝わらない辛さ、気分の落ち込み、不眠、を問うと頷き、少し楽なときがないかを問うと、筆談でやっとのことで「左足　曲げて　ねじって」と書き、その通り私が動かすと、指でOKサインをされた。麻痺側の左下肢に不快感があり徒手的に動かすと少し改善するようだった。
　状況から、気分低下、不眠は無理もない状態だった。ナースコールについては、看護師訪室時にもコールボタンを押すなど、不安・焦燥感から頻回になっているというよりも、反射的な不随意運動である可能性も考えられた。
　筆談はとても時間がかかるので多くの情報のやりとりはできなかった。それでも「話をきいてくれてありがとう」「またきて」と伝えられ、些細なことも伝えられず、病室で一人寂しい思いをされている事は十分推察できたので、幸い1年目で時間もあるし、体調も含めて本人の訴えを主科に橋渡しできたらと考え、併診することとなった。別れ際には手を振ってくれた。経過中、本人と相談しながら薬剤調整も行った。

その後の経過
　初めのうちは、強い頭痛が続いていて眠れないことなど身体症状の訴えが主だった。そのうち、自らクラブ活動など大学時代のことを書いてくれるようになった。
　1ヵ月後、さらに新たに左大脳脚の脳梗塞を発症し、右上下肢の不全麻痺が出現した。頭痛・吸痰・体位変換による不眠、頻回のナースコールは持続し、活気なく臥床し過ごしていたが、気分低下は否定した。
　2ヵ月後、リハビリテーション科に転棟。座位保持にも中等度の介助が必要

な状態で、視力障害、複視から日中も閉眼臥床がちに過ごしていた。筆談で文字が読み取れない場合は、私の手のひらに一文字ずつ、ひらがなで書いてもらった。

　ある日、別れ際にいつものように握手を求められ、手を握ると、そのまま指相撲をしかけられた。一度捕まってしまいAさんの親指から抜け出すと、少し口の端をあげて、人差し指まで使って押さえこんできた。それからは診察に出向くと、よく指相撲を求められるようになった。

　4ヵ月後、嚥下障害は改善なく、栄養は胃瘻からの注入のみであった。気管切開の閉創は難しく、永続的な吸痰管理が必要で、重度左片麻痺が残存し、右上下肢の巧緻性も低かった。ADLは全介助であり、今後も同様の状態が続くと考えられた。喉頭気管分離術の外科手術も検討されたが、本人は希望しなかった。理由を問うと、親にもらった体だから申し訳ない、と書いていた。

　しんどさを聞くと、話せないことや、リハビリを続けていてもほとんど体を動かせないままである辛さはあったが、笑顔もみられるようになり、睡眠評価も改善し、抑うつ的ではなくなっていた。

　Aさんが自発的に時間をかけて筆談で伝えようとするのは、Aさんの出身県の地図であったり、飼い犬たちの名前であった。長い入院生活で家族はほとんど来なくなっていた。私は孫のような立場で、支持的に、彼の生活史をきき、診察の終わりに指相撲をして病室をでていた。

　年末に、再度急変し呼吸状態悪化、さらに手指の巧緻性が低下し、筆談の文字がほぼ読み取れなくなった。一時的に反応性に気分低下を認めたが徐々に改善した。

　自宅介護は困難な状態であり、療養のため、入院から7ヵ月後に近医へ転院となった。最終的にミルタザピン7.5mg内服。最終診察では終始にこやかであった。

考　察

　鎮静系抗うつ薬、睡眠薬などを本人と相談しながら少しずつ変更し調整していたが、あまり効果は認めなかった。再発急変を繰り返しながらも、全身状態の改善に伴って睡眠も改善し、また、時間経過とともに障害受容が進んだことで、気分が安定しただけかもしれない。

ただ、ある日突然、声が出せなくなり、文字も書けなくなってしまったAさんと、Aさんが話したい（しかし時間的余裕がないとできない）病気以外の健康的な話題（生活史など）を診察場面で聞き、手を握りあって指相撲をしたことが、長い療養生活の中で少しでも支えになっていたらと思う。

筋萎縮性側索硬化症の60代女性

　Bさんは60代の女性で2年前に筋萎縮性側索硬化症（ALS）と診断され治療されていた。もともと神経質で心配症な性格だった。徐々に症状は進行し、呼吸が苦しくなることが多くなっていた。気管切開、人工呼吸器装着のため、当院内科入院となっていた。入院して2ヵ月目くらいから徐々に笑顔が少なくなり、活気がなくなってきた。周囲に看護学生がいる日中は比較的落ち着いているが夜間帯になると頻回にナースコールを押したり、普段している筆談をしようとせずにしきりに口を動かしたり、首を振ったりして何かを訴えようとするようになった。夜間の行動に対してコンサルテーションを依頼された。

　依頼を受けた時、どうして普段やっている筆談をしないのか、せん妄によるものなのか確かめる必要があると思い、看護師に日中の様子と夜間の様子の違いを尋ねたが意識ははっきりしているようでせん妄とは違うようだった。看護師の間でも夜間頻繁にナースコールを押すBさんにどう対応していいか戸惑っているようであった。筆談でのやり取りでコミュニケーションの難しさがあったことから、普段から関わっていた看護学生にも一緒に面談についてもらった。初めて会った時のBさんは気管切開により会話はできず、動かせるのは左手のみとなった状態であった。腕に力が入らないようで、なんとか字を書こうとするもののペンをきちんと持つのも難しく、線はまっすぐ引けず、1字書けても同じところに次の字を書くため、いつから次の字を書き始めたのかもよくわからないといった状況で1字1字看護学生と推理してAさんに確認して、読み取れないと書き直してもらうというもどかしいやり取りを1時間近く行った。

初診時筆談
　筆者：不安な気持ちがあったり、眠れていないようなので、相談されて来ま

した。眠れていないですか？

　Ｂさん：……（首を横に振る）

　筆者：不安？

　……（首を横に振る）

　筆者：1番しんどいことは？

　Ｂさん：ね・て・る・と・き、て・あ・し・が・お・も・う・よ・う・に・う・ご・か・な・い。い・ら・い・ら・す・る。

　筆者：そうなんですね。

　Ｂさん：ら・く・に・し・に・た・い。

　筆者：そう思うくらいしんどいんですね。

　Ｂさん：（流涙）

　筆者：そういう気持ちも出していいんですよ。

　しゃ・べ・れ・な・い・か・ら・か・ん・ご・し・さ・ん・も・き・ら・う。

　筆者：僕は実際のところはわからないけど、あなたとしてはそういうふうに感じるんですね。日中はこうやって看護学生さんがついてくれるけど、夜は人も少ないし、看護師さんも手がかかるから嫌ってるだろうと思うけど、あなた自身もどうにもならなくてナースコールを押してしまうんですね。

　Ｂさん：……（首肯）た・べ・る・こ・と・と・しゃ・べ・る・こ・と・が・い・ち・ば・ん・す・き。（看護学生も流涙）

　筆者：そうですよね。それを奪ってしまうこの病気は本当に残酷ですね。

　Ｂさん：……（首肯）

　筆者：みんながあなたのことを理解するのは難しいかもしれないけど、ここにいる看護学生さんと僕は少しわかったよ。また会いに来るから。それまでは夜眠れるように薬を調整します。また会いに来ますからね。

　Ｂさん：……（首肯）

初診時に考えたこと

　意識は清明であり看護師の話からもせん妄ではなさそうだった。表情は豊かで訴えたいことはしっかりと訴え、抑うつという印象もあまりなかった。イライラの原因は夜間の寂しさ、手に力が入らなくなる不安、ALSになって死にたいと思うほどに苦しみ、それらを伝えることができないもどかしさなどによ

るものと思われたが、コミュニケーションの難しさもあり、時間をかけて見ていく必要があるように感じた。夜間、手足が動きづらいのは抗不安薬・睡眠導入剤によるものかもしれないと考えた。

　そこで治療方針として、①現状のもどかしさ、イライラ、先行きの不安などについて引き続き聴いていくこと、②他の医療スタッフにも本人の苦しさが伝わるようにして理解者を増やすこと、③定期内服の抗不安薬を漸減中止すること、④抗不安薬の頓服も漸減中止したいが、Bさんが看護師に苦しさを訴え、頓服使用するというやり取りができることは大切なので少量にして使用する、ことなどを考えた。

その後の経過

　往診を続けているうちに、「死にたい」という訴えはなくなり、抗不安薬の頓服使用回数も減ってきた。10日ほど経つと手に力が入るようになり、文字を書く時に振るえることもなくなった。「人が来るのを待っていることしかできないことが辛い」「人が少なくなる夜が辛い」と訴えるようになった。気持ちの浮き沈みはあるものの、状況から当然の反応であると思われた。20日ほどで「人工呼吸器が壊れたらどうしようと考えて怖い」「転院が不安」といった訴えはあるものの、イライラすることもなくなり、落ち着いて過ごすことができるようになっていた。25日ほどで転院していった。

考　察

　Bさんはもともと不安の強い人であった。ALSになり筋力が次第に衰え、呼吸が苦しくなるとともに不安は強まり、過呼吸発作を起こし、抗不安薬を服用していた。当院内科に転院して気管切開をされてからも環境変化による不安や人工呼吸器が壊れてしまう不安などから頓服を使う頻度が増え、そのせいで手に力が入りにくくなったようであった。そのためにより不安が高まるという悪循環となっていたようであった。

　そのような中で、Bさんの辛さを私ができるだけ受けとめようとしたことや、側でやりとりを聞いていた看護学生さんにもBさんの苦しさが伝わり、涙を流してくれたこともBさんには大きかったように思う。

　また、看護スタッフは、コミュニケーションの取りづらさがあり、夜間にナ

ースコールを頻繁に押すようになったBさんに対してどう対応していいか困惑していたようであった。そこで看護スタッフが援助しやすいようにBさんがどのようなことで不安になり苦しんでいるのか伝えるように意識して関わった。よく関わっていた担当看護師に感情的に当たることが多かったため、その看護師には「強く当たるのは、あなたを信頼しているからこそできることであり、どうにもならない不安な気持ちが今あなたにぶつけられているがそうでもしないとBさんはやっていけないのだと思う。大変だけどBさんにとってあなたとの繋がりとても大切なものだから、何とかがんばってほしい」と伝えたりもした。その後、看護スタッフとの関わりもよくなっていき、転院する際には「ここにもっと居たかった」と言われるようになった。

　コンサルテーションで他科の病棟に行く場合、看護スタッフが訴えの多い患者さんに対応しているうちに陰性感情が強まってしまい悪循環となっていることもままあるように思われる。精神科医として患者さんの苦しみを聴き、どういうことで患者さんが困っていて、どういう対応がいいのかを看護スタッフに伝えて患者さんを応援できる人が1人でも増えるようにすることも大事なことだと考える。

若干のコメント（青木）

　頻回のナースコールは、しばしばSOSサインである。AさんもBさんも、器質疾患のために、コミュニケーションが困難となり、孤立していた。彼らの不安や恐怖、そして孤独は、想像を絶するものがある。だが、頻回にナースコールをしてもその障害のために困ったことを伝えられず、一歩間違えると看護スタッフに「手のかかる厄介な患者」という陰性感情を抱かせてしまいかねない。彼らには、自分の気持ちや考えを何かの形で発信し、受けとめられるということが求められる。それには、筆談にじっくりと心を傾け、その向こうに動く気持ちや考えを想像することが何よりも大切となる。時間をかけて記された「頭の向きかえて」という文字、「楽に死にたい」という文字が、精神科医に届き心が動いたとき、苦しい気持ちが伝わった、わかってもらえたと感じたことであろう。それは、指相撲という、やりとり遊びに発展したりする。これがどれくらい男性を支えたか、計り知れない。

　主治医たちは、後期研修医1年目である。しかし、真剣に聞き、心を動かせ

るという意味では頭が下がる。患者さんの話を毎日聞いていると、ふと気づくと、聞き慣れて聞き流すようになり、真剣さや心を動かせることが少なくなってしまいやすい。改めて、自戒した。ベテランになるとは、新人の時の感覚をもちながら、経験を積み重ねていくことなのだと思う。

●精神療法

精神療法とはなにか
―― 薬物療法以前に考えるべきこと

山下陽子・笹江岳児・齋藤こず恵
村上伸治・青木省三

はじめに

　精神療法と薬物療法は精神科治療の両輪として、相加的、相乗的なものである。しかし、個々のケースについて十分に考え、その全体像、大局を把握することなしに、薬物療法を行うのは危険ですらある。以下、いくつかの症例を示しながら、薬物療法を開始する以前に考えるべきことについて検討してみたい。実は、個々のケースについて、あれこれと考えをめぐらせることが実は精神療法なのだと思うのである。

共同治療

　村上：では最初は山下先生です。お願いします。
　山下：50代の女性の方です。「急に身体が動かなくなる、泣き叫んでしまう」という主訴で受診されました。夫と20代の長女の3人暮らしをされています。26歳時に今の夫と見合い結婚をしたのですが、結婚数年後に夫に数人の愛人がいることがわかりました。問い正しても夫はそれを認めず、逆に患者に当たったり、自宅に帰らなくなりました。数年前には、施設入所した姑を週末ごとに面会するようになりましたが、姑は「お前のせいで息子は変わってしまった」「ひどい嫁」となじられることが続きました。その頃に姑の家を掃除に行った際に、夫と愛人が一緒にいるところを遂に目撃したのですが、それでも夫は認めず、何度も問い正す患者に対して暴言を吐くようになりました。その後から、

夫が「御飯はまだか」「部屋の掃除をしろ」など、患者に対して要求があると、急に体が固まったように動けなくなり、その場にうずくまってしまうようになりました。徐々にその頻度が増え、夫もそのたびに激怒するようになり、突然泣き叫び、混乱状態になるなどするため、患者も精神的な症状だろうと考え、受診されました。

　村上：明確な心因に反応した症状のようですね。

　山下：はい。初診時は、突然、テープレコーダーを机に置かれ、面接を録音させて欲しいと言われました。受診以前から占い師のところに通っていて、そこでもテープに記録しており、後で聞き返しながら気持ちを落ち着けるのだそうです。今述べたような経過を涙ながらに話し、占いだけでは自分の症状をなくすことはできないと考え、受診に至ったとのことでした。前世占いの占い師のコメントは次のようなものでした。

　"今世は女性に溺れた夫だが、前世ではお酒に溺れて妻であるあなたがとても苦労をしていた。離婚などをして今世で楽をしても来世では同じことが繰り返される。これは運命だからしょうがない。今まで耐えてきたのだし、ここで悪運を断ち切れるかもしれない。こういう大変な人生になったのは。あなたのせいでも夫のせいでもない。運命です……。"

　村上：いかにも占い師らしい、決め打ちという感じの因果応報の説明だよね。それで、その説明に対して患者がどう感じているかが重要だけど、その辺りはどうですか？

　山下：はい、本人としても、「そうだったのか」という感じで、自分の苦しみの原因がすんなりと当てはまり納得されたみたいです。前世からの因果と言われればどうすることもできない。諦めるしかなく、夫を恨んでもしょうがない、夫を恨んでも自分が苦しむばかり、バカバカしい、と感じているようでした。

　村上：先生としてはどう思ったの？

　山下：まずは、この占い師は信用できる人かどうかを考えました。話を聞くと、料金は1回2,000円もせず、もうけようとしてやっている印象ではなかったです。確かに"前世"というのは多少怪しいと思いましたが、患者に対して何かを強要するようなことはなく、サポーティブなコメントも多い印象でした。そして何といっても患者が信用しています。実際、占い師に相談してから諦め

がついたと言われます。ですから、占い師のコメントを全面的にバックアップはしないけど、「なるほど……」「そういうこともあるのかもしれないねぇ」と聞きながら、今までの誰からも評価されなかった患者の苦労を労うようにしました。処方としては、頓服として抗不安薬を処方しました。

　村上：なるほど。占い師と聞くと、「やめなさい」と言う治療者が多いかもしれないけれど、本人が診察室に持ち込んで来た「枠」を尊重した形で、治療を始めたわけですね。では初診後の経過を教えて下さい。

　山下：はい。しばらくは1週間ごとの通院でした。そのたびに、1週間の間にあった夫とのやり取りや、症状について語られました。私からは、夫の言動に対して身体が動かなくなるという反応は、今までの苦労した経緯を聞いていると当たり前の症状であること、しかしそこで夫の怒りに反応するとお互い興奮状態になって悪循環に陥ることを説明しました。そして、そういう場合には、「ちょっと休んできます」とすぐに自室にこもるように提案しました。その後、興奮状態から泣き叫ぶことは徐々になくなり、夫もきつく当たることがなくなりました。夫が変わってきたと変化を喜ぶようになった際には、夫が変わってきたのは、患者の対応の変化でその頑張りが好循環に至っているということを何度もフィードバックしました。また。患者の苦労を知っている娘と、週1回外出するよう提案したところ、「夫の文句をお互いに話したり、娘の大学の話やいろいろな愚痴を聞いていると、愛人のことがあまり浮かばなくなった」と話されました。

　村上：なるほど。それからそれから？

　山下：しばらくは占い師の所と私の外来に通い続け、"占い師にはこういうことを言われた"という報告を外来場面で語る日が続きました。私は"なるほど"と聞きながら苦労を労い、よく頑張っていることを誉めました。すると徐々に、友人との外出も増え、また夫に言われたことにうまく返すようになり、そうできるようになった自分を満足そうに語るようになりました。夫も患者の変化のためか、怒ることが減り、優しい声かけが生まれるようになりました。現在は頓服薬を使うことはなくなり、何と言っても録音をされることもなくなり、月1回ほど近況報告に外来を訪れるようになっています。

　村上：なるほどねえ。占い師と先生との共同治療の勝利だね。ご存知の通り、占い師の対応は、「問題の外在化」と呼ばれるものだよね。本人の症状の原因

追究や犯人探しをすると、本人の性格のせいとか、親の育て方のせいとか、いろんな考えが出て来るけど、そう考えることで余計に本人や家族が攻められたりして、問題がさらにこじれていくからね。だから、責任追及のしようがないもののせいにしてしまえば、本人と関係者が一致団結して問題や症状に立ち向かうこともできるというわけだ。前世のせいだ、という外在化の利点は、「夫を攻める→夫が余計に浮気に走る」という悪循環を止めるとともに、本人の注意を別の所にそらせる作用もある。そういう意味で、山下先生の介入も占い師の介入を後押ししているというか、占い師の介入と相補的に働いたんだろう。占い師の介入だけでは、本人もそれで良いのか不安で、十分ではなかったのだろうからね。先生がそれを否定せず、占い師路線で頑張る患者をサポートしたことで、患者もその路線を信じて頑張れたんだろう。でも、山下先生、先生自身もこういう介入のほうが、治療者としてしんどくないでしょう？

山下：はい。楽でしたし、楽しかったです。

村上：そうだよね。患者が持ち込んで来たものを否定して、ゼロから治療を作り上げるのは、必要な場合もあるけど、患者もこっちもしんどいからね。治療においては、患者が診察室に持ち込んで来たものをよく見て使えるものは何でも使いましょう。

山下：はい。そうですね。

村上：いやあ、面白い症例、ありがとうございました。

青木のコメント

占い師のコメントを非科学的と否定することは容易である。しかし、否定すれば患者が、占い師と治療者の間で迷い、揺らぎ、その結果、症状や夫婦関係が悪化することは容易に想像できる。おそらく受診も中断となっていたことであろう。もちろん、ここで山下先生が占い師に過度に協力的になってはならないのは言うまでもない。

患者は、占いというものの怪しさ、「非科学」「非合理」の保証を求める意味でも、山下先生の「科学」「合理」としての精神医学の許を訪れていたのであり、患者にとって受診という行為はまさに非科学を科学で補うという一種の統合だったのである。「現世」、「来世」という科学という土俵を越えた発想に対して、山下先生が動ずることなく、穏やかな肯定的なスタンスで接し、占い師の助言

の治療的な側面をサポートしたのがとてもよかったと思う。患者にとって大切だったのは、悪循環からの脱出であり、同時に自身の苦労が労われることであったのだろう。

　占い師も治療者も、お互いに顔を合わせないままで、このような表現があるのかどうかは知らないが、精神療法や心理療法の土俵の枠組みを越えた「世の中」での、治療的連携が行われたものと思われる。しかし、意識しているかどうかは別にして、このような連携は精神科臨床では決してまれではない。要は、その連携が患者にとって治療的になっているかどうか、大局を把握していることなのである。

環境を整える

　村上：では次の症例提示は笹江先生です。お願いします。

　笹江：29歳の男性です。主訴は左上腹部痛です。2年ほど前にそ径ヘルニアになってから、職場のストレスで何度か調子を崩したそうですが、職場で運転手から事務職に配置転換となった後は、その頻度は減ったそうです。3ヵ月ほど前から現在の製鉄所に転職され、ある特殊車輌の運転手として勤務することになりました。1ヵ月間の研修を受け、正式に勤務が始まりましたが、2ヵ月後には不調になり、胃腸外科を受診して、内視鏡や造影検査などの精査を受けましたが異常は認めませんでした。それでも症状は改善しないので、当院総合診療部を受診し、腹部CTなど精査をされるも異常を認めなかったため、職場のストレスではないかと疑われて、当科を紹介されました。

　村上：わかりました。身体科からの紹介なのですね。そういう場合、本人は体の症状に精神的なことが関係しているかもしれないとは夢にも思っていなかったり、紹介されたことに納得できなかったり、怒っていたりする人も少なくないけれど、この人の場合はどうだったの？

　笹江：運転席が非常に狭い特殊車両を運転しており、それまでの運転手の半分以上がストレスにより短期間で職場を替わっているそうです。本人自身もストレスに思っています。仕事は普段から痛みの具合を見て、その程度で出勤したりしなかったりを決めていました。受診した時に既に1週間の休養を取っており、職場の配置転換の希望も出していました。

村上：なるほど。その点は本人も精神的なものを感じていたわけですね。さて、では笹江先生の印象や見立ては？

笹江：前回の職場でも、ストレスにより体調を崩すことが何度もあり、配置転換することでストレスが軽減し症状が改善するというエピソードがあります。今回は特殊車輛の運転というストレスの多い業務についたこともあり、同様の機序で身体的な症状が出てきた可能性が高いと思いました。

村上：で、対応は？

笹江：本人はストレスの大きい職場環境に対して不適応になり、それが身体的な症状となって現れてきたと思われたので、職場の配置転換が身体症状改善の契機になるのではないかと考え、療養のための診断書を提出して休養することを提案しました。診察して診断書や休養の話をしていると、本人の不安が若干軽減した印象を得ました。そこで、特に薬は処方せず2週間後に再診するように伝えました。

村上：話をしていると不安が軽減した、というのをもう少し教えて。

笹江：本人は既に1週間の休養を取っていたのですが、さらにもうしばらく休んだほうが良いと話し、さらに1週間休養を要する旨の診断書を書くことができると話しました。それでだいぶ安心されたようでした。さらに、しばらく休養を要する診断書が出ていると、配置転換希望も認められやすいと思われること、そしてもし配置転換が認められなかった場合も、次の方法を一緒に考えましようと話すと、安心されたようです。私としても、配置転換が認められなかったら、配置転換を要する旨の診断書を書くつもりでいました。

村上：なるほど。それで、2週間後の再診はどうだったの？

笹江：2週間後に本人はちゃんと来られました。配置転換が認められて、事務職に替わり、復職していました。配置転換ができたことでストレスがずいぶん減り腹痛もなくなったそうです。薬を使わない現在の形でおおむねうまく行っていると思われました。今後は通院せず今の調子でやってみて、もし今後何かあれば、また外来に来るように伝えました。

村上：何が良かったんだろうかね。

笹江：以前にも調子を崩したことはありましたが、配置転換で持ち直した経験を持たれており、今回も本人は配置転換が希望でした。本人が私に示した方針が無難で妥当だったので。私も本人の方針を支持する方針としました。

村上：なるほど、本人が出した無難な方針を支持したわけですね。ありがとうございました。

青木のコメント

笹江先生は身体の大きな精神科医である。いつもタクシーなどには身を丸めるように乗っている。彼は、自身の人生経験と体感として、「運転席が非常に狭い特殊車輌」がとても苦痛なものであることを理解した。患者のストレスが治療者に速やかに理解されたことにより、この治療は半分以上、成功したようなものである。

その次の「配置転換」という手段も重要である。会社の考え方にもよるが、「配置転換」が認められるかどうかは普段の働き具合による。患者の日頃の真面目な働きぶりが評価されていたからこそ、「配置転換」が可能になった。いずれにしても、「休養」の診断書と「配置転換」は精神科医が持っている数少ない、薬以外の武器である。それと治療者自身の人生経験を最大限に活用した精神療法であったと言えよう。

よくなった体験を意味づけなおす

村上：次の症例提示は再び山下先生です。山下先生、症例の概要を教えて下さい。

山下：41歳の女性です。「不安になるので以前の薬を飲みたい」という主訴で受診されました。中学3年の時に膀胱炎をきっかけに、トイレにいつ行きたくなるかわからないという不安から、度々トイレに通うことがあったそうです。そして10年前、緊張すると下痢になったり、ガスの元栓を何度も確認するなどの症状が現われ、当科外来を初診しました。抗不安薬が処方され、徐々に症状軽快し、通院は数ヵ月で終わりました。その後は、たとえば雨が降ると、会社から帰れなくなるかも、子どもはどうしよう、イライラそわそわする、のように先々のことを考えて不安に思うことは続いていたものの、普通に生活していました。そして、自分の長女が中学3年になったことで、自分が同じ時期に不調になったことを思い出して不安が増強し、自分が以前と同じような症状が出ては長女の受験に差しつかえると思い、あらかじめ症状が悪化する前に前回

のような薬を飲みたいと、当科外来に来られました。

村上：わかりました。診察してみての見立てや印象は？

山下：本人の思いは「病気の再発ではないかと考えている」「長女の受験に悪影響を及ぼしたくない」「薬を希望」というものです。私として思ったのは、「以前から続く、軽い強迫観念に近いものがあるが生活に大きな支障はなく、本人なりにうまくコントロールできている」、「受験の娘を持つ母親の不安として当然の思いではないか」、「希望に沿って薬を処方することは簡単であるが、今後ストレスが加わるたびに、不安から薬物療法が必要になるのではないか」という3点です。

村上：なるほど。薬物療法に持ち込まないほうが良いと思ったわけだね。で、ここからが大事なところだけどただ「薬は要らないと思う」と説明しただけでは、本人として納得できなかったり、不安が余計に強まったりするかもしれないよね。当科が薬を断っても他院で処方してもらうようになるだけかもしれないからね。薬を使わず患者の不安にどう対応してあげるかが最も大切だけど、実際にはどう対応したの？

山下：本人は薬物療法の効果を過大評価している印象が強かったため、薬はあくまでもサポートであったこと、苦しい時期を本人自身で気持ちをほかにそらす努力をしたことや、周囲に相談することが、症状が軽快した一番の理由ではないかと伝えました。また、現在の不安は症状だけではなく、受験生を持つ母親としては当然の不安であることをお伝えし、前回同様に家族や母親友達に話をしてみてはどうかとアドバイスしました。しかし、お守り的な「薬」も必要と考え、抗不安薬をあくまでも頓服として使用するように伝え、少量処方しました。

村上：以前、良くなったのは薬のせいではなく、本人の対処と周囲の支えによるものだ、と捉え直したわけですね。本人は納得された？

山下：薬以外の対応で良くなったという説明は腑に落ちたようです。ほっとした様子で「病気じゃないんですね」と言われていました。

村上：わかりました。ほかに今回の症例で感じたことは？

山下：「薬のおかげで、治った」では、日常生活で起こり得る当たり前の不安や不調が「病気」となり、その都度薬物が必要とされてしまいます。薬物療法に乗せてしまった場合、患者が思うような効果が得られなかった時、受診の

たびに増薬することになったり、もしかすると「薬でも治らない」と感じて、より重篤感を高めるかもしれないと思いました。

　村上：なるほどそうだよね。また勉強になる症例があったら教えてね。
　山下：ありがとうございました。

　青木のコメント
　あまりにも常識的で、精神療法とは考えられないかもしれない。しかし、前回よくなったことの要因を薬ではなく、自分の力であったと捉えなおしたこと。現在の不安は病気の不安ではなく、受験生の母親としての、自然な不安であること。不安を薬で解決することが、再び不安になったとき、薬で解決しようとすることになり、それが患者にとって良いことにならないという判断は、きわめて治療的なものである。何気ない平凡な症例に見えるが、精神療法も基本がきちんと押さえられている。

待つことしか道はないことを伝える

　村上：では、次の症例は齋藤先生です。症例の概要をお願いします。
　齋藤：60代の女性です。「声が出にくい」という主訴で受診されました。1年半ほど前に母親が癌で死去し、10ヵ月前には孫が誕生しましたが、9ヵ月前に父親が肺炎で死去されました。悲しむ間もなくバタバタ忙しくされていたそうです。そして半年前から、徐々に声がかすれ声になってきていると周りの人に指摘されるようになりました。本人も、少しろれつが回らなくなって来た感じがして、それが続いたので近医を受診しましたが、特に身体的に異常はないと言われました。しばらく様子を見ましたが、改善がないため、数週間前に当院の神経内科を受診し、精査目的で入院しましたが、異常を認めないため、神経内科入院中に、当科外来に紹介されて受診されました。
　村上：心因性を疑われて紹介されたわけですね。こういう場合、精神科への紹介を本人が納得していなかったり、不本意だと思っていることが少なくないですが、そういうことはなかったですか？
　齋藤：はい、検査をしても異常がなく、神経内科の先生に勧められたので来てみました、という感じで特にそういうことはないようでした。

村上：わかりました。では初診での様子を教えて下さい。

齋藤：当科初診時は、声がかすれ声でしたが、その他には異常は認めず、抑うつ的などの精神科的所見も特に認めませんでした。本人に思い当たることを尋ねると、「自分でもなぜこうなったのかはわからないです」と言われました。今までは息子家族と同居されてきましたが、1ヵ月前に息子一家は同敷地内に建てた家に移り、今は夫と2人暮らしをされています。

村上：なるほど。それからそれから？

齋藤：そして以前の話を聞いていくと、両親はともに高齢で死去されたので、「今までここまでよく生きてくれたと思います」と言われました。ですが、「バタバタと忙しい時期が過ぎた後は、ご近所の高齢の人を見ると、両親を思い出すようになりました」と話をしながら涙を流されました。

村上：特に思い当たることはないと言われていたのが、話を聞くうちに心因らしきものが出て来たわけですね。それで、どう対応しましたか？

齋藤：これくらい、いろんなことがあったら、自覚はなくても、精神的な負担は大きいと思うし、誰でも負担になっておかしくないと思う、と伝えました。本人としては、他の老人を見ても親を思い出して悲しい気持ちになるのはつらいので、早く忘れたい、と言われました。私は、忘れるというよりも、考えて悲しくなるのは無理もないから、無理に忘れようとするのではなく、日にちがたつ中で、気持ちの整理がつくのを待つしかないのではないかと思います、と話をしました。気持ちの整理がつけば、声も良くなってくるのではないかと思いました。

村上：本人の反応はどうでしたか？

齋藤：少し合点がいったような感じでした。

村上：フォローは？

齋藤：こちらから病棟にまた伺う旨を伝えました。ただ近々退院予定であり、当科フォローは特になしのつもりです。薬などを希望している感じではなかったので。

村上：特に掘り下げず、あっさり行ったわけですね。それで良いと思います。ただ、もう少し掘り下げたりするべきだという考え方の治療者もいるだろうけど。

齋藤：話をするうちに、両親のこととの関係を感じているようでした。突っ

込まなくてもこのまま、徐々に良くなって行くように思えました。さらに突っ込んで、傷を拡げても良いことにならないというか、意識させた範囲が少ないほうがふさがりやすいようにも思えました。もう少し何かしたほうが良かったでしょうか？

　村上：両親への思いをもう少し出すことができたら楽になられるかなとは思うので、僕だったらそうだな、たとえば空いた椅子を２つ本人の前において、「亡くなられたご両親に、いろいろなお気持ちがあるのだと思います。この椅子にご両親が座っておられるとしたら、何か言っておきたかったこととかがありますでしょうか？　てな介入をするかもしれない。声が出にくくなるというのは、何か言いたいことが喉に詰まっているようにも思えるから。けど、でもやっぱり野暮な介入だろうなあ。齋藤先生としては、別に突っ込まなくてもいけそうな印象だったんでしょ？

　齋藤：はい、話していると、かすれ声もすこし声量が増す印象がありました。

　村上：なるほど、わかりました。興味深い症例提示、ありがとうございました。

青木のコメント

　齋藤先生の治療のポイントは、安易ななぐさめではなく、「考えて悲しくなるのは無理もない。無理に忘れようとするのではなく、日にちがたつ中で、気持ちの整理がつくのを待つしかない」ということを伝えたというものである。患者は忘れようとしてますます考えてしまうという悪循環におちいっていた。それに対して「待つしかない」と述べたのである。また、あえて両親との感情的な問題にも立ち入らなかった。そうすれば、いっそう悪循環を強めると判断したからであり、またそれだけの自然回復力を持っている人と判断した。

　齋藤先生は（患者と比べたら当然）若い治療者である。しかし肝心なことは、治療者の年齢ではなく、いかに的確なことを、自身の責任において述べるかにあるということを痛感した。患者は齋藤先生の助言を受け入れ、こころの整理ができ、楽になったのである。

一緒にやってみる

では最後は再び山下先生です。お願いします。

山下：はい。16歳の女子高校生です。主訴は、つばを飲み込む音が周囲の人を不快な気分にさせるから飲み込めないというものです。

村上：しばらく前に、私が相談を受けた症例ですね。

山下：はい。小中学校は田舎の1クラス十数人の学校でしたが、高校は市街地の進学校に進みました。1学年数クラスある大きな学校なので、入学直後より緊張を感じていたそうです。あるとき、昼休みに同級生とお弁当を食べていた際、お茶を飲んだとき"ゴクッ"と大きな音がし、友達から笑われてしまい、それ以後自分が飲み込む音が気持ち悪い音のように感じ、周囲の人を不快な気持ちにさせているのではないかと思うようになりました。そして人前で食事ができなくなり、学校のお弁当をトイレで食べたり、授業中も唾液を飲み込めず、授業が終わるまで唾液を口腔内に貯めておき、終了と同時にトイレに吐きに行くようになりました。そして、徐々に自宅にも症状が拡大し、両親の前でも飲み込めなくなり、自室で食事を取るようになりました。徐々に自室にいても、唾液を飲み込む音が隣の部屋の家族に聞こえるように感じ、四六時中ティッシュで唾液を拭うようになりました。生活に支障を来たすようになったため、受診されました。

会ってみると、すらっとした色白のかわいい女の子です。会話はとても健康的な印象で、疎通も良好で、思考の障害や自我障害、幻覚、妄想などは特に認めませんでした。さっき述べた症状以外にも、異性の前では顔が強張り、どこを見ていいかわからなくなるという自己視線恐怖も語られ、思春期特有の対人恐怖症と考えました。目の前でツバを飲み込むのを何とか実践してもらいましたが、音は聞こえないので、「もう飲み込んだの？　わからなかったわ」と私が言ったら、「やっぱり聞こえているのに、先生はそうやって私を励まそうとしている。家族もそう言う」と言い、つらそうな表情をしました。

私からまずは薬物療法を提案しましたが、本人も家族も薬は飲みたくないと言われました。それでも、常に緊張状態である苦痛から徐々に学校を休むようになっているという状況から、何か早い手立てが必要でした。そこで行動療法として、自宅で母親と一緒に朝晩御飯を一緒に食べる課題を提案し、セルフモ

ニタリングをしてもらいました。まず、水分を飲み込む音は聞こえてもおかしくないという考えがあったため、飲み物が一緒だと何とか飲み込むことができました。そして、自宅では少しずつ家族と食事ができるようになってきたのですが、学校では他人に対する緊張が強く、食事を友達と食べることができない日が続きました。そして、いい方法がないものかと思っていたときに、医局で村上先生に相談させてもらったんです。

村上：そうでしたね。そのときに私がどう言ったかと言うと？

山下：村上先生は、経過をじっくり聞いてくださった後、あっさりと、「一緒に食べたら？」と言われました。

村上：そうだったよね。そう言われてどう思った？

山下：そうか！　その手があったのか！　と思いました。

村上：なるほど。でも山下先生、その助言を聞いたときに、「そんな方法、ありなんですか？」とか「そんな方法、精神療法としては行なってはいけないんじゃないですか？」とは思わずに、「その手があったのか！」と思うところが、いかにもわが青木教授の門下生と言うか、村上の（悪？）影響を強く受けていると言うか、いわゆる「精神療法家」が言う教科書的な精神療法からは少し距離が取れているね。

山下：私、これでいいんでしょうか？

村上：大丈夫、大丈夫。と言うか、気にしない、気にしない。さてそれで、その後がどうなったか教えてよ。無茶な助言をして、その後が悲惨なことになったでは、私としても反省しないといけないから。

山下：「お母さんと家で食べる練習」に加えて「私と外来で食べる練習」を提案しました。外来診察時にお互いに持ち寄った食べ物を一緒に食べる、という治療を行うことにしました。治療の場である外来で、主治医も参加するので、ある意味強制力がある、"やるしかない！"という空間を利用することとしました。初回、彼女はやわらかいクッキーとお茶を持参し、私は同じくクッキーを準備しました。一緒に食べようと勧めるも、何度も「音がしてもいいですか？」と確認し、なかなか食べられない状態が続きました。治療者は何とか食べてもらおうと「私が飲み込んでもまったく音はしないでしょ？」「話をしていたら、万が一音がしても周りには聞こえない」など、いつの間にか説得に近い試みになっていました。その間、私があれやこれやと説明しながら、バリバリと次々

にクッキーを食べ、机の上で増えて行くクッキーや袋の残骸を見て、彼女は申し訳なさそうな顔をして、ようやく決心を固めクッキーをかじり始めました。見る見るうちに真っ赤な顔になり、長時間口の中でクッキーを留めた後、お茶に手が伸びそうになったため、治療者がにっこり首を横に振ると泣きそうな顔になりながらも静かに飲み込みました。その後、「聞こえませんでしたか？」と何度も確認しながら、ポロポロ涙を流し、「人前で飲み込んだのは半年振りです」と笑いました。その診察の後、「患者に食べてもらおうと思って、どんどんクッキーを食べざるを得ない治療者に申し訳ないと感じた患者が、自分も頑張って食べる治療なんて、これって治療なんだろうか？」と一瞬悩んだのですが、名付けて"治療者必死、患者同情療法（必死な治療者に患者が同情して頑張る療法）"と勝手に考えて、納得をしてみたりしました。その後の外来も、一緒に同じものを食べるようにし、毎回彼女が食品を買ってきてくれるようになりました。赤面と涙は初回のみで、2回3回と雑談を交えて学校の様子を話しながら食事をしました。4回目からはお菓子類からおにぎりに変わり、自ら「お弁当の時の練習」と言われました。この頃、教室でのお弁当は飲み込むたびにお茶を利用して、音をごまかす形なら何とか友達と食事ができるようになっていました。今回は「先生は絶対お茶を飲ませてくれないから、今日は決心してお茶を持ってこなかった」と話し、シャケと昆布のおにぎりを机の上に出し、治療者に好きな具を選ばせる余裕も生まれてきました。いつも上品に少しずつ食べるため"一口は大きめに"と決め、おにぎりをお互いに持ち「せーの！」で食べ始めました。具の話題から数学の嫌いな先生、今どきの高校生は「KY（空気読めない）」「どんだけ〜」という流行語を使うのは当たり前という驚きの話題まで、治療者も楽しみながら一緒に食事ができました。毎回、午後最後の患者さんなので時間を取ることができ、かつ私のおなかも減っていたので、私としてもありがたかったんです（笑）。徐々に"飲み込みの音"から"話をすること"に意識が向いているようでした。その後は、あまり意識せずお茶を利用しなくとも弁当が食べられるようになったと話し、現在の外来では学校の出来事や友達とのやり取りを聞く形になっています。

村上：すごいじゃないの。

山下：彼女がよく頑張り、私を思いやってくれる優しい子だったからだと思います。ところで、村上先生があの助言したのはどうしてだったんですか。

村上：典型的な対人恐怖症なら、まったく知らない人や逆に馴れた対象である家族の前では症状はあまり出ないことが多いんだけど、部屋で1人でいても隣の部屋の家族に聞こえると思って四六時中ティッシュで唾液を拭うと聞いたので、統合失調症の可能性もあると思ったんだ。そんな人に個人精神療法として、内面を洞察するような治療などしようものなら、ろくなことにならないじゃないか、という気がしたんだ。そりゃ、よほどの力量がある治療者ならできるだろうけど、危険だし患者にかなりの無理を強いることになるからね。安全な治療の方向を考えたら、この人が治療ではなくて、自然治癒して行くとしたら、家族や友人などからのどんな援助で良くなって行くだろうか、と想像したんだ。家族となら食事が少しはできるというのは、この人が家族への基本的な信頼感はある程度持つことができていることを示しているので、後は、家族以外の人で、仮に音が出たとしてもそれを受け止めてくれるような人が、一緒に食べてくれて、安心できる相手と食事を楽しむ体験を積み重ねて行くことが、自然治癒に向かわせるんじゃないか思ったからだよ。それを非侵襲的に楽しく行うことができる治療者として、山下先生ならうってつけだと思ったんだ。だから、誰にでも「一緒に食べたら」とは言わないからね。

山下：ありがとうございます。

青木のコメント

　この治療の圧巻は、山下先生が、「バリバリと次々にクッキーを食べ、机の上で増えて行くクッキーや袋の残骸を見て、彼女は申し訳なさそうな顔をして、ようやく決心を固めクッキーをかじり始めた」ところである。患者のために身体を張って、必死にムシャムシャ食べる治療者は滅多にいないだろう。一緒に食べる形は少しずつ変化し、やがて会話の内容は、普通の高校生の話題になっていく。若い女性治療者が目の前で「バリバリと食べる」ことは、患者にとって、「世の中に、こんな治療者がいるのか！」という強烈な、ゆさぶり体験であったに違いない。「治療者必死」を、感情的に巻き込まれている云々という人もいるかもしれないが、「治療者必死」こそ、「患者必死」を引き出したのだと思う。誤解がないように一言付言しておくが、「治療者必死」はいつも治療的ではない。相手と時機を選んだ「治療者必死」こそが治療的となりうるのである。

おわりに

　いずれの症例においても、薬物療法を主体とした治療をすることはできる。しかし、薬物療法に安易に導入していたのでは、その患者の本質的な問題は忘れられ、「うつ病」や「社会不安障害」や「身体表現性障害」などに完成してしまう。そして、一度、病気というアイデンティティができるとそれはなかなか変わりにくい。漫然と薬をもらいに行く通院になりかねない。

　薬以前に考えなければならないものがある。それが、患者の生きている生活であり、おかれている状況なのである。生活や状況を細やかに理解し、患者の苦悩の細部を理解したとき、初めて薬物療法はその威力を発揮するものとなる。そのような患者の全体像、大局を理解し対応を考えるということが、広い意味での精神療法なのだと考えているし、磨くべきは、この広い意味での精神療法なのだと思う。

●精神療法

めまいに対して過度の恐怖心を抱き、3年間寝たきりになった症例に対する精神療法

山下陽子・村上伸治・青木省三

はじめに

　本稿で報告する症例は、16歳時にめまいを自覚し、その恐怖心から徐々に自ら行動制限を行い、入院するまでの約3年間寝たきりとなっていた女性である。彼女はめまいに対して過度の恐怖心を抱き、行動制限に加えて体位変換や呼吸法など、独自の儀式行為に至った。行動制限を崩すために、彼女と相談しながら可能な範囲の行動療法を取り入れて治療を進めていたが。簡単な課題しか進まず、またつらい時には回避してしまうなど、なかなか治療効果が上がらなかった。そこで、苦痛を伴う課題にどんどん取り組むことが症状改善につながることを説明し彼女自身がその治療に決心し取り組みはじめてから、急速に症状が改善した症例である。またこの過程には、苦しい課題をただ苦痛なものにしないよう、治療の場を常に明るい雰囲気にしたことも大きな後押しとなったと考える。

　今回、一時停滞していた治療が、治療者と彼女の決心にて急速に治療が進んだ経緯について報告する。

症例報告（山下陽子）

症例の概要

　症例：Aさん　女性　28歳
　家族背景：会社員の父とパート勤めの母の3人暮らし。

生活歴、現病歴：在胎中・出生時、言語・運動発達に問題はなかった。3歳時に喘息となり、父親が過剰に心配し、走らせない、外出をひかえさせるなどの運動制限を受けた。小学校、中学校ともに目立たない存在であったが、部活に参加するなど問題なく過ごしていた。中学3年生の時（16歳時）、臥床中に突然、のめまいを感じ、翌日当院耳鼻科を受診。遅発性リンパ水腫と診断され、その後近医で4種類の利尿薬やビタミン剤などの薬物治療を継続していたが、数年に1回のめまいを認めていた。高校に進学したが、中学の友人と別れ、新しい人間関係に馴染めず高校2年で中退。その後は、車の部品などの細部検査の工場に勤務していたが、徐々にめまいの頻度が増え、出勤困難となったため20歳で退職。この頃は、動くとめまいが悪化すると感じ、一日中ベッド上で過ごし、臥床している時間がほとんどであった。

　X-3年（25歳時）、大きなめまいを感じ、総合病院の耳鼻科を受診するも異常なしと診断され、同病院の心療内科を紹介され受診。心因性と判断され抗うつ薬と抗不安薬が処方されるも嘔気にて内服できず、少量の抗不安薬のみ毎食後に継続していた。しかし症状は悪化し、頭部を動かすことでめまいが生じると感じ、極度の恐怖心から首を動かさず常に正面を向いた姿勢で固定するため、入浴は週に1回、トイレや入浴の衣類の着脱は母親による全介助となった。X-2年頃より、発声によりめまいが生じるように感じはじめ、両親との会話が筆談となり一切発語がなくなった。X-1年に心療内科でカウンセリングが始まり徐々に短時間のささやくような発語は可能となった。しかし開眼時の景色の動きでめまいを感じ一日中閉眼するようになった。X年2月、1年で、体重が45kgから35kgに減少し、活動性が極端に乏しくなったことから、同年3月当院を紹介され受診し、X年4月に本人の同意のもと入院となった。

　入院時現症：160cm、35kg。青白くやせており、頰がこけ、手足には筋肉がなく棒のよう。頭髪は額に張り付き不潔な印象。開眼したままゆっくりとすり足で診察室へ入る。時にうっすらと眼を開けるが、めまいを感じるようで苦悶様の表情となる。着席するにも頭部を動かさないよう、顔は正面を向いたまま慎重に座る。質問には閉眼したまま、ささやくような声で返答。途中、震える手で顔を覆ったり、胸の前で手を組んだり下ろしたりと、不安というより恐怖心から居ても立ってもいられない様子であった。任意入院同意書のサインの際には、下を向くことができないため、ボードを敷き垂直に立てた状態で目前で

サインを行ったが、筆圧は乏しく小刻みに震えた文字となった。

治療経過
① X 年 4 月～6 月（治療停滞期）

　入院時より筆者が主治医となった。トイレは車椅子で看護師に誘導してもらい、その間も閉眼し、ズボンや下着の着脱は時間をかけて本人が行った。車椅子の揺れがめまいにつながるからと、ゆっくり押すよう要求。それ以外は 1 日中臥床。診察時には臥床、閉眼したままかすかな声で返答をしていたが、3 分ほど経つと「めまいがしそう」と返答ができなくなった。

　臥床時は、腕時計を見ながら、安心ための彼女独自のルールに沿って寝返りを繰り返していた。右向き 20 分、左向き 40 分、右向き 10 分、左向き 10 分、右向き 5 分、左向き 5 分を繰り返し、合計 90 分の臥床が終わると 20 分ベッド上で座位になるというこだわりがあり、途中にトイレや食事など別の動作を入れることは不可能であった。また、独自の呼吸法があり、日中は「テ」「タ」と頭でカナを浮かべながら息を吸い、「サ」「ハ」で息をはく、夜間（18：30～）は、「ス」「フ」で息を吸い、「サ」「ハ」で息をはく、というルールを覚醒時に続けており、常に頭が休まらない状態であると述べた。

　食事においては、硬いものを噛む音でめまいが誘発されるように感じ、キュウリや菓子類など歯ごたえのあるものは食べられず、少量の摂取であった。

　彼女は動くことでめまいが生じるという恐怖が中心症状であり、不安障害（恐怖症）と考えられたが、めまいに対する強迫観念に近い柔軟性の乏しい思考形式や、一連の儀式行為などから、発達障害圏も疑われた。

　治療として、まず主治医は彼女と話し合い、彼女にとって一番苦痛が少なく課題として取り組みやすい動作をテーマとした。そこで、座位時間の延長とトイレまでの往復を彼女自身で行うように取り決めを行った。また、薬物治療に期待がある反面、恐怖心も強いため、体重が 36kg まで増加すれば薬物治療を始めるよう目標設定し、食事摂取の意欲を高めるよう促した。その結果音が比較的しないパンを購入し徐々に食事量が増え、入院 1 ヵ月後には 36.5kg に増加。そこで、薬物療法としてペロスピロン 1mg を開始したが、薬に対する恐怖心から翌朝にめまいを感じ、少しずつ前進していた独歩や発語が再び減少した。また臥床中に主治医が話しかけるなど、急な出来事で呼吸法が崩れるとめまい

を感じはじめ、その後一日まったく動けなくなった。"めまい"やそれに関係するような"まわる""ふらつく"などの単語にも過敏になり、使わないよう看護者に希望するなど、徐々に不安感や行動制限が拡大しているようにも感じられた。彼女自身も、臥床生活に大きな変化がないことに不安と焦りを感じているようであった。治療者側も目標設定に苦慮し、治療効果が上がらないことに不全感が高まっていった。入院1ヵ月は、行動観察を含め本人の動ける範囲で課題を提示していたが、トイレへは車椅子利用が続き、看護者の介助量もほぼ変わらない状態であった。なかなか前進がみられないため、2ヵ月目に入り恐怖心から避けていた動きに頑張ってチャレンジしていくことを提案した。彼女も了承していたが、「今日は体調が悪いから無理」「動くとよけいしんどくなった」など、回避的な言動が多く、大きな進展がないまま2ヵ月が経過した。

そこで、主治医、看護者全体で今後の治療について検討した結果、現在の病棟での生活は入院前の自宅と同じ状況であり、母親の介助の代わりに看護者が付き添うという代替的な形になっていた。そのため、本人にできそうなものだけを治療課題として提示するだけでは、進展が見込めないのではないかと考えた。そこで今後の治療としては、めまいに関することを避けるのではなく、積極的に課題として動いてもらう方針とした。

彼女と彼女の両親に対して、めまいに関連する言動を避けることで、症状を悪化させているという悪循環の経緯を説明し、このまま苦痛の少ない課題を行っても症状は一進一退であること、今までのように「今日は調子が悪いからできない」などと回避するのではなく、苦痛を伴う課題にどんどん取り組まないと症状改善は期待できない旨を説明した。はじめは、急に動くことでより症状が悪化しないかと強い不安を訴えていたが、「何とか以前のような自由に動ける状態に戻りたい」と、積極的な行動療法に同意した。治療としては、恐怖心を抱いている動作に正面から取り組んでもらい、"めまい"につながるような動作をどんどんしてもらうため、彼女にとって苦しいものとなることを伝えた上で決心を固めてもらった。

② X年6月～8月（積極的な行動療法に取り組み、治療が進展した時期）

説明を行った翌週より、早速"動き"に慣れてもらうため、毎日の課題として午前と午後に1時間ずつ彼女を車椅子に乗せ、しっかり動かすことで振動に慣らすこととした。6月より、研修医2名（男女1名ずつ）が彼女の担当となり、

治療に加わることとなった。まず、主治医、研修医が車椅子を押し、精神科病棟から他の病棟の廊下を動くようにした。今までは曲がり角や段差はめまいが誘発されるからと避けていたが、「チャレンジすればするほど、どんどん症状はなくなる」と繰り返し伝え、挑戦した。はじめはまったく開眼できず、恐怖から耳を塞いだり、車椅子にしがみつくなどの行動が見受けられたが、意識が車椅子の動きに集中しないように軽い雑談を交え話しかけながら繰り返したところ、徐々にうっすらと開眼でき、時折会話に笑って応じることができるようになった。また、課題施行数日後には、病棟に帰った際、「ただいま」と、か細い声ではあったが挨拶ができるようになった。しかしたびたび「めまいは起こりませんか？」と保証を求めたり、首の前後左右の動きや視線移動は依然できないままであった。

　車椅子移動に対して、「だいぶ慣れた。眼を開けて周りを見たい気持ちも出始めた」との発言も聞かれ、舗装の悪い外の道や、上下に動く際の宙に浮く感覚が恐いと乗れなかったエレベーターに挑戦した。研修医が常に付き添い、「今日は、眼を開けたまま耳を塞がずにエレベーターにチャレンジ！」など、明るい雰囲気を常に保ちながら、冗談も交えてつぎつぎと課題を与えた。時には、横断歩道を渡る際に信号が点滅しはじめると、急に車椅子のスピードを上げて走って渡り、彼女は「ぎゃあー！」と大声をあげる一面もあった。しかし数年ぶりに大きな声を出せたこと、体が大きく揺れた後でもめまいが起こらなかったことなどを体験し、恐怖心以上に達成を感じたようであった。徐々に車椅子利用から歩行へと移行させる際には、歩行距離を数メートルから始め、次に目的地を定めて距離を延ばしていく方法をとった。ひとつひとつの課題が、彼女にとっては緊張と恐怖の連続であったが、厳しい課題が与えられながらも“課題”としてではなく“ゲーム感覚のチャレンジ”として、常に明るい雰囲気で研修医とともに取り組めたことがプラスに働いているようであった。また、数年来家族はもとより他人と会話を楽しむことから遠ざかっていたこともあり、新鮮に感じているようでもあった。そして「めまいが起こりませんか？」という発言から、「めまいは起こりませんよね」という肯定的な質問に変わっていき、以前はめまいや不安の訴えが会話の中心であったが、徐々に高校時代の話や洋服などのオシャレが好きであることなどが語られるようになった。

　積極的な行動療法開始後2週間ほどで、車椅子での移動の際の“動き”に関

しては、苦痛を訴えることが少なくなったが、課題はすべて受動的であり、病棟に帰ると再び呼吸法や寝返りにとらわれた臥床生活に戻った。また、かろうじて開眼が可能となったものの、臥床中も歩行時も首を動かせないため、正面の一点しか見られずまったく下を向けない状態であった。たとえば、廊下の角を自然に曲がれず、恐怖心から開眼し首を正面に向けたまま体を徐々に回転させ方向転換するという、奇妙な動作となった。ベッド横の床頭台に物を取りに行く際も、ベッドを1周しなければならず、ベッド角を曲がる時には閉眼し慎重に移動していた。そこで、このように日常生活において一番苦痛となっている視線移動の課題を検討した。彼女だけが治療課題として苦痛に感じないよう、研修医を含めた数人が一緒になってできる課題を考えた。そして午前、午後の歩行練習に加えて、病院内のリハビリセンターを利用し、本人、主治医、研修医2人の4人で四角に座り、ボールを床に転がしながら順番に回していく課題を取り入れた。ボールを受け取る際と相手に転がす際に、左右の首の動きと視線移動があり、また終始開眼していないといけないという彼女にとっては苦しい課題となった。しかし、ここでもゲーム感覚でボールのスピードを変えたり、急に対角線上に転がしたりと、治療という感覚ではなく遊びとして楽しめるように工夫をした。何度か「めまいがしそう、止めたい」との発言も聞かれたが、「苦痛に感じることを避けていては治らない」と繰り返し伝え、数日後には「首を動かすことに抵抗がなくなった」「勝手に視線が下を向いてしまうけれど、めまいは起こらない」と自信のある明るい表情に変化した。その後から、歩行中も自然に視線を動かすようになり、売店などでは商品を見ることの楽しみを感じるようになった。

　次に課題を決めるにあたって、本人にとって現在困っていることに加え、頻回に行えるもの、また治療成果が得やすいものを考えた。そこで、日常生活の中で介助が必要となっている動作を考えたところ、下を向く動作がある洗顔が依然できず、毎朝夕に看護者が準備したホットタオルで顔を拭き、歯磨きも同様に下を向けないため、膿盆を看護者に準備してもらい、顔を正面に向けたまま出し、顎をつたって膿盆で受けているところに注目した。行動すべてをベッド上で行っていたため、まず洗面、歯磨きを部屋の洗面台の前で行うように決め、はじめはイスに座った状態で行い、数日後には立位で行ってもらった。この日常生活動作を課題とすることで、課題を毎日こなしながら一日一日効果を

実感でき、短期間で洗顔と歯磨きが1人で行えるようになった。この頃には、主治医がベッドサイドに行くと、ゆっくりではあるが自ら臥位から座位に姿勢を変え、座ったまま話をすることができるようになった。

　次に、視線移動には慣れはじめたが、「カラフルな色を見るとめまいが起こりそう」と短時間ですぐに閉眼してしまうため、新しい課題としてリハビリセンターにある小児用ボールプールの利用を考えた。ボールプールには直径3mほどのビニールプールの中にカラフルな小さなボールが大量に入れられており、そこに入ることで体のバランスを保ちにくく、また視覚的な色の刺激もあり治療に使えると考えた。はじめは、中に入っても閉眼したまままったく動けなかったが、徐々に不安定な感覚を楽しむようになり、鮮やかな色にも抵抗がなくなっていった。同時に、リハビリセンターにある平衡感覚を養うシーソー型の平衡板を利用し、急に大きく揺らす体験をさせるなど、いろいろな器具をゲームの一環のようなかたちで取り入れた。体が揺れてもめまいは起こらないことを実感すると2回、3回目の課題は比較的スムーズに行え、繰り返すことで「なぜこんなことが怖かったのだろう」と客観的に受け止めることができるようになった。

　6月末には毎日の午前午後の散歩は自立し、リハビリセンターを利用しての課題も怖がることなくクリアすることができるようになった。しかし自室に帰ると臥床がちとなるため、就寝以外にベッドで過ごすことを禁止し、デイルームでイスに座って過ごすよう提案した。また就寝時には呼吸法と慎重な寝返りは続き、入眠まで2時間を要しており、体位変換から起こるめまいに対する恐怖心がなかなかぬぐえないようであるため、新たな課題を検討した。今までは視線移動や首の移動など間接的な課題を行っていたが、今回は直接めまいが起こる課題に挑戦することとした。まずマット上で寝転び、そのまま横に転がる運動を毎日の課題として提案した。しかし今までと違った直接的な回転運動に対する恐怖心から、長時間マットを見つめたまま躊躇し、なかなか行動に移せなかった。そこで主治医と研修医も横に並び、川の字の状態で同時に回転するよう提案したところ、あきらめたように承諾し全員の掛け声を後押しに勢いをつけて回転した。初回は不安と恐怖のため、終了後に流涙し、全身が震えていたが、回数を重ねるごとに躊躇することなく長い距離を回転することが可能となった。回転後のめまいは正常であり、時間とともに消失することを体験し、

"めまい"が恐いものではないことが体感できたようであった。その後、前転の提案にも果敢に挑戦するなど、実際のめまいへの抵抗が明らかに軽減していた。十分活動性も上がり自信がついたところで、十数年のみ続けていためまいに対する薬を止めるよう提案したところ了承。耳鼻科受診にて、現在リンパ水腫の存在は認めず、内服薬の必要性がないことを診断してもらった後、すべての耳鼻科薬を中止した。その後もめまいは起こらず、あらゆる課題に挑戦しても症状が起こらないことで自信を強めていった。就寝まで2時間かかっていたものが、マットの課題を始めた頃より30分以内で寝付くことができ、中途覚醒があると以前は呼吸法に集中して寝付けなかったものが、"バカバカしく感じた"と何も考えずスムーズに再入眠もできたと、呼吸法、体位変換へのこだわりはきれいに消失したようであった。

　病棟内では、彼女にとって大きな不安材料がなくなってきたため、7月より外出練習を行った。自転車や電車など、揺れるために数年来乗っていなかったものにも挑戦し、つぎつぎに克服していった。自転車がなかったため、主治医が自分の自転車を貸すことにした。彼女も「山下先生の自転車なら乗りたい」と言って積極的に挑戦することができた。

　めまいが激しかった頃に付き合っていた友人に会うことや、その頃見ていた好きな雑誌を見ることで再びめまいが起こるのではないかという不安を語ったため、それを課題に追加した。外出中に友人と会い、また避けていた雑誌を見ることを繰り返したところ、どんどん残存していた症状が消失し、以前のように楽しみが増えたと喜びを語るようになった。外泊練習では、自宅での臥床時間を最小限にしようと、自転車での外出を増やすなど、自分なりに症状が出現しにくいような環境を考え、実行するようになった。自宅での生活にも自信がつき、「退院後は自宅にこもらずバイトをしたい」と意欲を語り、それまで当院の精神科作業療法に通うこととし、8月初旬に退院となった。

③退院後経過

　退院後は、常に声をかけ励ましていた病院スタッフがいないことで、再び"めまい"に対する恐怖心が出現しそうになったが、その時は自宅や作業療法室で入院中に課題となっていた"前転"を行うよう提案した。それにより、実際のめまいは時間とともに消失すること、恐怖心だけでめまいは起こらないこと、また入院中に養った自信を取り戻すことができ、一時的な不安は解消した。彼

女自身、暇な時間は自分を"めまい"という不安材料に近づけると考え、積極的にアルバイトを探し、2ヵ月後にはパン屋のバイトを開始した。外来では、めまいに対する不安な訴えから、バイト先の上司のことやパン焼きの大変さなど、現実的な悩みや楽しみを語るようになった。現在では忙しいパン屋のレジからパン焼きまでこなし、お店でも頼られる存在となっている。

今回、本稿を報告するに当たり、彼女に同意を求めたところ、彼女はしばらくは渋っていた。「名前は知られなくても、私のことが他の人に知れることで、まためまいが起こらないか心配だから」と言っていた。だが、その後、彼女は「覚悟」を決め、「ここで決心することが、恐いけれど私の治療にもつながるんですよね」と言って同意してくれた。そして、「私のことが他の患者さんの治療に役立つならよいのですが、私の場合がうまくいったのは、自分で言うのも何なんですけど、私が感受性が強くて影響されやすい性格だったから、こんな病気にもなったけど、必死で頑張ってくれる先生方にも影響されてよくなったのだと思います。だから、誰にでも合うとは思いません」とも言われた。

指導医のコメント（村上伸治）

本症例については、指導医の村上も治療の経過にいくらか関わっているので、指導医の視点から以下に追記したい。指導医は本症例にはまず外来初診医として関わり、入院を決定し入院後は主治医の指導医として関わった。

当院初診時の状態は、主治医報告の通り、相当に大変な状態だった。車椅子に乗り、母親に押されて診察室に入って来た本人は、神経性無食欲症のようにやせ細り、めまいを恐れて目を開けることもできず、会話も途切れ途切れで、スムーズな会話はできなかった。疎通性すら十分でない印象であった。そして、こんな状態が数年も続いているとは驚きで、普通の不安障害がいくらこじれても、ここまでの状態になることは考えにくかった。診断についても、統合失調症や発達障害なども疑われた。

当科では通常、神経症圏内の場合は入院よりもなるべく通院治療を行うが、本人の状態を診ると、今の「不安と撤退」の悪循環の生活では、通院治療をさらに行なっても、どうにもならないと思われた。また、身体的にも神経性無食欲症の入院適応に値するほどのやせがあり、身体的にも限界で、紹介元の主治

医が入院を勧めたのも当然だった。入院した後もなかなか大変だと予想されたがこのまま通院で頑張らせるのも無理だと考え、体力の回復と、経過観察による診断目的も含めて、入院してもらうことにした。

　入院後は、しばらくは栄養補給による体力回復と休養などの保存的、支持的な方針を採り、指導医はほとんど口出しせず、主治医と看護との本人への関わりを見守った。主治医は本人とじっくりと関わり、関係を作っていた。時々、主治医に「先生、Aさん、どうやっていくのがいいんでしょうか？」と尋ねたられたが、指導医は「ぼちぼち行くしかないと思うよ」と答えていた。

　入院後1ヵ月たっても、体重や行動に大きな進展は見られなかったが、主治医や看護との関係ができるにしたがって、本人の健康な側面も見えてきた。人とのやりとりもほぼ自然であり、冗談やギャグも通じるようになり、元は明るくおしゃれを楽しむ女の子だったこともわかってきた。ただ、表面的には大きな進展はないまま、入院2ヵ月が経とうしていた。さすがに、主治医と看護にも、「少しずつよい方向ではあるが、今の調子では、目途が立たない。基本的にはほとんど変わってないのでは？」などの焦りが出てきた。当科では、入院期間は基本的に3ヵ月までなので、あと1ヵ月で帰ってもらわねばならないが、あと1ヵ月で帰っても、元の生活に戻るだけに思われた。「どうしましょうか？」と主治医に相談された指導医は、「あと1ヵ月を病院でどう過ごすか考えてもらい、成果が上がらなくても帰ってもらうしかないが、それでいいのか正直に尋ねよう」と答えた。時間的な縛りで揺さぶりをかけたつもりだった。だが、本人からの反応は乏しく、親も「わかりました。連れて帰ります」と答えた。

　治療者側はやや追い詰められた形となった。主治医も「このまま帰ってもらうしかないんでしょうか？」と悩んだ。指導医は「仕方ないんじゃないか」と返答しつつも、何かやってみてから帰ってもらうことを考えた。幸い、本人のもともとの健康度は結構あり、統合失調症や明確な発達障害は否定的だった。いろいろ考えた末、一種の荒療治を行なうことにした。まず、荒療治（積極的な行動療法）について両親に説明した。両親は戸惑い、不安を表明しつつも了承された。そしてついに本人に指導医から直接、説明を行なった。指導医は以下のように本人に話しかけた。

　「Aさん。入院も残り1ヵ月。この1ヵ月を今までと同じように過ごして家に帰ることになるのかもしれない。でもそれでは元の生活に戻ってしまうのか

もしれない。でもAさん。この2ヵ月の入院で、Aさんには健康なところがたくさんあることが私たちにはわかったんだ。Aさんは元は普通の明るいおしゃれ好きな女の子だったんだよ。そういうAさんに戻ることはできるんだよ。だからこのまま寝たきりの人生になるのはもったいないし、そういう人生になってはいけない。だけどAさんとしては、いろいろな課題をしていくのも、とても苦しくてできないんだよね。それでね。私は決めました。厳しいけど、Aさんには動いてもらう。来週から、強引に動いてもらう。あなたが嫌だと言ってもダメです。まずは車椅子で病院中を動き回ってもらう。嫌だと言っても数人がかりで車椅子に縛り付けます。ひどい方法だと思うかもしれない。私の単なるお節介なのかもしれない。けどね、私は医者として、寝たきりの人生になりそうなあなたを見て、放っておけないんだ。ひどい医者だと言ってもらって構わないから、そうさせてもらう。あなたはこのままの人生で終わってしまってはいけない。絶対にいけない。申し訳ないけど、覚悟してもらうよ」。

　本人は指導医の話を涙を流しながら聞いた。そして、コクリとうなずいた。指導医はラポールが取れた手応えを感じた。本人の覚悟ができた以上、あとは課題をいかに過激に、いかに楽しくデザインするかの問題となった。

　課題初日。レクリエーションのため、大学病院向いの体育館に行くため皆で交差点に向かって歩いていた。指導医が本人の車椅子を押していた。その時、交叉側の歩行者信号が点滅しはじめたのが見えた。指導医は「天の助け」だと感じた。「もうすぐ信号が変わるぞ、行くぞ、みんな！」と言って車椅子を押して走りはじめた。皆も一緒に走りだした。本人は「ぎゃあー！」と声をあげたが、そんなものは問答無用。「間に合うぞ！　つかまって！」と言いつつ横断歩道になだれ込んだ。横断歩道の始まりで少し前のめりになり、本人が落ちかけたが、そのまま横断歩道を渡りきることができた。本人は顔を引きつらせながらも、皆から誉められるとまんざらでもない表情だった。

　別の日には、リハビリセンターの場所を借りて、マット運動のようなことをした。名づけて「イモ虫ゴロゴロ」。器械体操用のマットを敷き、本人と主治医、研修医数名に丸太を並べるようにマットの上に並んで横になってもらった。本人1人でやらせるよりも皆で一緒にやる方が楽しめると考えたわけで、本人の位置は当然真ん中。そして指導医の合図とともに皆で一斉にまず右へゴロゴロ、次に左へゴロゴロ。隙間を空けずに横になっているので、隣の主治医が転がる

と、本人も転がらざるを得ない。ゴロゴロ回転するので強制的に顔が下にも向くことになる。ただゴロゴロするだけでは面白くないので、うち1人が皆の上に乗り、その者をローラー式に送り出すのもやってもらった。「ほら、しっかり頑張れ！ じゃないと上に乗る者として、（超肥満の研修医の）○○先生を呼んで来るぞ！」と指導医はハッパをかけた。さらに次には長いマットの端から端まで1人ずつゴロゴロ転がり、その時間も短さを競ってもらった。競争になると本人も燃える面があり、最初は長時間かかったが、2回目は時間がかなり短縮した。遊んでいるうちに厳しい課題をこなしてしまうように設定して皆で楽しむようにした。

そしてついには、マット運動で前転と後転をしてもらった。最初はできなかったが、皆ではやし立てると、「やればいいんでしょ！ やれば！」と大声で文句を言いながら、前転を成功させた。これには皆もびっくりし、拍手で祝福した。

指導医がこの荒療治を直接行なったのは、最初の4回くらいだった。幸い、ノリのよい研修医が2名ほどいたので、主治医だけでなく、研修医もいろいろと課題というか遊びを考えて挑戦していった。後は、指導医は主治医から日々の戦果の報告を聞く形で見守った。その後の本人の目覚ましい変化は、主治医報告の通りである。指導医が始めた荒療治について、当初、本人は「ひどい」と主治医に文句を言っていたが、退院が近づくころには「村上先生は悪役を引き受けてくれたんだと思う」と述べるようになった。

めまぐるしいほどのよい変化は看護スタッフを戸惑わせるほどだったが、荒療治をきっかけに好循環が起こるための基礎を作ったのは、粘り強く本人に関わった看護スタッフであり、焦らず関係を作っていった主治医だった。本症例の治療経過は、行動療法として説明しでもよいし、森田療法の恐怖突入だと説明してもよいし、本人の頑張りを支えた支持的精神療法と考えてもよい。本症例のようなよい経過のパターンを私は「タメとノリ」と呼んでいる。十分に「タメ」が利いているから、そこに「ノリ」が生まれる。そして、それを支えるのは治療者側の「支持」であり、患者の「覚悟」である。

退院後は、指導医は何もしていない。主治医から経過を時々教えてもらっていただけである。主治医は、入院治療で築いた患者との治療関係を元に、時に優しく、時に厳しく、本人の頑張りを支えた。入院中の苦楽を共にした主治医

の支えの元、本人はどんどんと普通の明るいおしゃれな女性になっていった。

全体へのコメント（青木省三）

　主治医は、当初、狭義の行動療法に近いものを、すなわち症状を具体的に捉え、その症状を軽減させていくような計画をたて、患者の治療意欲を大切にしながら、成功体験によって自信を積み上げ、症状の改善を図っていくというものを、治療として考えていた。しかし、それは、予想以上に強い抵抗にあった。患者の変化に対する不安と恐怖が、成功体験による自信よりもはるかに強かったからである。症状は一進一退というかほぼ固定し、家とほとんど同じような状態になった。

　それまでじっと成り行きを見ていた指導医は、そこでひとつの勝負に出た。「積極的行動療法」（そんな言葉を私は今まで聞いたことがないが）、患者に思い切って行動する決心を求め、それまでの計画よりもはるかに大変な行動を患者に提案し促した。患者は予想外の提案に動揺し混乱しながらも、崖っぷちに立った心境で同意する。これを指導医が言うように森田療法の恐怖突入と言うこともできるであろう。ミルトン・エリクソンであれば、フェニックスのスコーピークに登るのを求めたように（エリクソンが時に患者に出した課題）、ある覚悟（commitment）を患者に求めたと言ってもよい。

　患者の不安と恐怖によって固定したように見えた症状に対して、半分、混乱した中で、大胆な行動が促され、それが患者の予想を超えて、やってみたらできた……。そして、その混乱の中で、長年、しっかりと握りしめたような「思い込み」を手放すことができた。

　これを要約すると、
　①患者がぎりぎりの、崖っぷちで、混乱し、覚悟をする。
　②その結果、予想外のよい体験をする。
　③そして、長年の症状や思いこみが変化する。
ということになるだろうか。

　しかし、このような治療が実を結んだのは、実は2ヵ月にわたる主治医・研修医と患者の間に築かれた信頼がベースにあるのは言うまでもない。主治医の誠実で粘り強い態度こそが、患者の信頼を築いた。この信頼なしに、この治療

はありえない。もし、入院当初に、このような治療を始めたとしたとしたら、患者にとって外傷的な体験となり、ますますの症状の悪化という結果を招くだけになったであろう。積極的な治療の導入は、充分な信頼という下地があって初めて可能になる。

　指導医は、当初から積極的な治療をねらっていたのではない。主治医の当初の治療計画の進展を見、そして、主治医と患者の関係をしっかりと見た上で、入院が残り１ヵ月というぎりぎりの時に、勝負に出た。それは、計画されたものではなく、患者も治療者も後がなく、「もう。これしかないよね」というように、皆が、大胆だけれど、納得するしかない提案をした。

　さらにこの治療を成功させたのは、主治医と研修医が患者に対して提案した治療プランを、自分たちが一緒に行うように、まさに寄り添うように行ったことである。そこで、患者は自分のために一緒に身体を動かし汗を流してくれる人がいることを知る。そして、それが何よりも効果的だったのは、患者が涙を半分流しながらも、思わず笑ってしまうような、主治医や研修医の話かけや振る舞いであっただろう。「明るい雰囲気」と主治医は述べるが、それは、たわいのない些細なことでもおもしろい、健康な仲間集団の雰囲気と言えばよいのだろうか。彼女はそれまでに、そのような仲間体験をしたことがなかった。だから、この混乱はどこかお祭りの時のような、わくわくするような混乱でもある。そう、指導医はどこかお祭りの時出てくる、「鬼」のように見えなくもない。わーきゃーっと言って、子どもたちが半分怖がりながら、でも半分楽しみながら、追われて逃げていく、あの「鬼」である。主治医も研修医も患者も、「鬼」から、一緒に逃げようとした。逃げる中で仲間になったのだ。

　治療要因として、前述したものに付け加えれば、
　④変化の下地として、主治医・研修医と患者の間の充分な信頼関係が築かれていた。
　⑤主治医・研修医が患者と一緒に汗を流した。
　⑥思春期の健康な楽しい仲間という雰囲気ができていた。

　「アルプスの少女ハイジ」に喩えれば、患者はクララ、主治医と研修医はハイジとその友だち。指導医はハイジのおじいさん兼ペーターということになるのだろうか。舞台はヨーロッパのアルプスではないけれど、倉敷の病棟の中で、患者は臥位から座位に、そしてクララのように立ち上がったのだ。

圧巻は、主治医と研修医と患者が横に並び、川の字の状態で同時に回転したところである。一緒に怖いところに飛び込んでくれる人がいたから、患者は、回転し、そして「前転」し、自信をつけた。
　患者は退院後も「前転」を行い、めまいの不安を振り払うことができた。おそらくそれは、単に「前転」をしてもめまいは大丈夫ということを実感しただけでなく、自分のために一緒に川の字になって回転し、そして「前転」をしてくれた、そんな不思議なお姉さんやお兄さんがいたことを、患者は思い出したからではないか。それは世の中には信頼できる人がいるということを思い出す作業でもあったのであろう。
　精神療法は、診察室の中でこころの奥を見つめていくところにもあるが、このように共に汗を流し、涙と笑いが混じった中にも、確実にあるのだと思う。

　追　記
　若い治療者にしかできないことではないが、しかし若い治療者のほうが上手な治療というものがある。その一つが、身体を使ったやりとりである。銭湯に行って身体を流すエピソード（松下論文）、じゃれあうように身体を動かすように誘うこと（山下論文）などは、いずれも身体を含めた交流であり、遊び感覚に満ち治療的である。特に思春期・青年期においては身体を使った遊びが、しばしば治療的となる。（青木）

●精神療法

急性期の関わり
──そばにたたずむこと

村上伸治

はじめに

　統合失調症の精神療法、特に急性期の精神療法を考えたとき、その原点となるのは、まずは何もせずとも、患者のそばにたたずむことから始めること、だと筆者は考えている。本稿では、筆者が精神科医になりたての頃に受け持った患者の話をしたい。

出会い

　私が医学部を卒業して医師免許を取り、大学病院の精神科研修医として働き始めてまだ何ヵ月も経っていない頃の話である。統合失調症の急性期の患者を初めて受け持つことになった。「入院患者が当たったから、外来に来るように」との電話が医局に入り、私は外来に向かった。

　外来診察室に入ってみると、若い女の子（以下A子とする）が診察室のベッドに座って泣いていた。ちょうど筋肉注射をし終えたところで、A子はベッドに座って「痛いよう」と言って泣いていた。外来医が「この先生が担当になる村上先生です」と言い、患者と母親に私が紹介された。私は「村上と言います」と挨拶をしたがA子の返事はなかった。「注射が痛かったんだね」と声をかけると、「心臓に穴があいた」と言って泣き続けた。そして、心配して寄り添う母親に向かって振り返り、「お母さんじゃない。本物のお母さんじゃない」と言ってにらんだ。母親は何とも言えない辛そうな目をしていた。外来医が医

療保護入院の説明と手続きを行ない、泣いているA子、母親や看護師と共に病棟へ移動した。

初　日

　A子の病室は閉鎖病棟の大部屋だった。まずはその大部屋に入ってもらったが、全く落ち着かなかった。泣いていたかと思うと急に笑い出した。何かに怯えた様子で手を合わせて般若心経を唱え始めたりもする。と思ったら今度は壁に向かって、精一杯の振りを付けて当時のアイドルの流行歌を歌い始めた。と思ったら今度は壁と会話を始め、あっと言う間に、ケンカのような言い合いになり、わーっと泣き崩れた。いわゆる支離滅裂という状態だった。

　その大部屋で少し様子を見たが、全く落ち着かず、暴れたりするわけではないが他患にも迷惑になるので、仕方なく保護室に移ってもらった。しかし保護室なら人に迷惑はかからないので、施錠をする必要はほとんどなかった。入院に際して指導医には「まずは出来るだけ、患者と一緒に過ごすことから始めなさい」と言われた。幸い、その頃の私はとても時間があった。精神科1年目の同期が10人ほどいたので、1人の担当患者は2～3人であり、外来の予診や診察の書記、その他の研修医業務も10人で分担すると1人の負担はたいしてなかった。今の時代の研修プログラムのような、講義やカンファレンスもわずかしかなかった。自由な時間がたくさんあったので、私は1日の多くの時間をA子と過ごすことに決めた。

　しばらくしたら夕食の時間になったが、なかなか食事は進まなかった。別に拒食というわけではなく、壁と話をしたり泣いたり歌ったりが忙しくて、とても食事どころではない、という感じだった。ひと口食べるたびに食事が中断した。行動がまとまらないので、食事をボロボロとこぼしもした。看護師さんも他の患者の看護で忙しいので、A子の世話ばかりはできない。途中からは私が食事を手伝った。それでも、1時間以上かけて半分ほど食べるのが精一杯で、それで食事は終了とした。次に、薬を飲んでもらうのだが、これもひと苦労した。別に拒薬というわけではないのだが、笑ったり踊ったりの合間に少しずつしか薬が飲めない。合間をみては粉薬を少しずつ口に入れるのだが、「苦いよう！」と言って泣き出したりもする。それでも看護師さんとなだめたりしながら、薬

は何とか飲めた。

　薬が飲めたので、後は眠ってもらうだけとなった。ただ、「入院初日は、患者の不安は強いので、患者が眠ったのを確認するまでは帰らぬように」と指導されていたので、しばらくは待つことにした。「今日は疲れたでしょ。早く寝ましょう」と言ったところで眠るはずもなく、壁と会話をして笑ったり泣いたり歌ったりするA子を眺めながら、私は保護室の壁にもたれて床に座ってすごした。だが、しばらくして、さすがに内服と注射が効いて来たのか、眠そうになって来た。看護師さんに布団に誘導してもらい、A子が寝息を立てるのを確認して、私の1日の仕事が終わった。

翌日から

　翌朝、出勤すると私はすぐに保護室に向かった。A子は朝食は半分程度手を付けただけで、早速、壁と話をしていた。「おはよう」と声をかけたが、返事はない。私はしばらく、A子が壁と会話をする様子を見守った。しかし、ずっとその様子を見ていても、何もすることがない。「何をしたら良いのだろうか？」と私は考えた。指導医は「一緒に過ごすことから始めなさい」とは教えてくれたが、どうやって過ごせば良いのかは、何も言われなかった。

　「私はなりたてではあるけれども、一応は精神科医だ。精神科医たるもの、まずは何と言っても、患者と面接をすべきではないか」と私は考えた。そこで私は壁と話をしているA子の横から話し掛けた。「昨夜は眠れた？」、「何か困ることはないかな？」。当然ながらA子からの返事はなかった。二、三話し掛けただけで、私は黙りこくってしまった。もっと話し掛けても、結果は同じであろうと、私にも容易に理解が出来たからだ。こんな時、どうすれば良いか、指導医には教えてもらってはいなかった。

　私は少し考えて、「患者と面接するにしても、それは精神療法というものなんだから、壁と話をしている患者の背後や横から声をかけるのでは、これは精神療法とはきっと言えないだろう」と気付いた。決心した私は、しばらくタイミングを計ってから、A子と壁との間に入り込むことに成功した。そして話し掛けた。「しんどそうだけど、大丈夫かなあ」と。これで会話が出来のではと思った。しかし私の期待は、数秒後にもろくも崩れ去った。A子は壁との

間に入った私などには目もくれず、横を向き、今度は横の壁と話を始めたのだ。

あっけに取られた私はしばらく立ちすくんだ。しかしそうもしていられない。私は再び壁とＡ子の間に滑り込んだ。するとＡ子は今度は横の窓を向いて、窓と話を始めた。私も負けじと再度、Ａ子と窓の間に入った。するとＡ子は、なんと床と話をし始めた。

今考えると、「何とバカなことをしていたのか」と思うが、当時の私はそれなりに一生懸命だった。それでも、このような方法がうまくはいかないこと、無理に会話をしようとするのは、むしろ害になる面がありそうであることは、さすがの私にも何となく理解することができた。

それからと言うもの、私は、保護室の壁にもたれて床に座り、彼女を眺めて時間を過ごすようになった。そして、看護師さんと一緒に食事を手伝ったり、薬を飲ませたりして１日が終わる、という日が続いた。読者の多くは、このような事は看護の仕事であり、医師の仕事ではない、と考えるかもしれない。だが、当時の私は、医師免許はもらいたて、処方も指導医に決めてもらわないと何も分からないという状態であったので、患者と直接接して関わることが出来る時間は新鮮だったし、面倒だと思うことはなかった。「今日こそは、何か少し関係が取れるかもしれない。どうすれば良いだろうか」と考えながらＡ子と接する毎日は、やり甲斐があって充実した日々だった。

毎日同じことの繰り返しのようでも、少しずつ変化も感じるようになった。外来や他の用事で呼ばれて「じゃあ、またね」と声をかけたり、「じゃあ、今日は帰るからね。また明日、お休み」と言って保護室から私が出て行こうとすると、Ａ子はチラッとこっちを見たあと、壁との会話がひどくなったり、壁にひどいことを言われたのか泣き出したりすることが多くなるのだった。「私や看護師の存在や介入を無視しているかのようでも、実は、誰かがいてくれた方が安心できるんじゃないか、誰もいなくなることは不安なんじゃないか？」と感じるようになった。「人がそばにいることは意味があり、いるだけでも良いのではないか？」と私は考えるようになった。

そばにたたずむ

「面接をしなくても良いらしい」「そばにいるだけで意味がある」と気づいて

からは、私は楽になった。保護室で黙ってそばに居るだけで、何だかつながっている感じがし始めたので、無理に何かをしようとすることはなくなった。ボケーッとしたり、本やマンガを読んだり、精神科薬物療法や脳波所見の付け方の教科書、指導医に勧めてもらった中井久夫先生や成田善弘先生の本を読んだりして過ごした。読んでなるほどと思った箇所は、「音読」してみたりもした。すると、Ａ子がこちらをチラッと見たりすることもあった。

　ただ黙ってそばにたたずむ、ということを積極的にできるようになったら、その上でちょっと関わってみようとすることも私はするようになった。Ａ子が当時のアイドルの曲を歌って踊っている時、私も横に行って、見よう見真似で歌って踊ってみたりした。ただ、数秒単位でどんどん曲が変わるので、ついて行くのは大変だった。数分でクタクタになるので、長くは出来なかった。でも、私が歌や振りを間違えると彼女がチラッとこっちを見る反応も見られるようになった。一緒に歌って踊るのは疲れるので、私は観客側に回って手拍子を叩いたりもした。

　そんなある日、例によって筆者が彼女の傍らでボケーッとしていると、彼女が「やめて！　やめて！」と泣き叫び出した。いつものことなので、同じようにそばにたたずんでいたが、ふと思い付き、意を決した私は彼女と並んで壁に向かって立った。そして、「やめろ！　この人は僕の患者だ。この人をいじめることは僕が許さない。どこの誰だが知らないが、出て行ってくれ。文句があるなら、正々堂々と僕に言え！　この人がこんなに苦しんでいるのが分からないのか！」と壁に向かって言った。Ａ子と壁との会話が止まり、彼女がちょっとびっくりしたような表情でこっちを見た。私もＡ子に視線を向けた。しっかりと視線が合った。私は嬉しくなりニコッとした。Ａ子も微笑み返してくれた。私が「僕は君の味方だよ」と言うと、Ａ子は笑い、壁との会話を再開した。

　この出来事をきっかけに、Ａ子と会話的にもつながりがかなり取れるようになっていった。Ａ子が保護室から大部屋へ移ったのは、それからもうしばらくしてからのことだった。

　Ａ子は半年ほどの入院で良くなって退院した。入院中の教授回診やカンファレンスでは統合失調症の「典型的な解体型（破瓜型とも言われ、無為自閉と言われる症状が進みやすく、統合失調症で最も予後が悪いとされる型）」だと

されていた。退院の頃は意欲減退などもあり、統合失調症の「欠陥症状」とか「無為自閉」だと言われていた。しかし退院後、「消耗期」を経て元気になると共に、退院後2年ほどで断薬してしまった。しかしそれでも相談事があると時々受診して来た。少なくとも断薬したまま4年ほどは寛解していたことは分かっている。その後の経過は受診がないため不明ではある。

シュヴィング

　シュヴィングとは1900年頃のオーストリアの精神科看護師である。天賦の共感性と人間的な魅力を持っていたと言われている。まだ統合失調症には薬物療法もなく、精神療法も考えられなかった時代に、緊張病性昏迷などの、緊張と恐怖感のあまり固まってしまったような状態で会話も成立しない患者に対して、毎日数時間、ただそばに座って過ごすということから関わりを始め、そばに座っているだけなのに、徐々に患者が彼女を母親のように感じて信頼するようになっていくなどの変化が『精神病者の魂への道』という本にまとめられている。患者のそばにたたずむことから始める方法は、「シュヴィングの接近法」と呼ばれており、精神科看護の基本とされている。
　「会話も成立しないような悪い状態の患者にはどう関わったら良いかのか」を考えてみよう。そのようなとき、患者は言葉を絶する恐怖の中にいる。だから、放っておいてはならない。すぐに病状を改善することはできないとしても、「我々という味方がそばにいるから大丈夫。何とかなる」ということを患者に伝えることが必要である。だがそのような病状の際は言葉は無力あり、これを非言語的に示す必要がある。だからといって、闇雲に強く関わることは、これも侵襲的で非治療的となる。このジレンマの中で、ギリギリの選択としてできること、それがそばにじっとたたずむことだった、と考えることができる。
　筆者が試行錯誤で行なったことは、シュヴィングの接近法そのものだったと思われる。しかし当時、私はシュヴィングを知らなかった。A子がかなり良くなってきた頃に指導医が教えてくれて初めて知った。読んでみて「なるほど、これだったのか」と分かり、それこそ目からウロコが落ちる思いがした。

現実世界につなぎ止める

　ある別の統合失調症の患者が、良くなって何年も後になってのことだが、急性期を振り返って次のように話してくれたことがある。「あの頃は、この現実世界から自分が剥がれ落ちて、奈落の底へ落ちて行きそうな恐怖感があった。この世界にしがみつこうとして必死だった。現実にしがみつこうとしていろんな事をやってみたけど、どれもうまくいかなかった。それがみんなから見たら、「狂った病気の行動」だったんだと思う。保護室に入れられた時も、天井から何かが降りて来て、自分に乗り移ろうとしているように感じた。怖くて死にたくない気持ちで暴れて抵抗した。そしたら保護室に入れられたのを覚えている。とにかく自分としては必死だった。周りから怒られたり、説教されたりしても、耳には入らなかった。手が出たりもしたと思う。けど、先生や看護師さんが黙ってそばに居てくれると、この世につながって居られるような感じが少しした」というようなことを話してくれた。実際にはこんなまとまった表現ではなく、もっと断片的でまとまらずに分かりにくい表現だったと思うが、ボソボソと話してくれたこと全体をまとめると内容としては上記のような内容だった。

　A子やこの患者を経験して以来、急性期の精神療法は、糸が切れた凧のように、嵐に吹き飛ばされて行きそうな患者を、現実世界につなぎ止める「ひも」のような役割が大切だと考え、そのように振る舞うことを心掛けるようになった。

保護室使用の良し悪し

　統合失調症の急性期治療においては確かに、保護室を使って周囲からの刺激を遮断した方が、早く落ち着く患者がいる。だが逆に、保護室を使うと余計に状態が悪くなる患者も少なくないように思う。保護室に入れると悪くなるのは、不安や恐怖に圧倒されている状態の患者である。不穏や興奮が強ければ、確かに保護室を使わざるを得なかったりはするのだが、そんな状態にあっても、患者が1人では不安、恐怖、おびえに圧倒されている場合、不穏でも実は誰かそばにいて欲しいと人を求めている場合は、保護室隔離の処遇は、患者の病状を悪化させる可能性がある。孤立無援の不安のために不穏になってしまっている

患者のそばから、寄り添って守ってくれる人がいなくなってしまったら、患者は「現実世界からはがれ落ちる」しかなくなってしまうだろう。

筆者は尊敬する先輩から次のように教えてもらったことがある。「『統合失調症の人は再発する度に人格レベルが落ちて行く』と言われたりするけど、違うんじゃないか。(保護室を使ってはならない病状の時に) 保護室を使うことをするたびに、レベルが落ちて行くんじゃないかと思うんだ」と。

統合失調症の予後

A子は、たまたま経過の良い症例だったのかもしれない。しかし、他にもいろいろな患者を診る中で、「急性期の時期を丁寧に診ることで、統合失調症の経過はかなり良くなるのでないか?」と筆者は考えるようになった。これは初発の急性期だけでなく、再発の急性期にも当てはまる。再発を繰り返すごとに、悪くなっていくも多い一方、再発の急性期を機に良くなる患者もいる。再発そのものは、確かに避けるべきである。しかし再発して急性期になってしまった場合には、単に失敗と捉えるよりも、「長期経過が良くなるための1つチャンスだ」というくらいに考えて、丁寧に診るようにしたい。それまで、いかにも統合失調症的な気質で、硬くて人を求めないようなタイプだった統合失調症の人が、再発して急性期の圧倒的な不安と恐怖からの回復過程の中で、信頼できる人がそばにいることの安心感を感じるようになり、以前よりいくらか「人なつっこい」タイプに変わっていく人を何人も経験した。まずは病型などによって予後は左右されるものの、「急性期をどう過ごすか」によって予後はかなり変わる、と筆者は考える。予想外に予後が良かった統合失調症の人がいると、「あれは統合失調症ではなかったんじゃないか?」とすぐに言われることが多いのだが、これはいかがなものか。

おわりに

精神科医として初めて受け持った急性期患者と、上記のような貴重な体験をして、統合失調症患者とつながる基本のようなものを学ぶことが出来たことに、筆者はとても感謝している。だが、最近の若い精神科医は、筆者のような経験

をする機会がほとんどないように思えてならない。医師や看護に限らず、すべての精神科スタッフの人に、患者の病状が悪いときほど、そばにたたずむことから始めてみてほしい。

〔文献〕
シュヴィング（小川信男、船渡川佐知子訳）『精神病者の魂への道』みすず書房、1966年
中井久夫『精神科治療の覚書』日本評論社、1982年（新版、2014年）
村上伸治『実戦 心理療法』日本評論社、2007年

●精神療法

場面緘黙を呈した一女児への心理療法の検討

三浦恭子・村上伸治・山田了士・青木省三

事例の概要

クライアント：A子（小2女児）
主訴：学校で声を出さない。
家族構成：父は会社員、母は専業主婦。本児の下に3歳離れた弟がいる。
病前性格：用心深い。
生育歴：話し始めは早く、初歩は1歳過ぎ。発達健診では、人を怖がり、母にしがみついて離れようとしなかった。A子の育児中。母親は育児ストレスから体調を崩したため、ほぼ外出ができず、A子が学校でしゃべらないのは自分が他の子どもと交わる機会を奪ってしまったからではないかと母親は心配していた。

A子は幼少期の頃から人見知りが強く、絵を描く時は気に入ったキャラクターしか描かなかった。下に弟ができ、3歳になった年の秋から保育園に入園。その頃は他の子どもとも交流があり、先生とのやり取りも問題なかった。年中に上がり、保育園から「A子が全くしゃべらず、身動きも止まり、物も食べないしトイレにも行かない」との連絡があった。それ以降、家族以外の前では全くしゃべらなくなった。就学前に保健所からの勧めで精神科クリニックを受診し、広汎性発達障害という診断を受けた。小学校に入学後も学校では話さず、筆談であった。家族が学校の様子を尋ねてもあまり話したがらず、時に理由なく癇癪を起こすこともあった。そのためA子の様子を心配した母親が保健所に相談し、X年8月に保健所から紹介受診となった。

主治医初診時：A子は発語が全くなく、緊張が強いためか椅子を回転させ続けるなど落ち着かず、筆談を提案したがニコニコするだけで反応はなかった。ただ、診察を拒否しているのではなく、主治医の言動をよく見て観察しているのが分かった。それだけでなく、緘黙という形で距離をおきながらも、外界・現実社会にも興味を持っているように感じられた。

学校ではいじめられたり、一人でいるということはなかったが、2、3人の子どもについて動いている状況で、それは決して楽ではなく不登校になり家庭に引きこもってしまう可能性があるのではないかと考えた。また家庭では、日常生活に必要な事項は話してはいるものの、言葉がA子の気持ちや苦しみを伝えるものとなっていないように考えた。A子には、まずは言葉を求めない、非言語的な関わりが治療的になるのではないかと考え、心理士に心理療法を依頼することとした。

心理士がA子と一対一の面接、主治医がA子と母親の合同面接と母親との面接を行うという形で、治療を始めることとなった。

経　過

（A子の言葉は「　」、心理士（以下、Th）の言葉は〈　〉で表記する。面接場所は外来の心理室で、A子が遠方に住んでいるため、ひと月に1回のペースから始めることとなった）

（1）初回面接（X年9月）

周りを少し見回しながら入室する。恥ずかしそうに下を向いて回転椅子を左右に動かして、時々視線を合わせる。表情はにこやかだが、緊張は強いように見える。事前に準備していた画用紙や折り紙を、窺うようにしてじっとみている。〈何がいいかな？〉と尋ねるも、もじもじして首をかしげるだけで選べない。紙に「①お絵かき、②折り紙、③その他」と書き、〈読んでみるからそのとき"うん"ってやってもらえるかな？〉と言うと、少し迷いつつ応じる。ゆっくり読んでいくと②で小さくうなずいたため、折り紙をすることになった。〈A子ちゃんはいろいろ折れるのかな？〉と尋ねたが反応なく、〈いろいろな大きさがあるね〉と声をかけながらThが折り紙の箱を見ていると、A子も箱をのぞき

込んだ。鶴しか折れないThが鶴を折り始めると、遅れてA子も折り始めた。よく見るとA子は鶴ではなく器用に「鳥」を折っていた。〈上手だね〉と言うと嬉しそうににっこりと笑った。時々箱庭の人形の棚を気にしており、〈見てみる？〉と声をかけるが、少し離れた位置から静かに眺めるだけだった。Thの声掛けにはうなずいたり首をかしげたりで意思を示すことができるが、自発性はとても乏しく、とてもおとなしい女の子という印象であった。

　初回面接時に考えたこと

　A子は広汎性発達障害の可能性がある場面緘黙であり、それまでの生育歴からはA子が人の言動に非常に敏感であり、内に閉じこもりやすいことが考えられ、A子を脅かさないコミュニケーションの糸口を見つけようと考えた。しかし、発語や自分からの動きはないので、Thは、自分の考えを少し明確に差し出す形（選択肢を示す、折り紙をThが折り始める、など）で面接を始めた。その際、A子が拒否できる余地を残し、できるだけ侵襲的にならないように心がけた。

（2）折り紙を介して、少しずつ発話が見られる時期（#2〜#6（X年10月〜X＋1年4月））

　2回目の面接では、〈こんにちは。風邪とかひいてないかな？〉と声をかけると、小さい声で「ひいてる」と答え、A子は初めてThの前で言葉を発した。しかし、A子はそれ以上言葉を発さず、小さくうなずくのみであった。自分からは折り紙に手を伸ばさないが、〈前折ったどんぐりはどんなだったかな〉とThが折り紙を手に取ると、A子も後についてどんぐりを折り始めた。A子は用意していた折り紙の本を見たそうにしており、一緒に眺めていると「このうさぎ作ったことある気がする」とA子は小声でつぶやき、うさぎを一緒に折ることになった。A子は慣れた手つきでどんどん先に進むが、もたもたしているThに気が付いてペースを落としてくれたり、Thの手から折り紙を取り、難しい部分を手伝ってくれたりした。A子は白い大きな折り紙を、Thはグレーの小さな折り紙を手に取ったため、折り終わって並べてみると大小色違いの2匹のうさぎができあがり、〈うさぎの親子だね〉と言うとA子は嬉しそうにした。A子は構成力が高く、発想も豊かで、Thはいろいろな折り方を教えてもらう形で関わった。面と向かって話をするというのでなく、何かをしながら

話すことが、A子には安心できるようであった。

#3では、A子が自分から「鳥」を折り始める。〈いっぱい作ったら動物園ができそうだね〉と声をかけると、すぐにA子は画用紙に「鳥」を貼っていくアイディアを思いついた。細かいプランを立て、動物を貼る時にもテープが剥がれにくいように工夫をした。これまではただ折って終わりだったものが、「動物園」という一つの作品を完成させるという目的ができ、少しずつA子が遊びをリードしていくようになった。配置もすべてA子が考え、ThはA子の指示に従った。この頃、A子は作業に関係することでは少しずつ言葉が出始めていたが、友達や家のことを尋ねると黙ってしまうことが続いた。

#5から、折り紙の最中にA子は自分の座っているキャスター付きの椅子を思いきり後ろにひいて机にぶつける行為をするようになった。向かいに座っているThが机と一緒に後ろに押されるほどの勢いでぶつかり、Thの手元が狂ってしまうのを見ると、A子はそれを面白がって何度も繰り返した。ある程度繰り返して気が済むと、また折り紙を始めるなど、少しずつ遊びに動きが見られるようになった。「動物園」を作るようになってからは、前回を振り返り、次回の予定を確認するなど、面接に連続性も出てくるようになった。この頃には、学校の行事や友達とのことなど、現実的な話題にも単語レベルではあるが少しずつ言葉を返すことができ始めた。

この時期のまとめ

#2から、A子は小さな声で短くではあるが話し出した。折り紙はThがリードするものから、A子がリードするものとなり、折られるものも、うさぎ、鳥へと進み、やがて動物園へと進んでいった。そのうち、A子が動物園についてプランを立てるようになり、前回の作品に新しい作品を加えていくという形で、面接に連続性が生まれるようになった。

#5の頃から現れた椅子を引いて机にぶつける行為には対応に戸惑ったが、A子のその他の面（折り紙の創作やThとの会話、表情や雰囲気）が良い方向に向いているので、あえて止めずにそのまま受け止めることとした。

主治医との面接では、学校で話さないA子がいじめの対象になるのではないかと母親は不安を抱いていたので、学校での様子を担任教師に尋ね、学校でのA子の様子を教えてもらい、対策を立てることなどを助言した。

(3) 遊びの中の表現が活発になる時期（#7～#15（X+1年5月～X+2年1月））

　#7では、折り紙に加え、描画を始める。卓上カレンダーを衝立にして絵を描き、Thがわざとのぞこうとすると「きゃー！　だめー!!」と言いながら必死に隠し、Thが諦めたふりをするとちらちらとThの反応をうかがうといった、駆け引きのようなやり取りを好んで繰り返した。また、Thが折り方が分からないでいると「私は折れるよ！」と得意げに見せたり、けらけらと声を出して笑うなど、明るく活発になっていった。同時に、椅子を回転させたり、椅子を机にぶつけたりすることも増え、遊びも次々変わっていった。Thとの駆け引きやいたずらをするときのA子は、学校で言葉が出ていないことを忘れてしまうほどの自然な会話ができた。しかし、ある回で部屋の戸がまだ閉まっていないとき、Thに何かを言おうとしたA子は慌てて口をつぐみ、戸がしっかり閉まったことを確認してから話し始めたことがあり、A子の抱えている不安や苦しさを改めて再確認することもあった。

　#13では、A子が初めて「人を作る！」と言い、A子は男の子を、Thは女の子を分担して作ることになった。次の回で二人を「動物園」に入れたA子は「もっと人を増やそう」と目を輝かせた。一方、平和な「動物園」とは対照的に、この頃の描画では、「いじわるハムスター」と名付けられた、サングラスをかけて煙草を吸うハムスターや毛を真っ赤に染めたハムスターを描くようになった。赤や青のペンでアイシャドーや口紅を激しく塗り、ちょっと描いては次々と新しい紙を取り出し、沢山の「いじわるハムスター」を描いた。〈これは怖そうだね〉とThがコメントをすると、ますますエスカレートし、いつもにこにことおだやかなA子とのギャップを感じた。しかし、「いじわるハムスター」を描くときのA子はとても生き生きとしており、Thは〈怖いね〉〈すごいね〉と時々コメントをしながら見守ることを続けた。

　この時期のまとめ

　A子のコミュニケーション能力は、ぐんぐんと伸びていった。Thの反応を窺い、駆け引きやいたずらをするという複雑なやり取りを楽しむようになった。折り紙に動物だけでなく、人間が出てくるようになり、それに加えて、「いじわるハムスター」という可愛い悪役も出てくるようになった。抑えられていた攻撃性が、Thとのやり取りや遊びの中で表現され、Thはそれをできるだけ自然に受け止めるように心がけた。

主治医との面接では、母親は同級生の親からA子の教室での様子を聞き、やはりA子が孤立するのではないかと不安を抱いていた。しかし、学校では話してはいないものの数人の友達の中に入っているようであったので、「言葉にすることを促さずに、待ちましょう」と助言した。

（4）遊びが落ち着いてきた時期（#16〜#24（X+2年4月〜X+3年4月））

　1回キャンセルとなり、前回の面接から2ヵ月近くあいたため、A子は少し緊張が強いようであったが、「いじわるハムスター」が描かれた紙を机に並べ、「これ描く」と言い、いつものように衝立をして絵を描き始めた。衝立の上からA子がThの絵を覗こうとするので、〈駄目だよ、見ないでねー〉と返すといたずらっぽく笑い、できあがった絵をお互いに見せ合うことが自然にできた。絵を描きながら〈お友達とはどんなことして遊ぶの？〉と尋ねると「ゲームとか……この前はモールでリボンとかノートとかいろんなもの作った」と初めて友達の話が語られた。また、遊びが次々と変わることがだんだんと少なくなり、折り紙の折り方は丁寧になり、椅子を机にぶつけることも減っていった。面接の終わりには、「待って、最後！」とA子が自分から遊びに区切りをつけようとすることも見られた。

　1年ほどは描画が中心であったが、#22では突然「動物園」作りをすると言い始めた。A子は女の子を、Thがおじいさんを作ることになり、作り終わると、「これ、孫とおじいちゃんみたい！」と言って、テープで手をくっつけ、祖父と孫が仲良く手をつないでいる場面を作った。以前作った男の子と女の子はそれぞれ違う方向を向いていたが、このときは孫とおじいちゃんという関係性ができ、横並びで同じ方向に向いたのが印象的であった。〈紙がいっぱいになったら？〉と尋ねると、「「動物園」の横に紙をつけて公園を作る！」と声を弾ませて答えた。この頃には、Thに自分の使っている折り紙を「半分使う？」と分けてくれるなど、やり取りが自然にできるようになった。学校や友達という集団の中では自己表現が難しいが、A子の作った世界はとても生き生きとしており、「動物園」から「公園」へと世界が広がることと同時にA子自身の世界の広がりの可能性が感じられた。

　この時期のまとめ
　面接室での変化はいくらか穏やかになったが、確実に変化していった。Th

とのやり取りを楽しみ、友だちの話も出てくるようになり、折り紙も動物園に公園を付け加えるという形に発展していった。いろいろなものに興味が移ることも減り、落ち着きが出てきた。

　主治医との面接では、母親はA子も学校で少しずつ話すようになったし、友達とも元気に遊んでいるので、そろそろ面接に来るのをやめてもいいだろうか、と話すようになった。それに対して主治医は、面接をやめてしまうのではなく、間隔をあけながらもうしばらく面接を続けることを勧めた。

（5）面接室での遊びが役割を終えてゆく時期（#25〜現在（X+3年5月〜X+5年4月））

　5年生になったA子は、お姉さんらしくなり、背も急速に伸びていた。#25では迷った末に折り紙を手に取ったが、折ることはせず、にこにこしながら手持ち無沙汰な様子で椅子を回転させた。〈もうあまり折り紙では遊ばないかな？〉と言うと小さくうなずく。〈休み時間は何をするのかな？〉と尋ねると「外で縄跳び……」と答え、〈ここでできることが少なくなってきちゃったね。今日どうしょうかな？〉と声をかけると少し困ったようにはにかみ、絵を描き始めた。しばらくすると「今何時かな」とThに遠慮がちに尋ねる。時刻を伝え〈早く終わってもいいんだよ〉と言うとほっとした表情になり、その回は早めに切り上げた。面接での様子を主治医に伝えたところ、主治医からA子に交換日記の提案が出された。

　次の回で交換日記について尋ねたが、「今日持ってくるの忘れた」とか「今日はあっちにある（ドアの外をさす）」といろいろな理由をつけ、日記を持参することはなかった。A子が語ること以上に深くは聞かず〈良かったら今度見せてくれるかな〉とだけ伝えると、A子は「うん」と答えた。Thとの交換日記は進まなかったものの、何人もの友人とは交換日記が続いているらしく、〈どんなことを書くの？〉と尋ねると「内緒」とにっこり笑った。学校でも少しずつ話すようになり、友達と良い関係を築けていることがうかがえた。また、面接の最後には、次回の予約日をA子の口から直接Thに伝えてくれるようになった。

　早く終えた#25以降、面接時間は徐々に短くなった。しかし、漫画のことや、学校での様子も少しずつ話してくれるようにはなったものの、自発的に話すこ

とはほとんどなく、Th の質問に返答する形であった。遊びも気乗りしない様子だったため、面接の時間が A 子にとって苦しくはないだろうかと不安に感じた。しかし、言葉だけになると面接が行き詰ってしまうことは容易に想像できた。考えた末、以前うまくいかなかった交換日記をもう一度やってみることを Th から直接 A 子に提案した。〈今回はまず私が先に書いて、それで A 子ちゃんも何か気づいたことがあったら書いて、という感じでやっていくのはどうかな〉と切り出すと、A 子はきちんと視線を合わせて聞き、「うん」と返事をした。次の回に Th が書いた日記を A 子に渡すと、黙って受け取り、その場では読まずに家に持ち帰った。

数日後、A 子の母親から電話があった。A 子が Th との交換日記を書いたのだが、次の面接まで日があくため、日記を母親から Th に届けて欲しいと言っているという相談の電話で、日記を郵送していただくこととなった。後日届いた日記には「B ちゃん、C ちゃんとの 3 人グループでいつも一緒にいるのですが、もうすぐ修学旅行があり、B ちゃんに C ちゃんを仲間外れにしようと誘われた。わたし（A 子）はどちらとも仲良くしたいと思っていてどうしたらいいですか」という内容が 3 ページにわたって書いてあった。とても詳細にびっしりと書かれており、悩んでいる A 子の気持ちが読んでいる Th にも伝わってくるものであった。返事の書き方を迷ったが、相談してくれてありがとうということを伝え、B ちゃん C ちゃん二人共と仲良くしたいと思い、悩んでいる A 子の気持ちに共感を示し、しかし正解は見つからない、アドバイスができずごめんなさいと書き、返送した。

次の面接では、Th の方から〈日記を書いてくれてありがとう。お友達とのこといろいろあったんだね〉と言うと、A 子は少し恥ずかしそうに視線を逸らして「うん」とだけ答える。〈あれからお友達とは大丈夫だったかな？〉と聞くと、「うん、大丈夫」と言葉は少なかったが、表情は穏やかで、それ以上お互いに日記の話は広げず、いつものように鶴などを折って過ごした。この頃には椅子を回したりぶつけたりすることはなくなり、落ち着いた穏やかな時間が流れた。面接の中では言葉のやり取りがいくらか続くようになり、話題にも広がりが出始めた。交換日記は郵送以来 A 子が持参することも話題にすることもなく、〈何かあれば書いてきてね〉とだけ伝えている。

中学入学前の面接では、「中学に入るから」と髪をばっさりと切り、新しい

環境に踏み出そうとしているA子が頼もしく感じられた。その日も二人でゆっくり折り紙を折りながら過ごした。A子は「（小学校が終わるのが）寂しい」と言い、期待と不安が混じったような気持ちをぽつぽつと話したが、最後には、「部活を何にするか迷ってる」と笑顔を見せた。

　この時期のまとめ

　A子は前ほど折り紙や描画に興味を持たなくなり、面接も単調になってきた。面接での遊びはその役割を終えたように感じられた。遊びを通してのやり取りから言葉でのやり取りへと考え、交換日記を提案するが、それにはなかなか乗らなかった。だが、Thが先に日記を書くことによって事態は予想外に展開した。A子が友人関係の悩みを記してきたのである。人に悩みを言葉で相談する。おそらく人生で初めての体験であろう。正解があるものではなかったが、Thは悩みを共有して一緒に考えていこうと思い、返事を記した。ThにはこのA記がA子の卒業論文のように感じられた。

　主治医との面接では、母親はA子が学校で元気に過ごしていることを話した。A子も診察時、それまでは全く発語がなかったが、しだいに小声ではあるが話すようになった。面接は、学期に1回くらいに減らしながらも継続している。

考　察

(1)「枠」を外して考えてみる

　通常であれば、主治医が発達障害かそうでないかを診断した上で、それに応じた心理療法を心理士に依頼する形を取ると思われる。だがこのケースでは、緘黙のためもあり、方針をはっきりできないまま心理療法をスタートせざるを得なかった。治療者は、発達障害がある可能性を念頭に置きつつも、A子に合わせて、コミュニケーションのチャンネルを探すことから関わりを始めた。そして治療者との信頼関係が徐々に育まれる中で、A子はコミュニケーション能力を伸ばしていったと考えられる。

　もし最初から広汎性発達障害と診断され、発達障害の前提で心理療法が依頼されていたら、同じ経過をたどっただろうか？　筆者らは、発達障害という診断に引きずられ、社会性やコミュニケーション障害をより固定的にとらえてしまった可能性があるのではないかと考える。クライアントにはっきりとした診

断がある場合には、それを十分に踏まえた上で心理療法が行われるべきであるのは当然である。だが、本例のような障害があるかどうか微妙なケースにおいては、クライアントの持つ発達障害的な特性に留意しつつも、診断などのクライアントにはめられた「枠」を外して考えてみることも必要ではないかと考えるのである。「この子は○○病」「この子は○○障害」という既成概念は、治療者の発想や具体的な関わりを制限するだけでなく、クライアントが持っている成長の可能性をも制限してしまう可能性があるのではないかと考えるからである。そして、考えてみると、このことは、発達障害かどうか微妙なケースに限ったことではない。どのようなケースに対しても、治療者やクライアントを縛る「枠」を外して考える視点を持ってみることが大切である。特に発達障害については、発達障害という診断を前提にすると、心理療法の可能性が無視されたり、心理療法を行うにしても、治療者の発想がひどく制限され、自然で生き生きした心理療法ができなくなるように思われる。

(2) リードするものから、リードされるものへ

A子のように緘黙だったり、口数が少なくなったりして、自分から発信していく力の乏しい子どもに対しては、治療者はクライエントをリードしていくような能動的な姿勢が求められる。本例では、最初の関わりとなった折り紙についても、無理にでも折り紙をさせようとするのは侵襲的になるため、何気なく治療者が鶴を折り始めてみると、A子が興味を示してA子は「鳥」を折り始めた。最初は少し積極的に関わりを始めても、徐々に治療者がA子についてゆくような形になっていったし、治療者としてもそう心がけた。このようなケースでは、治療者が受け身でも治療はうまくいかないことも多く、また、治療者が積極的に関わる形だと、治療者が終始クライアントを引きずり回すような治療になってしまいがちなので注意が必要である。「リードする」から「リードされる」への切り替えも、意図的にできるものではない。本例では、治療者は折り紙が得意でなかったため、A子は自分が教えてあげたい気持ちになったと考えられるし、治療者もそれを素直に受け入れることができたため。「リードされる」への切り替えがスムーズになされたと思われる。この「クライアントに教えてもらう姿勢」がクライアントの［教えてあげたい気持ち］を生み、それがクライアントの主体性を育んだと、筆者らは考えている。

(3)「言葉」にとらわれないこと

　A子は心理療法の2回目から発語がみられるようになった。だが、治療者は声が出始めたことにあえて触れないように、自然に接することを心がけた。治療的な良い変化は、わずかな変化で始まることが多いので、それに光を当てて意識させてしまうと、せっかくの良い変化が消えてしまうことが少なくないからである。治療的な良い変化を、治療者がつぶしてしまわないように気を付けたい。特に主症状が緘黙であれば、声が出始めたことを話題として扱ってしまいやすいので注意が必要だと思われる。小さな良い変化は、注目し過ぎず、無視もせず、さりげなく育むことが大切と考えながら、筆者らは治療を行なっているのである。

〔文献〕

青木省三『ぼくらの中の発達障害』ちくまプリマー新書、2012年

村上伸治『実戦 心理療法』日本評論社、2007年.

村瀬嘉代子『統合的心理療法の考え方―心理療法の基礎となるもの』金剛出版、2003年

●精神療法

行動療法単独で奏効した妊娠中の強迫性障害の1例

宮﨑哲治・中川彰子・青木省三

はじめに

強迫性障害（obsessive-compulsive disorder；OCD）の治療では、曝露反応妨害法（exposure and response prevention；ERP）を中心とする行動療法とSRI（Serotonin Reuptake Inhibitor；セロトニン再取り込み阻害剤）の有効性が確立している。ERPとSRIであるクロミプラミンの併用によるOCDの治療反応率が70％、ERP単独が62％、クロミプラミン単独が42％、プラセボが8％であったという報告がある[3]。このようにERP単独でも十分効果が望め、妊娠中の薬物療法には催奇形性や胎児毒性の問題があるがERPにはこのような問題はないため、妊娠中のOCDに対してはERPを中心とする行動療法が第一選択となる[7]。しかしながら、特に本邦では妊娠中のOCDに対して行動療法を施行した症例報告は少ない。今回、薬物の使用が困難である妊娠中のOCD患者に対し、薬物療法は行わずERPを中心とする行動療法のみで奏効した症例を経験したので、若干の考察を加え報告する。症例報告を行うことについては匿名を条件に本人より口頭にて承諾を得ている。なお、この患者は、第一著者が以前精神科常勤医として勤務していたB単科精神科病院のサテライト診療所であるA精神科診療所で診察をしていた患者である。A精神科診療所は予約制ではなく、当日来院した患者を受付順に診ている。1回の外来枠（半日）での初診患者数は数名、再診患者数は約20名で、主な疾患は統合失調症である。B単科精神科病院に赴任する前に、現在所属する大学病院において、強迫性障害に対する行動療法の指導を4年間指導医より第一著者は受けていた。

症　例

症例：28歳、女性。
診断：OCD。
初診時主訴：確認が多すぎて普通の生活ができない。普通の生活がしたい。
家族歴：精神疾患遺伝負因なし。
既往歴：特記事項なし。
生育・生活歴：同胞3名中第1子。幼少期から友人は多かった。中学校、高校の成績は普通であった。短期大学保育科を卒業後、5年間保育士として保育所に勤務した。一人暮らしの経験はない。X-3年5月、結婚を機に退職した。以後は専業主婦であった。結婚までは精神科的な問題は全く認めなかった。
病前性格：明るく社交的だった（本人、母親談）。
現病歴：X-3年5月、恋愛結婚をし、夫と二人暮らしを始めた。しかしその後、自分がトイレを使った後はトイレが汚れたのではないか、自分が汚れやばい菌を家族や家中にまき散らすのではないか、自分はトイレで汚染されたので自分が歩いた所は汚れてしまったのではないかという強迫観念が生じるようになった。そして、トイレに行った際には除菌シートで足やトイレの床を拭き、トイレでの行動を克明にメモし、携帯電話のカメラで自分の行動などを撮影し確認するようになった。やがて汚れやばい菌を家族や家中にまき散らしてしまうという強迫観念のため料理などの家事もほとんどできなくなり、実母に家事をしてもらうようになった。夫や実母に何度も自分は汚くないかと聞き、汚くないと言ってもらわないと気がすまなくなった。X-1年12月8日に妊娠が判明した（妊娠5週6日）。患者は0回経妊0回経産であった。その後より、徐々に前述のような強迫症状は悪化していった。ただし、妊娠初期に妊娠悪阻を認め、この間は疲労感のため強迫行為はできず、トイレに行った際に除菌シートで足やトイレの床を拭いたり、行動をメモしたり、携帯電話のカメラで自分の行動を撮影したりするといった強迫行為は一時的に認めなくなった。しかし、妊娠悪阻が消失するとともに、これらの強迫行為が再燃し増悪していった。X年4月、近医精神科診療所を受診しOCDと診断された。しかしながら、妊娠中のため薬が使えないので治療はできないと言われた。その後、さらに強迫症状が悪化していったため、X年5月12日（妊娠28週0日）、実母、夫ととも

表 1 Compulsion and Avoidance Behavior (at the first medical examination)

・一人でトイレに行けない(ただし、誰も家にいないときは一人でトイレに行ける)
・一人で行動したときは、携帯電話のカメラで撮影して、汚れるようなことはなかったかを確認する
・トイレに行ったとき、きちんと座っていたか、トイレを汚していないか、ズボンをしっかり降ろしていたかなど確認する
・トイレに行く前と行った後に、便器に服がつかないように服がしっかり上がっているか携帯電話のカメラで撮影して確認する
・トイレに行った時間、トイレで何をしたか、きちんと座っていたか、尿漏れしていなかったか、スリッパをきちんと履いていたかをノートに記録して確認する
・トイレで用を足した後、手洗いを過剰にする
・汚くないか、汚れをまき散らしていないかと家族に何度も聞いて確認する
・トイレに入る前に除菌シートでトイレの床を拭く、トイレで用を足した後に除菌シートで足を拭く
・汚れやばい菌を家族や家中にまき散らしてしまう気がして料理などの家事がほとんどできない

にA精神科診療所を初診となり、以後第一著者が外来主治医となった。

初診時所見

年齢相応に見える女性。化粧はしておらず、服装は妊婦のためゆったりとした少し地味な服を着ていた。質問に対しては、的確に応答していた。自分が家や家族を汚してしまうのではないかという強迫観念に基づく表1のような強迫行為と回避行動を認めた。これらのことに対して、ばかばかしいと思うがやめられないと言い、不合理感は十分存在した。

診断と治療方針

前述の強迫観念とそれを中和するための強迫行為が存在し、これらに対して不合理であると認識しており、本人は強い苦痛を感じ生活は著明に障害されていた。DSM-Ⅳ-TRのほかのⅠ軸障害は存在せず、薬物使用歴や一般身体疾患もないことから、OCDと診断した。

初診時は妊娠28週0日で催奇形性は問題にならない妊娠週数であったが、

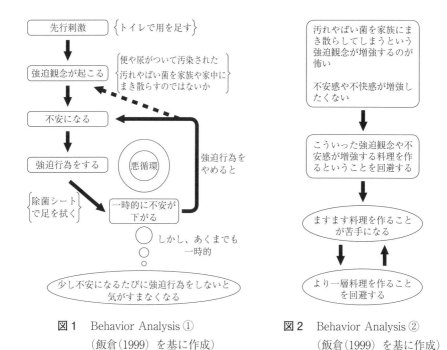

図1　Behavior Analysis ①
（飯倉(1999)を基に作成）

図2　Behavior Analysis ②
（飯倉(1999)を基に作成）

胎児への影響を考え、薬は絶対に飲みたくないので薬を使わない治療法はないかとの質問があった。これは、胎児に対する加害恐怖の反映とも解釈できたが、多くの妊婦が服薬に不安を抱いていることも事実である。[10)11)]

　そこで患者とともにトイレで用を足した後に除菌シートで足を拭くということを例に挙げ、図1のように行動分析を行った。トイレで用を足すという先行刺激があり、便や尿が付いて自分が汚染され、自分が汚れやばい菌を家族や家中にまき散らすのではないかという強迫観念が起こる。このため不安になり、除菌シートで足を拭くという強迫行為をする。そうすると一時的に不安は下がるがあくまで一時的であるため、除菌シートで足を拭くという強迫行為をやめると、より一層不安になる。この結果、何度も繰り返し除菌シートで足を拭かないと気がすまなくなり、なかなかやめられなくなる。また、料理が作れないということを例に挙げ、図2のように行動分析を行った。汚れやばい菌を家族にまき散らしてしまうという強迫観念が増強するのが怖いし、不安感や不快感が増強したくない。だからこういった強迫観念や不安感や不快感が増強する料

理を作るということを回避する。そうすると、一時的に恐怖感、不安感、不快感が増強することを避けることができるが、そのことによってますます料理を作ることが苦手になり、より一層料理を作ることを回避するようになる。患者は強迫症状がこのような仕組みで増悪していることを理解でき、この悪循環をやめるためにはERPを行う必要があることをよく理解できた。患者は、ERPの施行を希望し、前述のようにこの患者の場合、強迫行為で一時的に不安や不快感が軽減することによって強迫行為が増悪・維持されるという悪循環を呈しているので、ERPの適応であると第一著者は判断した。SRIの一種であるSSRI（Selective Serotonin Reuptake Inhibitors；選択的セロトニン再取り込み阻害薬）には胎児毒性があり、妊娠末期にSSRIを使用した場合は離脱症状と同様の症状が出産直後新生児に出現する可能性があり[8]、また新生児遷延性肺高血圧症が起こるリスクが上昇するとの報告がある[1)6)]。薬は使いたくないという患者の希望と胎児毒性の観点から、薬物療法は行なわずERPを中心とする行動療法単独で治療を行うことにした。患者は、薬を使わなくてすむ治療ならどんな治療でも頑張って受けると言い、当初よりERPに対するモチベーションは高かった。患者の希望もあり、出産後は強迫行為に時間を使うのではなく、子どものために時間を使うということを治療目標とした。

治療経過

治療経過の概略を述べると、まず、『強迫性障害の治療ガイド』[5]を使用し、OCDの概要、強迫観念・不安・強迫行為、薬物療法、ERPについて心理教育を行った。次に、不安階層表を作成し、面接で患者とよく話し合って課題を決め、実施結果を記録してもらうことにした。患者は初診から第2回目診察の間を除き、1週間に1回きちんと外来に通院し、毎回課題の実施結果を持参した。よく話し合い、達成できそうなことを課題に選んだこともあり、ほとんどすべての課題は診察が終わったその日から達成できていた。夫の同伴は初診時のみであったが、母親は毎回診察に同伴した。診察時間の中で、課題の実施結果を見ながら達成状況を振り返り、次回診察までの課題を話し合って決めた。基本的にはSUD（Subjective Unit of Disturbance；主観的不安尺度）の低い項目から課題としたが、自分が汚くないかと夫や母親に何度も聞いたり、母親に家事をしてもらったりして家族に迷惑をかけているので、それをやめて、なんと

かほかの主婦と同じような生活ができるようになりたいという患者の気持ちを課題決定の際に十分考慮するよう努めた。またできるだけ患者自身が課題を決めるように働きかけた。

初診は2時間をかけて行ったが、第2回目診察からは診療所の通常のあわただしい外来で行い、診察時間は10～15分程度であった。不安階層表については初診時にその作成方法を説明し、2回目の診察までに作成してもらうことにした。また、『強迫性障害の治療ガイド』を購入してもらい、次回の診察までに読んできてもらうことにした。

X年5月30日（妊娠30週4日）、2回目の診察時に患者は作成した不安階層表（表2）を持参した。次回診察までの課題を決めることになったが、①課題を達成できればうれしくなり、課題にまた取り組もうという気持ちになるが、達成できなければどうしても気持ちが萎えるので、少し頑張れば達成できそうなことを課題に選ぶこと、②達成できてもうれしくもなんともないような課題では行う意欲が湧きづらいので、達成できれば生活が楽になるようなことあるいは自分がすごくうれしくなるようなことを課題に選ぶこと、以上2点が課題を決める際のコツであると説明した。すると、家族に汚くないかと何度も聞いてしまって申し訳ない気持ちになっており、家族に聞く回数が少なくなれば申し訳ない気持ちも減り気分的にも楽になると思うので、汚くないかと家族に確認するのは1日1回までという課題に取り組みたいと言った。また、トイレのたびに除菌シートでトイレの床や足を拭いているためトイレに行くことがしんどくなっており、これをやめられたらすごく楽になるし、少し頑張ればできると思うので、除菌シートでトイレの床や足を拭かないということも課題として取り組みたいと言った。そこで、この2つを課題とすることに決めた。患者に汚くないかと聞かれた場合、1回目は汚くないと言ってあげ、2回目以降は治療上答えられませんと言うように、また、患者が頑張って課題に取り組んでいる際には、家族は本人の頑張りを褒めるように母親に指導した。これらのことを夫を含めた家族も徹底するように母親から家族に伝えてもらった。加えて、これは医師の指示だから大丈夫など、頭の中で理由づけをして不安を減らした状態で課題に取り組んでも治療効果は低くなるので、課題を行う際にはそのようなことはしないように本人に指導した。

X年6月6日（妊娠31週4日）、3回目の診察を行ったが、前回決めた課題

表2 Hierarchy Made by Patient

100：家族が家にいるときでも一人でトイレに行く
 90：一人で行動したとき、携帯電話のカメラで撮影して汚れるようなことはなかったかを確認しない
 80：トイレに行ったとき、きちんと座っているか、トイレを汚していないか、ズボンをしっかり降ろしているかなど確認しない
 70：トイレに行く前と行った後に、携帯電話のカメラで撮影して、便器に服がつかないように服がしっかり上がっているかを確認しない
 60：トイレに行った時間、トイレで何をしたか、きちんと座っていたか、尿漏れしていなかったか、スリッパをきちんと履いていたかなどノートに記録しない
 50：汚くないか、汚れをまき散らしていないかと家族に聞いて確認しない
 45：汚くないか、汚れをまき散らしていないかと家族に聞いて確認するのは1日1回まで
 40：トイレで用を足した後、手洗いを過剰にしない
 30：一人で食事を作る
　　　トイレに入る前に、除菌シートでトイレの床を拭かない・トイレで用を足した後に、除菌シートで足を拭かない
 10：食事を母と一緒に作る

を遂行できていた。除菌シートでトイレの床や足を拭かなかった場合、不安はどうなったかを尋ねると、当初は大変不安になり除菌シートで拭こうと思ったこともあったが、時間が経つにつれて不安は下がっていき、このことを何回か繰り返していくうちに除菌シートで拭かなくてもそれほど不安を感じないように段々となっていったと言った。また、1日1回しか汚くないかと聞けないことについても、除菌シートの場合と同じように段々と不安は下がっていくのはわかるが、この課題はまだ不安が強いのでつらいと言った。不安対象へ直面化した際、不安が一時的には高まるが時間とともに不安が減弱していくというセッション内habituationもERPを重ねるごとに不安が減弱するというセッション間habituationも体験していることがわかった。また、課題とはしていなかったが、家族が居るときでも一人でトイレに行くことができるようになっていた。このため前述の行動分析は正しいものと判断し、当初の治療方針どおり治療を続けることにした。課題に取り組んでいる姿勢や、結果が出ていることを評価し、不安になったときに汚くないかと聞いて不安を下げるのではなく、で

きるだけそのままの状態で流し、時間とともに不安が下がることを経験するようにと教示した。

X年6月13日（妊娠32週4日）、4回目の診察時に、主婦なので料理が作れるようになりたい、一人で料理を作ることは不安が強くてまだ無理だが母親と一緒になら料理を作ることはできると思うと言った。このため患者と話し合い、夕食を母親と一緒に作るということを課題にした。X年6月20日（妊娠33週4日）、5回目の診察時には、患者はこの課題に取り組み、母親と一緒なら夕食を作れるようになっていた。しかしよく聞いてみると、自分は汚れていないかと料理中何回も母親に聞き、母親に汚れていないと言ってもらいながら夕食を作っていた。そこで患者に、汚れていないと母親に言ってもらいながら料理をしても、恐怖の対象に真に直面することにはならないので不完全なERPになってしまい、治療効果は低くなるので、母親に汚れていないかと聞かずに夕食を作ってみることを提案した。患者は第一著者が言っている意味を十分理解できたが、まだ確認しながらでないと夕食を作ることはできないと言った。

しかしながら、X年6月27日（妊娠34週4日）、6回目の診察時には、母親に汚れていないかと聞かずに夕食を作ってみると自分から言った。第一著者は患者の決意を評価し、このことを課題にした。料理中患者に汚れていないかと聞かれた場合、治療上答えられませんと言うように母親に指導した。

X年7月4日（妊娠35週4日）、7回目の診察時には、「お母さんに汚れていないかと聞かなくても夕食が作れるようになりました。初めのころは家族や家中に汚れやばい菌をまき散らしてしまうんじゃないかという不安が強くて正直つらかったです。でも、この課題をやり始めた3～4日後にはずいぶん不安は減りました。曝露反応妨害法をしても時間とともに不安は減っていくし、曝露反応妨害法を重ねるごとに不安は減っていくということがよくわかりました。大分自信もついてきました」、「今だったら少し離れたところで母親に見てもらえれば食器を洗うこともできると思います」と言い、少し離れたところで母親に見てもらい夕食後の食器を洗うということを課題にした。X年7月11日（妊娠36週4日）、8回目の診察時には、この課題をできるようになっていた。そして、もう見てもらわなくても食器は洗えると言い、誰にも見てもらわずに一人で食器を洗うということを課題にし、この課題もできるようになった。

X年7月25日（妊娠38週4日）、10回目の診察時には、強迫症状としては、一人で食事を作れない、汚くないかあるいは汚れをまき散らしていないかと家族に聞いて確認してしまう、トイレに行く前と行った後に携帯電話のカメラで便器に服がつかないように服がしっかり上がっているか撮影して確認してしまう、一人で行動したとき携帯電話のカメラで撮影して汚れるようなことはなかったか確認してしまうということのみになっていた。トイレに行ったときの行動などをノートに記録して確認する、トイレの後手洗いを過剰にするという強迫行為については特に課題とはしなかったが、いつの間にかこれらの強迫行為は認めなくなっていた。しかも、夕食は母親と一緒なら作ることができ、汚くないかあるいは汚れをまき散らしていないかと家族に1日1回は聞く日があるものの（聞かないですむ日もあった）2回以上は聞かないようになっていた。しかしながらどうしてもトイレに行く前と行った後に携帯電話のカメラで便器に服がつかないように服がしっかり上がっているか撮影して確認してしまう、一人で行動したとき携帯電話のカメラで撮影して汚れるようなことはなかったか確認してしまうということはやめることができないでいた。しかし、「出産後は絶対に携帯のカメラで写真を撮って確認することはやめます。こんな馬鹿なことに時間を使うのではなく、子育てに時間を使いたい」と言っていた。初診時より強迫症状に対する不合理感は十分存在したが、出産前にはさらにそれが強まっていた。

　X年8月1日（妊娠39週4日）、11回目の診察時には、汚くないかあるいは汚れをまき散らしていないかと家族に聞くことはほとんどなくなっていた。出産後は絶対に強迫行為はしないと強い決意を語り、第一著者はその決意を支持した。

　X年8月5日（妊娠40週1日）、微弱陣痛による遷延分娩のため吸引分娩となった。第一著者は診察時には常に妊娠経過が順調かを尋ね、産科的異常がないかを確認していたが、妊娠初期の妊娠悪阻と微弱陣痛による遷延分娩のため吸引分娩となったこと以外には産科的異常は認めなかった。

　X年8月29日（産褥25日目）外来を受診した。陣痛発来時より、携帯のカメラで写真を撮影して確認することをやめていた。また、産婦人科診療所退院後は、料理は一人で作れ、家事もでき、児の大便を拭きとることやオムツ交換も含めて育児も本人が行えていた。強迫観念、強迫行為は認めなくなったため、

本人の希望もあって、治療をいったん終了することにした。ただし、経過を診させてもらうため、半年後に一度受診するように伝えた。X+1 年 1 月 22 日外来を受診したが、家事も育児も本人一人で行えており、強迫症状により生活に支障をきたすことはなく、本人が望んでいた普通の生活が送れていた。

考　察

　自分がトイレで汚染されることによって、家や家族を汚してしまうのではないかという強迫観念があり、携帯電話のカメラで撮影して確認するなどの不安を一時的に下げる強迫行為を繰り返したり、料理を作るなどの強迫観念が起こる場面・状況を繰り返し回避したりすることによってこの患者では強迫症状が増悪していった。しかしながら ERP を行うとその直後は一時的に不安が高まるが時間とともに不安は減弱し、ERP を重ねるごとに不安が減弱するというセッション内 habituation とセッション間 habituation を十分体験することによって、強迫症状は改善していった。第一著者は ERP が不完全なものにならないよう、OCD や ERP について十分心理教育を行い、頭の中で理由づけをしたり家族に聞いたりすることによって不安を下げてから ERP を行うのではなく、恐怖の対象に真に直面するように指導した。

　妊娠や出産を契機に OCD が発症したり増悪したりするという多くの文献[2)4)9)12)]があり、妊娠や出産は OCD の発症や増悪の重要な要因である。この患者の場合、結婚後に OCD が発症し、妊娠を契機に強迫症状は増悪したが、ERP を中心とする行動療法により妊娠中に強迫症状の改善を認め、陣痛発来後には強迫症状はほとんどなくなり、家事も育児も本人が行えるようになった。①薬の胎児に対する影響を過度に気にする患者で、しかも薬物療法以外に治療法はないが、妊娠中のため薬を使えないので治療はできないと言われ落胆していたところに、薬を使わなくても治療ができるということを聞き、患者の ERP を中心とする行動療法へのモチベーションが非常に高まったこと、②出産後は、強迫行為に時間を使うのではなく、子どものために時間を使い、普通の生活がしたいという明確な目標があったこと、③患者が自分にとってどんな課題に取り組むことが大事かをしっかりと理解でき、そして、家族に迷惑をかけず、なんとかほかの主婦と同じような生活ができるようになりたいという患者の気持ちを課題決

定の際に十分考慮するよう努め、できるだけ患者自身が課題を決めるように働きかけたこと、④前述したようにERPを行う際に恐怖の対象に真に直面するようにしたこと、などがあったためERPを中心とする行動療法が効果的であったと思われる。

また、陣痛発来前の強迫症状としては、一人で食事を作れない、トイレに行く前と行った後に携帯電話のカメラで便器に服がつかないように服がしっかり上がっているか撮影して確認してしまう、一人で行動したとき携帯電話のカメラで撮影して汚れるようなことはなかったか確認してしまうということのみになっていた。そして、陣痛発来時より、携帯電話のカメラで写真を撮影して確認することをやめていた。また、産婦人科診療所退院後は、料理は一人で作れ、家事も育児も本人が行えるようになっていた。個人差もあるが、陣痛の痛み、分娩後の疲労感、会陰切開部の痛み、後陣痛の痛み、夜間でも授乳のため起床しなければいけないことからくる疲労感などのため、陣痛発来から出産後数日間は強迫行為をできない、あるいはしづらい時期である。この患者の場合、携帯電話のカメラで確認する以外の強迫行為は認めないまでにOCDが改善し、OCDやERPに対する理解が十分に深まり、強迫行為をやめることへの決意が陣痛発来前には非常に高まっていた。つまり、出産後には強迫行為を完全にやめることへの準備が整ったのちに、陣痛発来から出産後数日間の強迫行為をしづらい時期を経験することができたため、この時期が過ぎた後も強迫行為を認めなかったものと考えられる。妊娠悪阻を認める期間は疲労感のため強迫行為はできず、トイレに行った際に除菌シートで足やトイレの床を拭いたり行動をメモしたり携帯電話のカメラで自分の行動を撮影したりするという強迫行為は一時的に認めなくなった。しかしながら強迫行為をやめることへの準備が何もなかったため、妊娠悪阻が消失するとともに、これらの強迫行為は再燃し増悪していったのではないかと考える。

妊娠中のERP施行に際しては、安静が要求される産科的異常が生じていないかを常に念頭に入れることが大変重要である。切迫流産、切迫早産、子宮内胎児発育遅延、妊娠高血圧症候群など、安静が求められる産科的疾患に母体が罹患した場合、強迫行為をやめることは安静につながるので反応妨害法は問題ないが、曝露法の場合は課題をすることが安静にすることに反する場合もある（例えば、切迫早産の場合、子宮運動抑制薬が投与され、家事などはせずでき

るだけ安静にしていることが求められる)。このため、安静が要求される産科疾患に母体が罹患した場合は、産科的管理を優先し、曝露法は控えるという判断を要する場合もある。第一著者は診察時に常に妊娠週数を確認し、妊娠経過が順調かを尋ね産科的異常がないかを確認していた。また産婦人科主治医には治療状況等を伝え、安静を要する産科疾患を認めた場合は伝えてもらうように連絡していた。幸いにして妊娠初期の妊娠悪阻と微弱陣痛による遷延分娩のため吸引分娩となったこと以外に産科的異常は認めなかった。このような妊娠に対する配慮の姿勢により、患者がERPを中心とする行動療法を安心して受けられたことも、妊娠中のOCDの改善へとつながったのではないかと考える。妊婦の薬を使いたくないという当然の思いを上手に汲み取ることができれば、妊娠中のOCDに対する行動療法への高いモチベーションにつながり、治療効果が期待できるのではないかと思われる。催奇形性や胎児毒性の問題があるため妊娠中の薬物療法の施行には慎重にならざるをえず、またOCDに対する行動療法の治療効果の高さから、妊娠中のOCDは最も行動療法が必要とされる状態の一つであると言える。

〔文献〕

1) Chambers, C. D., Hernandez-Diaz, S., Van Marter, L. J., Werler, M. M., Louik, C., Jones, K. L., & Mitchell, A. A.: Selective serotonin-reuptake inhibitors and risk of persistent pulmonary hypertension of the newborn. New England Journal of Medicine, 354, 579-587. 2006.

2) Cornee, J., Measson, A., Munoz, F., Segueilla, M., & Mamelle, N.: Obsessional symptoms in expectant women and outcome of their pregnancy. Journal of Psychosomatic Obstetrics & Gynecology, 15, 197-224. 1994.

3) Foa, E. B., Liebowitz, M. R., Kozak, M. J., Davies, S., Campeas, R., Franklin, M. E., Huppert, J. D., Kjernisted, K., Rowan, V., Schmidt, A. B., Simpson, H. B., & Tu, X.: Randomized, placebo-controlled trial of exposure and ritual prevention, clomipramine, and their combination in the treatment of obsessive-compulsive disorder. American Journal of Psychiatry, 162, 151-161. 2005.

4) Forray, A., Focseneanu, M., Pittman, B., McDougle, C. J., & Epperson, C. N.: Onset and exacerbation of obsessive-compulsive disorder in pregnancy and the postpartum period. Journal of Clinical Psychiatry, 71, 1061-1068. 2010.

5) 飯倉康郎『強迫性障害の治療ガイド』二瓶社、1999年

6) Kieler, H., Artama, M., Engeland, A., Ericsson, O., Furu, K., Gissler, M., Nielsen, R. B., Nørgaard, M., Stephansson, O., Valdimarsdottir, U., Zoega, H., & Haglund, B. 2012 Selective serotonin reuptake inhibitors during pregnancy and risk of persistent pulmonary hypertension in the newborn: Population based cohort study from the five Nordic countries. BMJ, 344, d8012.

7) Koran, L. M., Hanna, G. L., Hollander, E., Nestadt, G., & Simpson, H. B.: Practice guideline for the treatment of patients with obsessive-compulsive disorder. American Journal of Psychiatry, 164 (7 suppl.), 5-53. 2007.

8) Levinson-Castiel, R., Merlob, P., Linder, N., Sirota, L., & Klinger, G.: Neonatal abstinence Syndrome after in utero exposure to selective serotonin reuptake inhibitors in term infants. Archives of Pediatrics and Adolescent Medicine, 160, 173-176. 2006.

9) Maina, G., Albert, U., Bogetto, F., Vaschetto, P., & Ravizza, L.: Recent life events and obsessive-compulsive disorder (OCD): The role of pregnancy/delivery. Psychiatry Research, 89, 49-58. 1999.

10) 宮坂善之・安　武夫・三宅真帆・山口茉都夏・高野沙織・佐藤紀子・仲鉢英夫・長谷川充子・井上裕美「母親学級に参加した妊婦における医薬品とサプリメントに対する意識と薬剤情報提供の効果」『日本病院薬剤師会雑誌』48巻、839-843頁、2012年

11) 高儀佳代子・恩田光子・岩城晶文・西川直樹・荒川行生「妊婦・授乳婦の服薬への意識に関する調査研究」『薬学雑誌』130巻、1381-1385頁、2010年

12) Williams, K. E. & Koran, L. M.: Obsessive-compulsive disorder in pregnancy, the puerperium, and the premenstruun. Journal of Clinical Psychiatry, 58, 330-334. 1997.

訪問・アウトリーチ

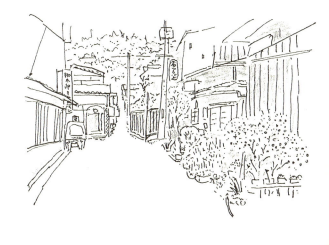

●訪問・アウトリーチ

入院が長期化した
精神分裂病患者に対するアプローチ
―自宅への外出が転機となった一症例の治療経過を通して

松下兼宗

はじめに

　精神分裂病・急性期の治療で入院した患者の入院期間が、当初の予想に反して長期化する場合がある。それにはさまざまな要因が関与しているが、新たな長期入院患者（new long stay）をできる限り少なくすることが、今日の精神分裂病治療の課題のひとつとなってきているのは確かなように思う。私は、急性期からの回復過程において再燃を繰り返していた症例に対して、自宅への主治医同伴の外出が一つの転機となり、回復に向かった症例を経験したので、ここに報告し、若干の考察を行いたい。

症　例

　患者：50歳の男性。
　主訴：「町内会長とやくざの言い合いが聞こえる」、不眠、食欲低下、体重減少。
　既往歴：胃潰瘍、一過性の麻痺（階段から転倒し左手首から上腕にかけて。原因不明）、薬剤性肝障害（1998年、薬物は haloperidol、zotepine）。
　生活歴：出生および発育に特記すべき問題はない。5人兄弟の3男。家が貧しくて勉強が出来ず、人付き合いが苦手だったため、小、中、高といじめられていたと本人は言う。高校卒業前、大きな会社からの就職の誘いがあり、その会社は大型クレーンの免許を取得するための費用を出すとの事であったが、よ

くわからないうちに断わった。高校卒業後は、工業地帯で1年間働いていたが、オートバイの後ろに上司を乗せていた時に事故をしてしまい会社に居づらくなって退職した。その後はブレーキ工業に就職。職場では真面目に勤務し班長になる機会があったが、あまり、出世したいという気持ちがなかったためやめた。発症前はフォークリフトを運転し、トラックから荷物の荷下ろしをしていた。また残業などをする機会が多かった。

病前性格：人付き合いが苦手で引っ込み思案。融通がきかない。

家族歴：専業主婦の妻と高校3年の息子との3人暮らし。借家の一軒家。環境は、閑静な住宅地。その他に特記すべき事はなし。

現病歴：X年初旬から眠りづらい日が続くようになった。X年6月に職場の同僚が心臓の不整脈で突然死した。X年7月の終わり頃から毎日ではないが、夜間右翼の演説のような「いがり声」（怒鳴り声）が聞こえるようになり、11月にはカメラで見張られているような感じや家族の動きが分かるといった幻覚妄想が出現し、恐怖で一睡もできない状態が続くようになったため、近医より紹介されてX年11月、川崎医科大学附属病院精神科を受診した。幻覚妄想状態で入院治療が必要と考えられ、また本人も治療に同意したため、当科に任意入院となった。（なお、当科の病棟は開放病棟のみで、閉鎖病棟はない）

入院時経過

入院治療による改善

11月入院後、比較的短期間のうちに、幻聴や被害妄想は改善し、睡眠もとれるようになった。《薬剤は haloperidol（9mg）》当初強く求められた緊張も次第にとれはじめ、仕事上危険が多く不満があること、残業は断われない人に全てまわってしまうことなど、仕事上の不満を話すようになった。

薬剤アレルギーを契機に増悪

この頃、腹部を中心に発疹が出現。好酸球が4.0％と上昇しアレルギー性のものが強く示唆されたが、数日で消失した。

12月中旬、早朝より幻聴が増悪し、それに伴って食事量も減った。同時に、全身倦怠感、発熱、右季肋部痛を認め、血液、生化学検査でも白血球10800（好

酸球4.0%)、AlP：1003、GTP：440、LDH：906、GPT：1176、GOT：615、CPK、アルドラーゼ、ミオグロビンは正常であった。以上より、薬剤性肝障害と判断し、薬剤（Haloperidol 12mg）を中止した。

　薬剤中止から2週間目に肝機能は正常化した。この間、精神症状の増悪は認めなかったが、X+1年1月には幻聴が激しくなってきたため、Nemonapride（30mg）とRisperidone（2mg）を主剤に開始した。この時期は、症状が浮動的に出現することが多かった。

　X+1年4月より主治医が私に交代した。特に、主治医交代による症状の変化は認めなかった。

　「明るい時は、気分はいいけど暗くなると調子が悪くなる。何か、こわいような感じです」と語った。この時期は、内的緊張感が強く、また、幻聴に振り回されることが多かった。患者の希望で保護室を使用していたが（大部屋では、緊張が強いため保護室を使用することになった）、保護室へ主治医が入るとすぐ目をさましてしまうほどに敏感でもあった。そのため保護室でそばにいて寝心地や布団の質感といった、より身体に注目するような対応をするように心がけた。

　4月の中旬頃は幻聴が強く出現し困惑したり、軽減して仕事を長期に休んでいることに対する焦りを述べたり、と症状は波状的であった。私は、幻聴に対してはなるべく注目せず、焦りに対しては「がんばりすぎず。急ぎすぎず。ゆっくりやっていきましょう。今は、そう、思えないかもしれないが必ずそう思える日はきますよ」と繰り返し伝えた。

アカシジアを契機に改善

　5月に入り、「身体がそわそわする。落ち着かない」という訴えが多くなった。保護室やデイルーム、または自分の部屋を行ったり来たりして、アカシジアと考えられる症状が出現した。アカシジアは、塩酸ビペリデン（3mg）の投与にて2日で軽快したが、それからは、日中は過眠になった。トイレや歯磨といったこと以外はほぼベッド臥床の状態が続いた。ベッドの周囲がしだいに不潔になっていった。しかし、臥床している姿を見ていると、当初は手や足に力が入っているようで窮屈な印象をうけることもあったが、徐々に力が抜けて、ややリラックスした様子も見られるようになった。表情、睡眠の質、緊張度ともに

改善してきた。

　8月には、「身体がすこし動きにくい」と訴え、身体に注目するようになってきた。これに対して、ベットサイド・リハビリテーションを導入した。本人の評価は「気持ちがいい。身体を少しずつ動かしてもらうと安心する」ということでベットサイド・リハビリテーションへの参加は積極的であった。

先取り不安などによる増悪

　しかし、10月に入り、突然「誰かが私をねらいにきた。早く、警察にとどけてください。妻も狙われているかもしれない。確認してください」とそわそわした様子で訴えてきた。話を聞いているうちに、今日が妻の面会日なのにまだ来ていないことや、これから先のことを考えていたら苦しくなって不安になったことなどを話した。何故だかわからないけど怖く、ゆったりとできないということであった。それに対して、「ここは、安心できるところ。何かあったらすぐ駆けつけるから心配はいらない」と保障した。この時期から、できるだけ側に人がいるように心がけ、安心であることを繰り返し伝えるようにした。

　やや落ち着いたと思われた矢先に、再び、幻聴が出現して振り回される行動がみられたため、それまでは週末だけの保護室の使用を平日も保護室を使用するようにした。本人は言葉では表現しないが、「また、しんどくなった」という感じがあり、「もうよくならないのか。このままなのではないか」という一種の絶望感のようなものがあるように感じられた。

周囲のサポートによる改善

　良くなったと思っては悪くなるといったこれまでの経過のなかで、それまでのところ長続きしないが「回復する力をもっていることは間違いない」と私は感じていたので、本人に「また、最初から治療が始まることではなく、よくなる過程でこのようにふっと調子を崩すことはあります。あきらめずにがんばりましょう」と伝えた。この時は、意外にも長期に保護室を使用することはなかった。

　症状のほうは徐々に安定して大部屋に戻ったころに、一度「たまには外の空気を吸いながら話しませんか？」と訪ねたところ「いいですね」と快い返事が戻ってきた。屋上で、「外に出ることは少し怖さもあるけど解放感があって気

持ちがいいですね」と笑顔で答えていた。異常体験や幻聴で本人の行動がすべて束縛されていないことがうかがわれた。屋上からの帰りに「少し本屋でクロスワードの本を買いたい。昔、よく暇な時にやっていたんですよ」と、以前の健康な時の話しゃ今を暇と感じられるようになった。それからは、過眠傾向ではあったが本を読んだりデイルームへ足を運んでテレビを見たりすることもみられるようになった。

　外　泊
　12月の終わり頃、回復が停滞し、患者が再び「もう、このままなのではないか」という絶望感を抱きはじめている印象をうけたので、私は思いきって、外泊の話題をだした。それは、一つには、入院が1年を越え、その間、些細なことで幻聴などが再燃しやすく、異常体験に振り回されやすかったため、外泊できないでいたからであり、もう一つには、患者にとっては自分に帰る家があることが実感できなくなっており、患者に帰る家があることを身をもって実感してもらうことが大切ではないかと考えたからであった。患者に私の外泊の提案に対して、少し不安をのぞかせながらも久しぶりに帰ってみたいと言い、とりあえず、私が同伴して家に外出するということにした。
　家に向かう車の中での様子は、少し緊張はしているものの目の前に広がる景色をゆったりと眺めていた。家が近づくにつれて声の大きさ、質感もよくなり表情も柔らかくなってきた。家につくと、驚いたことに患者が「どうぞ」と私を招き入れてくれた。そして自分も部屋に入り、あたりを見回して「久しぶりで懐かしいです」とうれしそうに話した。部屋の片隅に将棋盤があったので、それについてたずねると「よく息子とやっていたんです。やりますか、先生」と勧められた。予想もしないことだったが、一局、将棋をさすこととなった。将棋をさす手はしっかりしており集中力もあった。結局、勝負は私の負けであった。帰りの車中では「ここは私が勤めていた会社です」などと話し、安心した感じがうかがわれた。病院に戻り家の感想を聴くと「意外と平和でほっとしました」と語った。
　その後、会社を長期に休んでいたので、今後の事について会社と相談することが必要になってきた。その際、私は家族と会社の人とで話すか、患者も交えてするかで迷ったが、患者は徐々に現実に触れはじめており、これは良い機会

になるのではないかと考えて患者をその話し合いに同席してもらうことにした。会社側はできる限り患者の復帰を待つと言い、それを聞いた患者は「はっきりいってもう辞めさせられると思っていました。少し、ホッとしたけど出来るかどうかは不安です」と述べた。それからも、復職に関しては家族を交えて相談を繰り返したが、妻と子は「復職してもしなくてもお父さんが安心して生活出来ればいい」と話していた。

退院に向けて

2月に入り、「外泊をしたい」と希望するようになった。復職への焦りもあったが、患者の恐怖心が軽減しているためでもあると思われた。何回かの外泊の評価は、おおむね家で過ごしたが安心して過ごせたとのことだった。また、外泊からの帰院時にラジオをもちかえってベッドで聴いたりしながら、少しずつ病院の中の生活に幅が出てきたようであった。外泊中に車の運転もしていた、と後に聴いた。

3月から4月にかけては外泊が中心になり外泊の評価もまずまずにて4月後半に退院した。以後は、外来通院になった。

その後

5月に入り、「結局、仕事はリストラにあいました。残念だけど仕事をするだけの自信はなかったし」と、少し照れながら話していた。また、家族も患者に対しての理解もあり復職できないことによるトラブルは認めなかった。最近の家での生活は、息子と将棋を指したり、妻と車でドライブを楽しんでいるということである。

考　察

入院が長期化することについての患者の心理

患者は幻聴や妄想が活発で、恐怖心が強かったが、その症状は経過中に何度か改善しかけた。しかしその度に、薬剤アレルギーによる肝障害による断薬などをきっかけに幻聴と妄想が再燃した。その恐怖を少しでも和らげるために患者の希望のもとに「保護室」を使用せざるをえない状況が繰り返された。患者

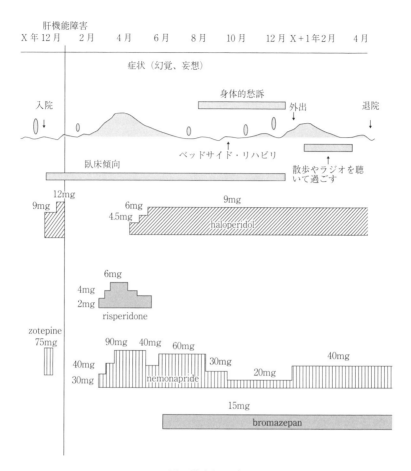

図　治療経過表

は経過中、幻聴や妄想が認められない時でもなかなかくつろいだ感じを持ちにくく絶えず身体に力が入っており、微かな刺激に敏感に反応する状態が続いていた。そのため、患者からも外出、外泊などの希望がなく、私もそのような提案をすることができなかった。

　しかし、入院期間が約1年近くになったとき、私は当初の薬剤アレルギーによる断薬による再燃は別としても、その後の再燃の繰り返しには、患者の先取り的な、思考による「一生入院しているのではないか」「このままでは自分が

駄目になる」という不安や焦燥が関与しているのではないかと考えるようになった。幻覚妄想が消失して現実感がいくらか戻ったとき、患者は自分のこれから先の人生を考え、将来を悲観的に予測し、絶望と諦めの気持ちになるようであった。それに伴う不安や恐怖が、幻覚妄想の再燃のきっかけになったときに、新たな心理的危機が生ずる。患者の繰り返す再燃を止めるのには、この心理的危機に何らかの対応を必要とした。

　このような心理は、しばしば患者が1年を越える長期入院の要因のひとつとなる可能性がある。前述したように、入院が長期化すると患者に「もうこのまま退院できないのではないか」という一種の絶望感と諦めが生じやすい。それが患者の自然治癒力の妨げとなり、長期化する要因となるのである。一方、患者の繰り返す再燃は、「この患者は治らないのではないか」という悲観的な考えを治療スタッフに引き起こし、無力感や諦めを生じさせることもあるだろう。治療スタッフの中に湧き起こる微かな悲観や諦めを、患者が察知し、患者が絶望感や諦めをさらに強めるという悪循環が形成されやすい。長期化や慢性化へと至るひとつの落とし穴として、治療者側が留意する必要があることだと思う。

主治医が外出に同伴することについて

　本症例では、回復の兆しを認めるも長続きせず、症状が再燃しかけたとき、私は患者と共に患者の家に外出することを考えた。この時期の患者には「またか」「もうだめか」というような諦めと絶望感が漂っていた。患者には外出、外泊、退院などはまったく現実的なものではない不可能なものと考えられており、実際にも外界からの刺激に敏感なように思えた。このようなとき、患者に外界への接触を促すことは患者に強い恐怖や不安を引き起こす可能性があった。しかし、何らかの形で外界との接触を持たない限り患者の絶望感や諦めは薄らいでいかないであろう。私は患者の不安や恐怖を最小限にしながら、外界との接触を持つことはできないものかと考えた。

　患者は私と一緒に病院の屋上に散歩に行ったときに「恐いけど気持ちがいい」と述べたり、また「少し退屈と思うようになった」と述べることがあったので、思いきって私が同伴して自宅へ外出することを提案した。主治医である私が付き添うことにより、病院から外に出て「1年ぶりの家」に足を踏み入れるという不安や恐怖を和らげ、また、いつでも病院に帰れる安心感を抱けるように試

みた。

　その結果、「現実に家は存在し、家族は患者を待っている」ということが実感され、それまで患者の頭の中で膨らんでいた「家には一生帰れない」という考えが薄らいでいった。また、1年ぶりに家に帰った患者が、家の主として私を迎え入れ、私と将棋をさしたことは、患者の潜在している現実適応能力とでもいうべきものを感じさせられるもので、私にはうれしい驚きであった。治療者の存在のもとに体験することによって、はじめて患者は「家に帰れる」ことを実感できたのである。しばしば、治療者は言葉による対話で患者の不安や恐怖を和らげようとする。しかし、特に精神分裂病の治療の際には、言葉以上に非言語的な態度や信頼できる治療者の存在が治療的に重要になる。この患者の場合も、治療者の存在のもとに家に帰ることが、患者の不安や恐怖を和らげたものと考える。付言すれば、患者が切に取り戻したいと思っているのは、別に特別なものではなく、それまでの「何気のない、平凡な日常生活」である。それが、決して不可能なものではないことを、この外出は、言葉ではなく体験として伝えることができたように考える。

主治医が行動をともにすることについて

　患者の自宅に外出することは、患者の私への依存を強めるのではないかということも考えた。しかし、患者はそれ以後の外出や外泊で主治医の同伴を求めることはなく、患者と家族で外出や外泊を行っていった。主治医が患者に同伴することや患者と行動をともにするときには、その結果を予測する必要がある。それが1回で充分なものか、何回と際限なく求められるものかの鑑別は、実は入院生活の細やかな観察によって可能なように思う。患者は病棟生活でも私に配慮的で、決して無理なことを願うこともなかった。また、何より、何事にも淡泊で執着がなくあっさりとしていた。このような患者が、繰り返し同伴を希望するということは稀なように思う。

　さらに私が外出に同伴したことは、受け入れる家族に安心を与え、家族を支えるという働きもあったように思う。

　誤解がないように付言すれば、患者と行動をともにすればよいということを言っているのではない。安易に患者の希望を受容し、たとえば共に外泊などすることは治療者と患者の心理的距離を近づけ、不要かつ無際限な依存関係を形

づくることがある。いわゆる"ひいきのひきたおし"であったり、終わりなき依存である。外出や外泊に限らず、患者の希望なり要求を受け入れることが治療的ではないと考えるときには、治療者は毅然とした態度で「できない」ことを伝えることも、治療においては大切なことである。それには、治療の大きな流れをとらえ、その上で判断する必要があるであろう。また、患者に同伴して外出する際には、患者の症状の把握と外出の時機を充分に読む必要があるのは言うまでもない。早すぎても、遅すぎても治療的にはならないと思う。ここぞという時機を読む必要があるのである。

　治療スタッフにとっても、病棟以外の患者の行動を知り、多面的に患者を評価できるようになることは重要である。例えば、本患者の場合は、病棟生活では想像できない意外な適応性を発見できた。また、そのような情報を治療スタッフと共有することによって、治療スタッフの悲観的な見方が変わり、スタッフが志気も向上したことも治療的であったと考えられる。

おわりに

　精神分裂病の治療を担当しているとき、急性期の幻覚妄想などは時間とともに消褪していくことが多い。もちろん、その時の治療スタッフの対応が重要なことは言うまでもない。一般に、患者が急性期を脱し回復過程に入ったとき、患者は徐々に現実が見えるようになる。それが、先取り思考と相俟って、悲観的、時には絶望的な将来予測につながることも少なくない。その際、悲観的な将来予測が自分の思い過ごしかもしれないというフィードバックをいかにかけるかが大切になる。

　治療者が言葉でそれを伝えることも重要である。しかし、時には本症例のように、治療者が患者とともに行動し、実体験を通して患者に納得してもらうことが大切な場合も少なくないように思う。例えば、本患者の場合には、「自分の帰る家はある。平凡だが安心できる普通の生活は手の届くところにある」と実感できることが転機となった。回復期には、時には治療者が患者とともに行動するというフットワークが大切になるように思う。それが、治療者の独りよがりにならず、治療にプラスになるかどうかは、治療者が、「目の前の患者に、今、必要とされているものはなにか」について的確に判断できているかどうか

にかかっているように思うのだが、いかがなものであろうか。

謝　辞
　本論文の執筆に際して、ご指導いただきました青木病院の星野弘先生、川崎医科大学精神科学教室青木省三先生に感謝いたします。

〔文献〕
星野　弘『分裂病を耕す』星和書店、1996年（新編、日本評論社、2016年）
村瀬嘉代子、青木省三『心理療法の基本』金剛出版、2000年

●訪問・アウトリーチ

大学病院におけるアウトリーチ支援の可能性

和迩健太・原　正吾・北野絵莉子・高橋　優
村上伸治・澤原光彦・青木省三

はじめに

　近年、精神障害者の地域移行に対して様々な取り組みがなされており、厚生労働省も地域移行推進事業を展開しているのは周知の事実である。[1]精神疾患の症状により生活が困難になると地域で生活していくこと自体が困難になってしまうが、そういった際に地域生活を維持するためにアウトリーチ（訪問）支援は有効であると言われており、厚生労働省も「精神障害者アウトリーチ推進事業」を実施している。とりわけ、精神科医、看護師、保健師、作業療法士、精神保健福祉士などによる多職種チームの重要性がガイドライン[2]などでも提言されており、実際に臨床の場面でもそれを痛感することはまれではない。
　アウトリーチ支援の取り組みは、特に単科の精神科病院や精神科診療所、訪問看護ステーションなどを中心に積極的に行われており成果をあげている医療機関も少なくない。一方で、我々が所属する大学病院という医療機関がどこまでこのアウトリーチ支援に関わっていくかは難しい課題であるように思う。大学病院は、教育、研究、そして診療と特徴づけられている。その診療に関しては、高度医療の提供であったり、地域の中核的な高度医療機関としての役割が求められていたりとするため、精神疾患の患者さんが地域生活を維持するために大学病院が積極的にアウトリーチ支援を行っていくことは大学病院の本来の役割と解離する事となる。イメージで言えば、重症であったり難治であったりする精神症状のために大学病院に紹介されて来て、治療経過がよくなれば地域の医療機関に戻って行くといったところであろうか。そのため、ケースによる

が、経過の極期を担当する事が多いためどうしても支障を来している前景にある精神症状の改善がまずの治療目標になり、実際に改善が得られれば地域の医療機関に戻していくことが多く、経過の一部分だけの担当になることが多い。

しかし、大学病院に紹介されてくるような難治例の場合は症状のために地域生活を維持していくことがスムーズにいかないことが多い。また、精神疾患というイメージや地理的要因からわざわざ遠方を選んで受診をするケースは、地域支援の導入・移行に苦慮し、難治で慢性化していくことで地域生活を維持することが難しく、大学病院で抱え込み苦慮しているのも現実である。特に地方の大学病院ではよくあることではないであろうか。我々の経験ではあるが、治療がうまくいかない時に精神症状のみならずその人の生活を実際に見てみることで症状、疾患などをさらに理解できるようになり、治療が進展することもあるように思う。そう考えると疾患・症状を理解する上で部分的なアウトリーチは治療上有益ではないかと考えている。

本稿では、アウトリーチ支援の定義からは若干離れるかもしれないが、症例を通じて疾患を理解するためのアウトリーチの重要性、必要性を大学病院の立場で考えてみたいと思う。なお、症例に関してはプライバシーに配慮して若干の改変を加えている。

症例1――70代女性、Aさん

　診断：統合失調感情障害
　現病歴：一人っ子。関東で生まれるが疎開のために地方の山間部の親戚の家に移り、以降そこで育った。小さな集落であり近隣との結びつきは強く近所づき合いも盛んな地域であった。地元の高校を卒業後、事務職に就き、間もなく隣の集落の男性と結婚。夫が経営する小さな部品工場の事務職を手伝いながら2人の息子をもうけた。30歳頃に多弁、数百万円の買い物をするなどの浪費、旅行に行きまくるなどの過活動の躁状態を認めるようになり、自宅から車で1時間ほどかかる精神科病院に入院となった。退院後しばらくして抑うつ状態となり自傷行為や幻聴、被害妄想などを呈し再び同病院に入院となった。数ヵ月の入院後、家業の工場の事務をこなすまでに回復するも、以降、躁状態、抑うつ状態、時に同時に幻覚妄想を伴うことを数回繰り返し、30歳後半から長期

入院となった。病状はそれなりに安定するも退院の話には至らず、施設入所などども検討されたが家族の意向もありスムーズにいかず入院のまま時間が経過していった。

経過①

昏迷のはじまり：約30年の入院経過でAさんも70代になっていた。X年9月から徐々に口数が減り、病棟での作業にも参加せず臥床がちとなり、さらに食事も摂らなくなっていった。明確な抑うつ状態、幻覚妄想状態とも言えず、器質的な検査はされるも異常なく薬物調整されるも「昏迷状態」となり、同年12月に当科に修正型電気けいれん療法目的で初回の紹介入院となった。入院時、表情は硬く、声かけに目を向ける程度で反応もほとんどなく神経学的所見、当科での再度の器質検査にも異常なく、前医での経過から抑うつ状態に伴う昏迷が考えられた。保護者である息子の同意の元、予定通り修正型電気けいれん療法を導入したところ3回施行後から速やかに疎通性、自発性の改善が認められ、食事摂取も進んでするようになった。10回施行した時点で目立った精神症状もなく、ADLもかなり改善がみられたため一旦修正型電気けいれん療法は中断し、リハビリしながら経過観察としたが安定していた。あらためて症状の経過をたずねてみたがあまり覚えておらず、はっきりとした今回の診断には至らなかった。約2ヵ月間の入院後、長期入院していた精神科病院に転院となった。

経過②

昏迷の繰り返し：転院後しばらくは元の状態が維持され、療養病棟での活動もできていたが、3ヵ月後から再び口数が減り、臥床がちとなり食事摂取ができず点滴で対応せざるを得ない昏迷状態となっていき、薬物調整も奏功せず再度修正型電気けいれん療法目的で当科に入院となった。前回入院時と同様の状態であり修正型電気けいれん療法を導入した。今回も10回ほどで昏迷状態は改善し、約1ヵ月の入院後に前医に転院となった。ところが、転院3ヵ月ほどすると再び昏迷状態になり、食事摂取ができなくなるため当科に転院し修正型電気けいれん療法をせざるを得ない状態となった。前医の主治医とも相談し、修正型電気けいれん療法施行しながら過去の薬物療法を参考に薬物調整も行っていき状態が改善された時点で、前医に転院となった。しかしながら、やはり

3、4ヵ月後に同様の状態となり当科に転院、修正型電気けいれん療法導入せざるを得なくなることが続いた。

経過③

環境の見直し：2年間で6回目の昏迷状態で当科転院後、修正型電気けいれん療法は導入しつつも、短期間のうちに昏迷状態が繰り返される要因を病棟スタッフ交え検討を行った。Aさんが長期入院している前医は、山間部にある昔からある精神科病院で、かつ療養病棟はゆっくりとした時間が流れる病棟であった。一方、当科は大学病院であり急性期の患者が多く、スタッフも比較的若く、実習の学生も多い対照的な環境である。Aさんの状態が改善されると、看護師や研修医、学生など様々なスタッフがかかわるという刺激が病状改善に繋がっていると考えられていたが、長期生活している場とはいえ転院後の環境の変化に戸惑い、それが悪化の要因ではないかという1つの結論に至り、当科入院中もかかわるスタッフを吟味し転院後との変化を少なくする調整を行った。また、そういったアセスメントも前医と共有していった。6回目の入院での修正型電気けいれん療法も効果あり、転院していった。しかし、やはり4ヵ月後に同様の状態となり当科に修正型電気けいれん療法目的で7回目の入院となった。

経過④

自宅訪問：Aさんは病状が改善してくると若くして亡くなった長男の思い出話をよくしていた。10代の時に交通事故で突然亡くなり寂しかったこと、長男が好きだった食事、その長男と過ごした家の様子などを話してくれた。よく聞いていた話題であったが、お盆前の当科への入院ということもありふと墓参りの話になった時に、長男の墓参りには長期入院してから20年ほど行っていないことがわかった。さらに自宅にも同様に帰っていないこともわかった。墓参りに行ってみたいかという問いかけに頷き、自宅にも帰ってみたいというAさんの意思表示に、約30年間家族や自宅から離れた生活をしてきたAさんの思いを我々の頭に巡らせた時、それを叶えることが病状の安定維持に繋がるかどうかは別として突き動かされるものがあった。薬物療法や修正型電気けいれん療法といった生物学的アプローチやAさんの現在生活している環境に対

しての心理社会的アプローチをしてきたが安定が得られない現状の中で、Aさんの希望を叶え、同時に現在の自宅の様子を知ることが治療転機にならないかと考え自宅訪問することとした。

　夫、息子は提案に対して快諾してくれ、当院に入院中であった本人、主治医、看護師、作業療法士、精神保健福祉士らと自宅訪問を行った。車で当院から片道1時間半ほどかかる山間部の小さな集落で、家業である小さな工場に隣接して自宅はあった。Aさんは修正型電気けいれん療法により病状は改善していたが道中は無口で硬い表情であった。自宅に到着すると夫、息子が亡くなった長男の墓参りに行く段取りをしてくれており近くにある墓に全員で参った。Aさんにとって約20年ぶりの長男の墓参りであった。墓前でしばらく黙っていたが亡くなった長男の名前をポツリと呼ぶだけでそれ以上は話さなかった。自宅に帰ろうという家族の声かけで自宅に戻った。自宅内に一緒に入らせてもらったがカーテンはすべて締め切られ外からは見えないようにされていた。室内は物が少なく生活感はあまり感じられなかったが、それが片づけられた後なのか普段からそうなのかはわからなかった。しかし、家族はAさんの昔の写真や好きであったカレーなどを用意してくれ、Aさんは夫、息子とともに食事をすることが出来た。また、アルバムを見ながら飼っていた犬や旅行先のことなどをぽつぽつと話してくれた。2時間ほど経ったところで「病院にもどろうか」という家族の声かけで帰路についた。病状が回復するとニコニコとよく話をするAさんであったが、この日は終始無口で硬い表情のままであった。病院に到着し病棟スタッフの出迎えでようやく笑顔が戻ったが「疲れた」と横になった。後日、自宅に帰れたことはうれしかったとのことであったが色々たずねてもあまり多くの感想は語られなかった。その後も病状は大きく変化なく、前医に転院となった。長期入院している病院スタッフと合同カンファレンスを行い、今回の訪問のことを情報共有し今後の治療にどう生かすか話し合った。長期入院している病院でも家族と過ごす時間を少しでも増やしていくことや、Aさんが育ち、生活を営んできた地域に触れる機会を作るために自宅外出という形からアプローチしていく方針となり、実際、その病院スタッフと本人とで自宅外出を一緒におこなう取り組みも導入された。さらに、今回の自宅訪問により転院してからの病院生活がどのように変化したかを確認するために、訪問した当院スタッフが転院先の病院に訪問をおこなった。病院でのAさんは当院入

院中と同じくらいの笑顔を見せていた。突然の我々の訪問に驚いていたがとてもうれしそうに話しかけてきた。別室で情報共有のためのカンファレンス中にAさんがいてもたってもいられなくなったのかノックをして入ろうとしてスタッフに止められる一幕もあったが、病院間で連続性が保たれたことを認識する瞬間でもあった。

　Aさんはその後も亜昏迷状態になった。しかし、密な情報共有がなされていることもあり当院へのスムーズな受け入れにつながり、さらに病状改善後の転院前には、家族と一緒に転院先のスタッフが当院に訪問してくれるなどの、Aさんを中心としたスタッフ同士のみならず家族も一緒となった大きな変化が生まれてきており、今後病状に変化が出てくることを期待している所である。

症例1から考えるアウトリーチ

　本症例は昏迷を呈し修正型電気けいれん療法目的で当院に転院になり回復すると元の病院に戻っていくことを繰り返しているケースである。薬物療法、修正型電気けいれん療法、環境などの調整は行ったものの治療が行き詰まった時に、ふとAさんの墓参りをしたいという希望を叶えるところから、Aさんの歴史や家族と離れた長期の生活の中での家族への思いなどに焦点を当てることが治療転帰にならないかと考え、その手段としてアウトリーチを行った。長期入院にならざるを得ない様々な事情はあるであろうが、家族はAさんに関心があまりないのではないかといった意見もあった中で、アウトリーチにより家族はAさんのことを考えてくれていることがわかった。さらに、アウトリーチにより自宅や周辺の様子を具体的にイメージすることができ、長期入院ながらも自宅外出する可能性を見出せ、それにより家族との距離を縮めることが今後治療経過に変化がでることも期待された。そして、家族や地域と分断され生きてきたAさんにとって、治療のための転院先での病院生活と、普段の生活の場となっている病院との間ですらも断続的な関係の中とあってはさぞかし寂しい思いであったのではないかと考える。そういった観点からすると、自宅へのアウトリーチは病院間、Aさんの三者を連続帯へと変化させる十分な手段ではなかったのではなかろうか。

　精神科治療を進めていく中で、その人の生活歴や住んでいる場所、趣味、家族などの情報を多方面から集めることは重要で[3]、そうすることで本人や本人の

病状を理解し治療を発展させていく。そして、その情報がより具体的になった時に理解がさらに進む経験はしばしばある。例えば、本人が好きだと言っていたアーティストを実際に耳にした瞬間や気分が悪くなると言っていた場所を通った時などに、本人に対する新たな発見やより深い理解になり、それが治療につながるといったところである。

　Aさんは地域での生活から離れた人生を送っているが、アウトリーチによりあらためて自宅や地域に触れることができ、さらにそれが本人、家族との距離を縮め、病院同士のスタッフがより具体的なイメージを共有してAさんに関わっていくこととなった。今後の治療経過に変化が表れることを期待したい。

症例2——60歳台前半の女性、Bさん

　診断：強迫性障害
　現病歴：一人っ子で裕福な家庭で育った。やや落ち着きがなく細部にとらわれて作業が遅れたり遅刻したりすることもあり手がかかる子ども時代であったようだが、母の多くのサポートのもと生活に大きな支障が出ることはなく過ごした。大学卒業後、母の勧めで地元の企業の事務に就職するがすぐに結婚。結婚後も夫の理解もあり母と夫の同居生活を続け母のサポートにより生活全般特に困ることなく生活できていた。
　Bさんが40歳頃から母の物忘れ症状が徐々に目立つようになってきた。それまでは、困る事や気になる事があれば母に確認して指示してもらう生活様式で不自由なかったが、母の物忘れ症状のために確認してもあやふやな返事が増えてきたため自分で把握しておかなければならないと自覚し始めた。そうしたところ徐々に、不要とわかっていてもふと気になった時や必要な時になかったら困るという理由でものが捨てられなくなった。さらにエスカレートし、ある電話番号を忘れないようにとメモするが、間違って捨ててしまったら困ると他のゴミも捨てられず、また雑誌の表紙が誰だったか、段ボールに書いてある文字がどのような文字だったかなど意味のない物でも気になった時にすぐに確認できるようにと身の回りの多くの物が捨てられなくなってしまった。元々片づけが苦手といったところもあり、家の中は足の踏み場もないほどに散乱していった。夫は非常に受動的な性格であったため本人が物を捨てられない理由、持

ち帰る理由を聞いて素直にそれを受け入れていたが、さすがに見かねて夫のすすめで47歳時に精神科受診となった。不要な物とわかっていても捨てられないといった症状から強迫性障害と診断され、薬物療法が開始された。しかし、薬剤調整を長年行っても症状の改善は見られず本人の希望もあり当科紹介受診となった。

経過①

薬物療法に加え行動療法でのアプローチも開始した。毎回気になるものを外来に持参しその場で捨てていくといった課題を設定し少しずつ実行していったが、あまり改善見られずむしろ家の中は不要なものが徐々に増えていく一方であった。夫はBさんが立ち入らない自分の部屋が確保されているため切迫感はなく、母も認知症の進行のため老人施設に入所となり家では孤軍奮闘することが続いた。不要なもので家の中はあふれ返り、寝室のベッドの上にも古い広告や雑誌、菓子袋などが散乱するまでになりきちんと横になって寝ることもままならなくなるまでに至った。行動療法も行き詰っていたが、その理由のひとつとして様々困りごとを同時に多く訴え、それも毎回ころころと変わり今一つ話にまとまりが欠けるため、ものであふれた家で具体的にどこか困っており、どこを少しでも解決すれば過ごしやすくなるかがイメージしにくい点があった。そこで、一度自宅を見ることでどこの部屋を中心にもの捨てるかなどイメージを具体化しアプローチを見直しすることを提案し了承されたため訪問することとした。

経過②

Bさんの自宅は当院から車で40分くらいの街中にあった。昔からある住宅街で近隣との付き合いもしっかりと残っている地域であった。自宅のガレージや庭は目立って変わった様子もなかったが、家の中は至る所に古い新聞紙や雑誌、広告、包装紙などの紙類が山積みになっており、床はほとんど見えない状態であった。適当に手に取って必要な紙類なのか聞いてみると「いらない」と即答した。しかし、それを捨てるとなると後に気になった時に確認できないから捨てられないと強迫観念も訴えた。さらに、雑然と置かれているため実際に気になった時に確認するのに家中の紙類を探し続けて疲弊するとのことであっ

た。Bさんによると、幼少のころから片づけは苦手で母が整理整頓を常に行って来たとの事であった。捨てられない強迫観念に加え片づけができない特性もあって紙面が山積みになる悪循環が起こっていることが分かったのである。さらに、寝室も紙類で埋もれており外来で説明してくれた通りベッドの上にも紙類が山積みになっていたため横になって寝るのも一苦労であることもよく理解できた。

そこで、まずはベッドで横になって寝るというBさんの希望に沿って寝室を片づける方針とした。散乱している紙類の中には大切な書類も時に交じっていたため、「大切なもの」「まあまあ大切なもの」「不要なもの」といった3段階に分けて整理し、「不要なもの」に分類されたものは不安でも捨てるということを実践した。Bさんとしては捨てる不安よりも片づけがされていくことがうれしいようでさほど抵抗なく捨てる事が出来た。3回ほどの訪問で片づけを行っていき寝室はきれいに片づけられた。また、訪問のことを近所の人に話したようでそれを聞いた近所の人が時折我々と同様な片づけを手伝ってくれるようにもなり何とか生活を維持できる程度に保つことができるようになった。さらに、訪問看護も導入し一緒に片づけをしつつ捨てるという支援を続けることで随分と生活しやすくなり、趣味であった合唱サークルにも再び参加するようになることでふと色々と気になる頻度も減ったのであった。

症例2から考えるアウトリーチ

幼少の頃からの落ち着きのなさ、片づけができないなどといった特性からBさんは注意欠如多動症がベースにあるものの、それを母がすべてカバーすることで生活が破綻することなくやってこれたのではなかろうか。しかし、その母が認知症になり本人を支えることが難しくなった結果、強迫性障害のようにものが捨てられなくなったのではないかと考える。

Bさんが強迫観念によりものが捨てられないといったこともあるであろうが、それ以上に「片づけができない」といったことが生活を苦しくさせていたと思われる。しかし、それは外来では気づくことが難しく、実際に自宅の様子を見てその場で本人に聞く事でわかったことである。

Bさんのように、家族などが支援をし続けることで生活が成り立っていた人が独立、死別などの何らかの理由で支援者が離れてしまった時に生活が破たん

し始める症例を経験することは少なくない。そういったケースは、行われてきたであろう支援を再開することが重要であるが、どのような支援がその人の生活を少しでも楽にするか最大限にイメージする必要があるように思う[4]。しかし、そのイメージや背景にある特性が見えにくいことはよくあることで、結果症状がなかなか改善せず苦しい生活が続く場合にはアウトリーチという手段がイメージや特性をはっきりとさせることがあるように思う。

おわりに

　地域での在宅生活を維持させるために医師、看護師、精神保健福祉士などの多職種チームが訪問等により支援するというものがアウトリーチの基本的な考え方である。前述のように大学病院の特性からしてこの基本的な考えを大学病院が包括的かつ継続的に行うには多くの課題がある。また、アウトリーチ支援の対象者となるような受診中断者、未受診者、病状不安定なひきこもりの者が大学病院を受診、相談に来ることは少ない。しかし、そのような重症度に限らずどのような人も地域で生活を続けたいと思うのは自然なことであり、そういった人の思いに応えていく一つの手段としてアウトリーチは有効だと我々は感じており、特に大学病院に集まりやすい治療に難渋しているケースの治療進展の糸口になる可能性がある。治療に行き詰まったり生活背景がなかなかイメージできなかったりする時には、その人の生活の場に赴き、治療者が五感で感じとることで新たな生活や困りごとのイメージが広がり、そして治療方針が具体的になる、そういった形のアウトリーチ支援も提案していきたい。

〔文献〕
　1)「精神障害者アウトリーチ推進事業の手引き」厚生労働省社会・援護局障害保健福祉部精神・障害保健課、2011年
　2)伊藤順一郎編・監修「研究から見えてきた、医療機関を中心とした多職種アウトリーチチームによる支援のガイドライン」国立精神・神経医療研究センター精神保健研究所社会復帰研究部、2015年
　3)青木省三他「精神科診療の基本」『臨床精神医学』44巻、789-794頁、2015年
　4)青木省三、村上伸治編『大人の発達障害を診るということ―診断や対応に迷う症例から考える』医学書院、2015年

追 記

　診察室で、患者さんや家族からていねいに話を聞き、その生活を知ることは基本であり大切なことである。だが、入院が長期になる患者さんや入院を繰り返す患者さんなどの場合、訪問によって、予想外の情報を得て、新たなアプローチを考える契機となることがある。訪問が患者さんや家族を支えるという役割も果たすこともある。そういう意味で、私たちは訪問を大切にしてきた。特に難治で困ったケースの場合、積極的に訪問を行っている。

　妄想症状が持続し入院が長期になった患者さんの場合では、思い切って主治医同伴の外出・外泊を行った。患者さんが家に着いた時に、主治医を客として迎えもてなしたのは、主治医にも私たちスタッフにも本当に驚きであった。入院場面では見られなかった健康的な部分が現れてきたのであった。このケースは私たちが積極的に訪問を考えるようになる契機にもなった（松下論文）。

　私たちは、定期的にひらくカンファレンスのほかに、重大で緊急の問題に対して、できるだけ速やかに夜勤以外の全スタッフが参加する多職種カンファレンス（「アクティブ・カンファレンス」と呼んでいる）を開いている。

　退院したらすぐに体重が減少し入院を繰り返す患者さんの場合では、入院中にスタッフの目を盗んで、食べ物を投げ捨てる・激しく運動するなどの「問題行動」（スタッフにとっては問題であるが、本人から見れば必死の行動であることがしばしばである）が激しくなったとき、このままのアプローチでよいのだろうかと、緊急に多職種カンファレンスを開いて検討した。時間をかけて、いろいろと話し合った結果、家に訪問してみようということになったのである。片道2時間余りのドライブで、朝出て夕方に帰るという訪問であった。その時、女性の部屋を見て、私たちは女性の時間が、「小学校高学年でいじめを受けダイエットを始めた時から止まっている」ことに気づいた。女性の部屋を見たとき、「そうだったのか！」と彼女の苦しみが理解できた。そして、食べることから、生活に働きかけるアプローチに変えたのである（原論文）。

　単科精神科病院で頻回に昏迷におちいり紹介された患者さんの場合は、修正型電気けいれん療法を施行して改善していたが、精神科病院に戻るとすぐに昏迷になるということを繰り返していた。やがて、修正型電気けいれん療法への反応も悪くなった時、私たちは、家庭訪問を試みた。修正型電気けいれん療法は適応を吟味すると劇的な効果を発揮することがあるが、どのような人生を生

き、どのような生活をしていたか、などの背景が充分に把握できなかったり、スタッフに支えられながら昏迷状態からじわじわと回復するという、意味ある回復過程を奪ってしまうことがある。私たちはミーティングで、患者さんがさまざまな事情で長期入院となっている生活歴・病歴を見直し、患者さんの親族の墓参りを行うことを考えた。その途中から、それまで疎遠だった家族も動き出し協力的となり、長年帰っていなかった自宅にも訪問したのであった。患者さんの頻回の昏迷の背景にある、生きてきた歴史を知り、再度、患者さんと家族を繋ぐ試みであった（和迩論文）。

　若い先生たちやスタッフだけでなく、久しぶりに私も数年受診できなかった患者さんの自宅を精神保健福祉士とともに訪問した。診察室は医師やスタッフにとってはホームグランドである。患者さんの家はアウェイである。患者さんの領域を脅かさないように、訪れる。そして、関係を繋ぐ。昔から脈々と行われてきた訪問であるが、これからの地域精神医療の時代において、すべての医療スタッフは、侵襲的でない治療的・支援的な訪問の技量を磨かなければならないと思う。これは診察室での診察技術と、また異なったものである。（青木）

おわりに

　本書は、平成9年7月に私が川崎医科大学精神科に赴任してから、教室員の人たちと一緒に考え行い論文として発表したものや書き下ろしたものを、改めて一冊の本にまとめたものである。私たちが行ってきたことは、いわいる標準的なものとは、いくらか異なっているかもしれない。日本全土にたくさんの焼き物があるように、岡山には備前焼という素朴だが味わい深い焼き物がある。倉敷には柳宗悦らによって始められた日本の民芸運動の作品がたくさん残っている。焼き物と同様に、精神科の治療風土・治療文化は人と土地によって異なった味わいがある。私たちは私たちなりに、自分たちの生きている土壌を豊かなものにしようとした。それが本書の基盤である。

　ここで改めて川崎医科大学精神科学教室のみんなに心より感謝申し上げる。紙数の制限のため、本書に載せられなかった論文・著作が多数あり、すべての仲間の臨床の素晴らしさと味わいを伝えられなかったのがとても残念だが、さまざまな話し合いや雑談のなかで、お互いに学ぶことができた。また、川崎医科大学附属病院精神科病棟の看護スタッフに、臨床心理センターのスタッフに、精神科作業療法のスタッフに、医療福祉相談室のスタッフに、外来受付のスタッフに心より感謝申し上げる。これらのスタッフとの連携・協力を得て、はじめて臨床を行うことができた。

　このような機会を与えて下さった日本評論社　遠藤俊夫氏には、長年に渡る親交の中で、励まされただけなく、いろいろなことを深く考える機会をいただいた。改めて心から感謝申し上げる。最後に、教室秘書の中村歩さんに心よりお礼申し上げる。教室のみんなが安心して気持ちよく働ける場となるようにいつも支えていただいた。

　本書が読者の皆様に、私たちの大切にしてきたものを、その治療的雰囲気を伝えることができれば、そして少しでも示唆を与えるものとなれば、望外の喜びである。

　　平成30年1月　　冬の寒さに身をひきしめながら、やがてくる春を待つ

青木省三

【初出一覧】（掲載順）

● 思春期・青年期

和迩健太・三浦恭子・青木省三「ひきこもり――一歩足を踏み出すのを援助する」『臨床心理学』11巻3号、341―346頁、2011年

松下兼宗「暴力行為が前景に出たトゥレット症候群の治療を経験して」『治療の聲』2巻2号、221―228頁、1999年

鷲田健二・山田了士・三浦恭子・和迩大樹・松下兼宗・青木省三「咬舌行為などの激しい自傷を繰り返した1症例――一般病棟で行ったチーム医療の紹介」『臨床精神医学』38巻9号、1177―1182頁、2009年

青木省三・三浦恭子・村上伸治「思春期・青年期の治療に活かす心理アセスメントの実際」『こころの科学』184号、46―51頁、2015年

澤原光彦・北村直也・末光俊介・野村陽平・中村尚史・吉村優作・蜂谷知彦・青木省三「若者の自殺予防」『心身医学』55巻12号、1353―1359頁、2015年（改変して収載）

● 摂食障害

青木省三・加藤雅人・北野絵莉子・末光俊介「現代の摂食障害・総論」『そだちの科学』25号、2―7頁、2015年

城戸高志・加藤雅人・村上伸治・青木省三「仲間的に支援した摂食障害の1例」（書き下ろし）

田中賀大・村上伸治「小児科と協働治療した制限型神経性食思不振症中学生女子の1例」（書き下ろし）

原正吾・高橋優・和迩健太・村上伸治・澤原光彦「摂食障害をチームでみる」『そだちの科学』25号、34―39頁、2015年

● 統合失調症・うつ病

原田修一郎・星野弘「総合病院に入院した妄想型分裂病患者へのアプローチについて――研修医として考えたこと」『治療の聲』3巻1号、125―134頁、2000年

原田修一郎・山下陽子・中川彰子・青木省三「抗うつ薬の減量により軽快したうつ病の1例」『精神科』6巻1号、71―76頁、2005年

石原武士・植田友佳子・北村直也・澤原光彦・村上伸治・青木省三「慢性化したうつ病への支持的精神療法の工夫」『臨床精神医学』46巻5号、541―545頁、2017年

● 発達障害

青木省三・北野絵莉子・村上伸治・石原武士「精神科臨床と『こだわり』」『臨床精神

医学』46巻8号、953 — 958頁、2017年

　原　正吾・和迩健太・村上伸治・石原武士「アルコール使用障害（依存）とこだわり」『臨床精神医学』46巻8号、1021 — 1025頁、2017年

　和迩健太「ため込みとそだち」『そだちの科学』26号、65 — 69頁、2016年

　青木省三・村上伸治「自閉スペクトラム症の診断をめぐって—主として思春期以降の例について」『精神経誌』119巻10号、743 — 750頁、2017年

　高橋　優・北野絵莉子・植田友佳子・村上伸治・澤原光彦・青木省三「大人の発達障害における病識・病感・負担感の理解と対応」『臨床精神医学』46巻12号、1499 — 1505頁、2017年

　北野絵莉子・青木省三「高校から大学における社会的支援の実際」『そだちの科学』28号、35 — 39頁、2017年

●精神療法

　井上蓉子・城戸高志・田中賀大・薬師寺　晋・村上伸治・青木省三「コミュニケーションの糸を紡ぎだす」（書き下ろし）

　山下陽子・笹江岳児・齋藤こず恵・村上伸治・青木省三「精神療法とはなにか—薬物療法以前に考えるべきこと」『精神療法』34巻2号、207 — 215頁、2008年

　山下陽子・村上伸治・青木省三「めまいに対して過度の恐怖心を抱き、3年間寝たきりになった症例に対する精神療法」『精神療法』34巻2号、207 — 215頁、2008年

　村上伸治「急性期の関わり—そばにたたずむこと」『統合失調症のひろば』創刊号、40 — 46頁、2013年

　三浦恭子・村上伸治・山田了士・青木省三「場面緘黙を呈した一女児への心理療法の検討」『臨床心理学』増刊5号、64 — 70頁、2013年

　宮﨑哲治・中川彰子・青木省三「行動療法単独で奏効した妊娠中の強迫性障害の1例」『行動療法研究』40巻1号、57 — 66頁、2014年

●訪問・アウトリーチ

　松下兼宗「入院が長期化した精神分裂病患者に対するアプローチ—自宅への外出が転機となった一症例の治療経過を通して」『治療の聲』3巻2号、259 — 266頁、2001年

　和迩健太・原　正吾・北野絵莉子・高橋　優・村上伸治・澤原光彦・青木省三「大学病院におけるアウトリーチ支援の可能性」『臨床精神医学』46巻2号、153 — 159頁、2017年（改変して収載）

●執筆者一覧（掲載順。所属・肩書きは平成30年1月1日現在）

青木省三（あおき しょうぞう）
　昭和52年岡山大学医学部卒業。川崎医科大学精神科学教室主任教授。
和迩健太（わに けんた）
　平成17年川崎医科大学卒業。川崎医科大学精神科学教室講師。
三浦恭子（みうら きょうこ）
　平成19年川崎医療福祉大学大学院臨床心理学専攻修士課程卒業。
　川崎医科大学附属病院臨床心理センター臨床心理士。
松下兼宗（まつした かねむね）
　平成8年川崎医科大学卒業。医療法人仁心会福山病院副院長。
鷲田健二（わしだ けんじ）
　平成15年東海大学医学部卒業。川崎医科大学精神科学教室講師。
山田了士（やまだ のりひと）
　昭和58年岡山大学医学部卒業。岡山大学大学院精神神経病態学教室教授。
和迩大樹（わに たいき）
　平成15年川崎医科大学卒業。わに診療所副院長。
村上伸治（むらかみ しんじ）
　平成元年岡山大学医学部卒業。川崎医科大学精神科学教室講師。
澤原光彦（そうのはら みつひこ）
　昭和59年川崎医科大学卒業。川崎医科大学精神科学教室講師。
北村直也（きたむら なおや）
　平成10年岡山大学医学部卒業。川崎医科大学精神科学教室講師。
末光俊介（すえみつ しゅんすけ）
　平成13年香川医科大学卒業。川崎医科大学精神科学教室講師
野村陽平（のむら ようへい）
　平成12年川崎医科大学卒業。医療法人みやうち廿日市野村病院院長。
中村尚史（なかむら たかし）
　平成15年川崎医科大学卒業。医療法人水の木会下関病院附属地域診療クリニック医師。
吉村優作（よしむら ゆうさく）
　平成20年徳島大学医学部卒業。公益財団法人慈圭会慈圭病院医師。
蜂谷知彦（はちや ともひこ）
　平成22年埼玉医科大学卒業。公益財団法人慈圭会慈圭病院医師。
加藤雅人（かとう まさと）
　平成21年川崎医科大学卒業。医療法人社団青樹会青和病院医師。

北野絵莉子（きたの えりこ）
　　平成25年川崎医科大学卒業。川崎医科大学精神科学教室臨床助教。
城戸高志（きど たかし）
　　平成26年高知大学医学部卒業。川崎医科大学精神科学教室臨床助教。
田中賀大（たなか よしひろ）
　　平成26年高知大学医学部卒業。川崎医科大学精神科学教室臨床助教。
原　正吾（はら しょうご）
　　平成18年川崎医科大学卒業。川崎医科大学総合医療センター心療科医師。
髙橋　優（たかはし ゆう）
　　平成17年高知大学医学部卒業。川崎医科大学精神科学教室臨床助教。
原田修一郎（はらだ しゅういちろう）
　　平成11年川崎医科大学卒業。
　　仙台市精神保健福祉総合センター（はあとぽーと仙台）主幹医師。
星野　弘（ほしの ひろし）
　　昭和44年東京慈恵会医科大学卒業。星野メンタルクリニック院長。
平岡（山下）陽子（ひらおか（やました）ようこ）
　　平成14年川崎医科大学卒業。公益財団法人慈圭会慈圭病院非常勤医師。
中川彰子（なかがわ あきこ）
　　昭和57年鹿児島大学医学部卒業。千葉大学子どものこころの発達研究センター特任教授。
石原武士（いしはら たけし）
　　平成3年岡山大学医学部卒業。川崎医科大学精神科学教室教授。
植田友佳子（うえだ ゆかこ）
　　平成24年神戸大学医学部卒業。川崎医科大学精神科学教室臨床助教。
井上蓉子（いのうえ ようこ）
　　平成26年川崎医科大学卒業。川崎医科大学精神科学教室臨床助教。
薬師寺　晋（やくしじ すすむ）
　　平成22年大阪医科大学卒業。公益財団法人慈圭会慈圭病院医師
笹江岳児（ささえ たけし）
　　平成13年川崎医科大学卒業。ささえ心療クリニック院長。
八巻（齋藤）こず恵（やまき（さいとう）こずえ）
　　平成17年川崎医科大学卒業。社会福祉法人桜ヶ丘社会事業協会桜ヶ丘記念病院医師。
宮﨑哲治（みやざき てつじ）
　　平成12年香川医科大学卒業。川崎医科大学精神科学教室講師。

●編著者略歴──

青木省三（あおき　しょうぞう）

- 1952年　広島市生まれ。
- 1977年　岡山大学医学部卒業。
- 1990年　岡山大学神経精神医学教室助教授。
- 1997年　川崎医科大学精神科学教室主任教授。
- 著　書　『思春期　こころのいる場所』『僕のこころを病名で呼ばないで』『時代が締め出すこころ』『精神科臨床ノート』『精神科治療の進め方』（以上、日本評論社）、『ぼくらの中の発達障害』（ちくまプリマー新書）、『新訂増補　思春期の心の臨床』（金剛出版）、『大人の発達障害を診るということ』『こころの病を診るということ』（以上、医学書院）、『専門医のための精神科臨床リュミエール23　成人期の広汎性発達障害』（中山書店）ほか、清水將之氏、村瀬嘉代子氏、滝川一廣氏、村上伸治氏らとの編著書多数。

精神科臨床を学ぶ──症例集
（せいしん か りんしょう　まな　　　　しょうれいしゅう）

2018年3月10日　第1版第1刷発行

編著者──青木省三
発行者──串崎　浩
発行所──株式会社　日本評論社
　　　　　〒170-8474　東京都豊島区南大塚3-12-4
　　　　　電話03-3987-8621（販売）　-8598（編集）　振替 00100-3-16
印刷所──港北出版印刷株式会社
製本所──牧製本印刷株式会社
装　幀──駒井佑二
挿　画──青木省三

検印省略　Ⓒ Shozo Aoki　2018
ISBN 978-4-535-98462-2　Printed in Japan

JCOPY〈(社)出版者著作権管理機構　委託出版物〉
本書の無断複写は著作権法上での例外を除き禁じられています。複写される場合は、そのつど事前に、(社)出版者著作権管理機構（電話 03-3513-6969、FAX 03-3513-6979、e-mail：info@jcopy.or.jp）の許諾を得てください。また、本書を代行業者等の第三者に依頼してスキャニング等の行為によりデジタル化することは、個人の家庭内の利用であっても、一切認められておりません。